DER LIQUOR
UNTERSUCHUNG UND DIAGNOSTIK

VON

HANS-HERMANN MEYER
PRIVATDOZENT FÜR PSYCHIATRIE UND NEUROLOGIE
OBERARZT DER PSYCHIATRISCHEN UND NEUROLOGISCHEN KLINIK
DER UNIVERSITÄT HEIDELBERG

MIT 119 ABBILDUNGEN

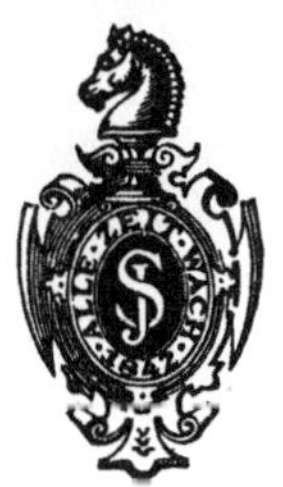

BERLIN · GÖTTINGEN · HEIDELBERG
SPRINGER-VERLAG
1949

ISBN 978-3-642-86148-2   ISBN 978-3-642-86147-5 (eBook)
DOI   10.1007/978-3-642-86147-5

Vorwort.

Die Ereignisse in Deutschland während des letzten Jahrzehnts haben eine Lücke in dem wissenschaftlichen Schrifttum zurückgelassen, die sich für die Klinik und Forschung schmerzlich bemerkbar macht. Nicht nur das jahrelange Fehlen wissenschaftlicher Zeitschriften, Referatenblätter und zusammenfassender Berichte, sondern auch der Mangel an Nachrichten über Forschungsergebnisse aus dem Ausland erschweren die Arbeit am Krankenbett und im Laboratorium. Hinzu kommt, daß die grundlegenden Monographien der Vorkriegsjahre und der ersten Kriegszeit längst vergriffen sind. Diese Schwierigkeiten treffen alle Wissensgebiete nahezu in gleichem Maße, die großen Disziplinen ebenso wie die einzelnen speziellen Fachgebiete.

Seit die Liquordiagnostik zu einem nicht mehr zu entbehrenden Hilfsmittel der klinischen Diagnostik geworden war, bestand in Klinik und Praxis immer das Bedürfnis nach einer zusammenfassenden Darstellung dieses schwierigen Wissensgebietes.

Als letzte Abhandlung dieser Art erschien 1935 in Deutschland von DEMME „Die Liquordiagnostik in Klinik und Praxis", deren Schwerpunkt auf der praktisch-klinischen Seite der Liquordiagnostik lag. Ergänzt wurde diese Monographie durch „Die Cerebrospinalflüssigkeit" von ROEDER und REHM (1942), die sich vorwiegend der Technik der Untersuchungsmethoden widmete. Diese beiden, in Deutschland grundlegenden Schriften, sind längst vergriffen. Alles übrige ist in Handbüchern oder Zeitschriften verstreut und nur wenigen zugänglich. Hierbei möchte ich ganz besonders auf die monographische Darstellung im Handbuch der Neurologie von GEORGI, FISCHER und GUTTMANN hinweisen.

Der Verfasser versucht mit dieser Schrift, die Lücke im Schrifttum wieder zu schließen und allen denjenigen, die mit der Liquordiagnostik arbeiten, eine Hilfe an die Hand zu geben.

Das vorliegende Buch unterscheidet sich in vielem von den älteren Werken. Ich hoffe aber, daß sein praktischer Wert dadurch nicht gelitten hat, sondern daß der Kreis derer, die mit ihm arbeiten werden, so erweitert werden konnte. Ich habe mich bemüht in diesem Werk sowohl der Technik der Untersuchungsmethoden als auch der Diagnostik gerecht zu werden.

Die Anatomie, Physiologie und Pathophysiologie des Liquorsystems habe ich in ausführlicherer Form besprochen, als es in diesem Rahmen bisher üblich war, weil ich der Meinung bin, daß ihre Kenntnis eine unentbehrliche Grundlage für das Verständnis darstellt. Auch die verschiedenen Methoden der Liquorentnahme, ihre Indikation und Kontraindikation und die rechtliche Grundlage sowie die Technik der Liquoruntersuchung wurden eingehender berücksichtigt. Wir haben eine Reihe von Liquorsyndromen herausgestellt und die Bedeutung der Liquordiagnostik in der Inneren Medizin, Chirurgie, Ohren- und Kinderheilkunde zusammengefaßt, um dem in diesen Disziplinen arbeitenden Arzt leichter eine allgemeine Orientierungsmöglichkeit an die Hand zu geben. Die weite Verbreitung einer direkt am Liquorsystem angreifenden Therapie machte eine ausführlichere Abhandlung in einem gesonderten Kapitel erforderlich, wobei auch die Frage der Permeabilität der Blutliquorschranke für Medikamente besprochen wurde. In die spezielle Diagnostik sind eine Reihe Krankheiten neu aufgenommen worden, bei denen die Liquoruntersuchung Wichtiges geleistet hat. Auf die Wiedergabe von einzelnen speziellen Beobachtungen habe ich weitgehend verzichtet, um dem Arzt die ganze Breite der Möglichkeiten in der speziellen Diagnostik nicht einzuengen.

Dieses und manches andere unterscheidet das vorliegende Buch von den früheren. Ich habe mich bemüht, die Forschungsergebnisse des letzten Jahrzehnts in besonderer Weise zu berücksichtigen. Natürlich konnte nur das Erwähnung finden, was bereits einen gewissen praktischen Wert erlangt hat oder was für die Forschung bzw. für das Verständnis der Problematik von Wichtigkeit erschien.

Durch meine mehrjährige Tätigkeit am Pathologischen Institut der Charité Berlin (Prof. Rössle), an der I. Medizinischen Klinik der Charité Berlin (Prof. Siebeck) und später an der Psychiatrischen und Nervenklinik der Charité Berlin (Prof. Bonhoeffer und Prof. de Crinis), an einem Lazarett für Hirn-, Rückenmarks- und Nervenverletzungen (Prof. Tönnis) und an der Psychiatrischen und Neurologischen Klinik der Universität Heidelberg (Prof. Kurt Schneider) hatte ich reichlich Gelegenheit, ein ungewöhnlich umfangreiches und verschiedenartiges Material zu überschauen und praktisch-klinisch zu verwerten.

Ich hoffe, daß es mir in diesem Buch gelungen ist, die Bedeutung und die Grenzen der Liquordiagnostik aufzuzeigen.

Heidelberg, Sommer 1948.

H.-H. Meyer.

Inhaltsverzeichnis.

Die Untersuchung des Liquors

Liquordiagnostik

Spezielle Diagnostik

Die historische Entwicklung der Liquordiagnostik.

Nachdem durch COTUGNO (1764), HALLER (1766) und MAGENDIE (1825) die ersten Kenntnisse über das Liquorsystem vermittelt waren, schufen KEY und RETZIUS in ihrem klassischen Werk „Über die Anatomie des Nervensystems und des Bindegewebes" die anatomisch-physiologischen grundlegenden Kenntnisse über das Liquorsystem.

Durch die Entwicklung der Technik der Liquorentnahme durch QUINCKE (1891) wurde die wichtigste Voraussetzung für die Liquordiagnostik geschaffen.

Zuerst wurden durch die französische Schule (SICARD, WIDAL, RAVAUT u. a. 1901) die zelligen Elemente des Liquors untersucht. Sie schufen die Grundlage der Liquorzelluntersuchungen, die auch heute noch in der Liquordiagnostik von großer Bedeutung sind.

Eine neue Ära der Liquoruntersuchungen wurde durch die ersten Eiweißbestimmungen von NONNE (1907) eingeleitet, die der Liquordiagnostik eine entscheidende Richtung gaben. Es folgten die quantitativen und qualitativen Eiweißbestimmungen durch NISSL und KAFKA (1913), die auch in der modernen Liquoruntersuchung eine sehr wichtige Rolle spielen.

Eine dritte Phase stellte die Entwicklung der Kolloidreaktionen dar (LANGE 1912, EMANUEL 1915, KAFKA 1917).

Auf diesen drei Grundpfeilern entwickelte sich die moderne Liquordiagnostik. Die Bestimmungen der zelligen Elemente, des quantitativen und qualitativen Vorkommens von Eiweiß und die Kolloidreaktionen bilden auch heute noch die Grundlage der klinischen Liquordiagnostik.

Hinzu kam die Anwendungsmöglichkeit der WASSERMANNschen Reaktion im Liquor (WASSERMANN und PLAUT 1906), die durch das Auswertungsverfahren von HAUPTMANN und HOESSLI (1910) für die Diagnostik der luischen Erkrankungen des Zentralnervensystems eine entscheidende Bedeutung gewann.

Die ersten monographischen Darstellungen über dieses Wissensgebiet stammen von SICARD, ANGLADA, MESTREZAT. Es folgten dann die Arbeiten von PLAUT, REHM, SCHOTTMÜLLER, ESKUCHEN, HOLZMANN, KAFKA u. a. 1935 erschien „Die Liquordiagnostik" von DEMME und 1942 von ROEDER und REHM „Die Cerebrospinalflüssigkeit". Hinzu kommen die ausführlichen Darstellungen in den Handbüchern, insbesondere die Arbeiten von GUTTMANN, FISCHER und GEORGI im Handbuch der Neurologie und die Arbeit von LÜTHY im Handbuch der Inneren Medizin (BERGMANN-STAEHELIN). Neben diesen Werken gibt es eine Unzahl von wichtigen Arbeiten klinischer oder experimenteller Art und eine große Zahl von Einzelarbeiten, die die klinische Erfahrung und die Erforschung der Probleme förderten.

Wir verbinden die Liquorforschung mit den Namen von AYER, BANNWARTH, DANDY, DEMME, DUENSING, FREEMONTH-SMITH, JANEHL, JESSEN, LANGE, McLEAN, MERITT, PLAUT, REHM, RIEBELING, ROEDER, SCHALTENBRAND, SCHELLER, SCHEID, WEED u. a. Ihnen vor allem gebührt unser Dank.

Anatomie und Physiologie des Liquorsystems.

Die Kenntnis vom Bau und von der Funktion des menschlichen Körpers ist die Grundlage jeden ärztlichen Handelns, Heilens und Forschens. In ganz besonderer Weise trifft dies für die gesamte Liquordiagnostik zu. Von der Entnahme der Cerebrospinalflüssigkeit bis zur Beurteilung von Einzelergebnissen oder bis zur Bewertung des Gesamtbefundes des Liquors und ihrer Verwertung

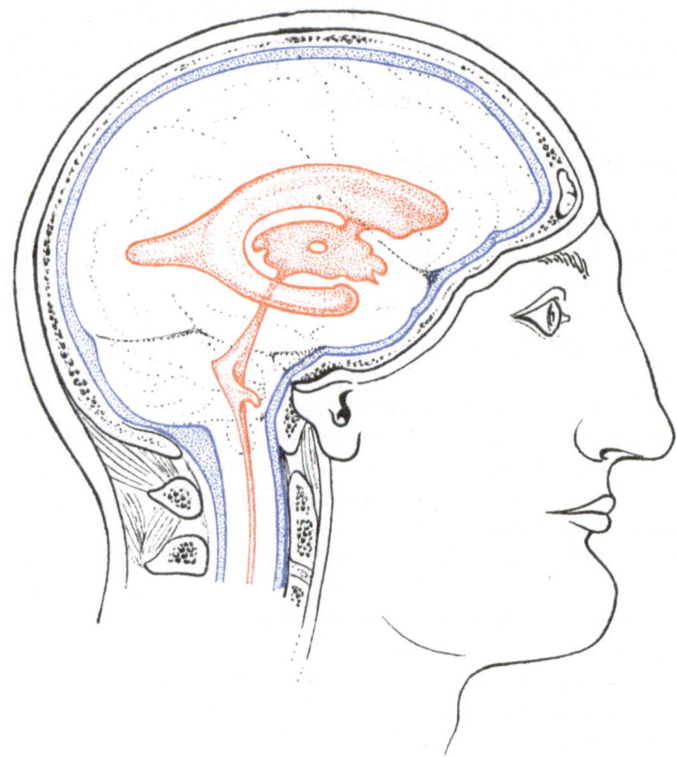

Abb. 1. Die cerebralen Liquorräume (innere Liquorräume rot, äußere Liquorräume blau).

in der allgemeinen Diagnostik, unter Berücksichtigung der übrigen klinischen Untersuchungsergebnisse, stellt die Kenntnis der Anatomie und Physiologie der speziellen Organsysteme die Grundlage dar. Wenn auch die Forschung noch manche Fragen offengelassen hat, wenn auch in vielem die Meinungen noch auseinandergehen, so sind doch zahlreiche Tatsachen und einzelne Hypothesen für die Praxis und Forschung bedeutungsvoll und ihre Kenntnis wichtig.

Wir werden uns deshalb im folgenden mit der Entwicklung und dem Aufbau der Teile des Zentralnervensystems zu beschäftigen haben, die im Zusammenhang mit dem Liquorsystem stehen.

Man unterscheidet bei den liquorführenden Räumen die *inneren* und *äußeren Liquorräume*, die zwar miteinander in Verbindung stehen, die aber in anatomischer und physiologischer Hinsicht grundlegend voneinander verschieden sind (Abb. 1).

Die inneren Liquorräume.

Das Ventrikelsystem, das die inneren Liquorräume bildet, besteht aus den vier Hirnventrikeln (rechter und linker Seitenventrikel, dritter und vierter Ventrikel). Es entwickelt sich im engen Zusammenhang mit dem Wachstum des Gehirns.

Entwicklung. Nach Schließung der fetalen Medullarrinne kommt es durch verschieden starkes Wachstum der einzelnen Teile und durch differente Dickenzunahme der Wand der Hirnanlage zu drei blasenartigen Ausbuchtungen (Abb. 2). Diese primären Hirnblasen und deren Hohlräume bezeichnet man als die drei primären Hirnventrikel. Sie stehen in breiter Verbindung zum Rückenmarksrohr. Im dritten bis vierten Embryonalmonat entwickelt sich ein Fünfblasenstadium, in dem sich die Vorderhirnblase, das *Prosencephalon* und die Hinterhirnblase,

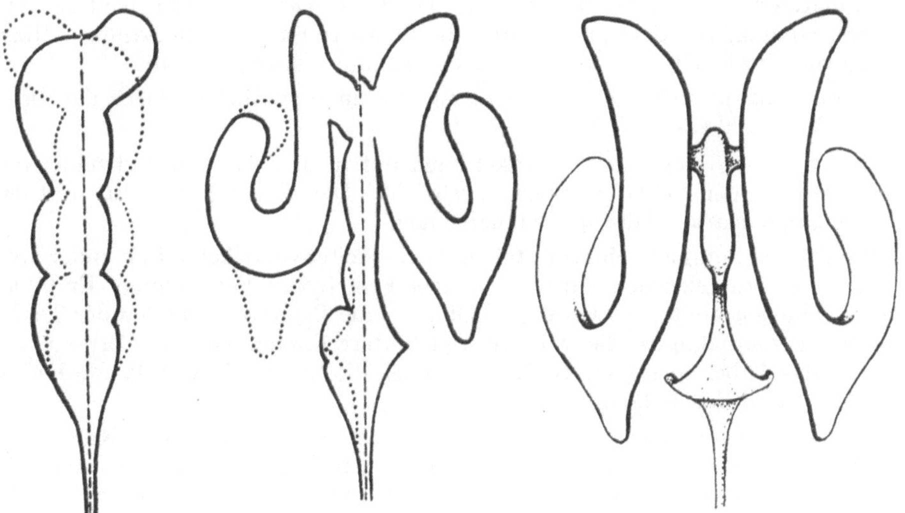

Abb. 2. Die Entwicklung des Ventrikelsystems. (Abgeändert nach BRODMAN.

das *Rhombencephalon* in je zwei sekundäre Hirnblasen aufteilen (Abb. 2). In der weiteren Entwicklung der Vorderhirnblasen kommt es zur Ausbildung der beiden Großhirnhemisphärenblasen, deren Lumen die Seitenventrikelanlage darstellt (Abb. 2). Das weitere Hemisphärenwachstum formt die Höhlen bis zur endgültigen Beschaffenheit. Im Zuge dieser Entwicklung kommt es zu einer Veränderung der Verbindung zum Telencephalon und zur Bildung des Foramen Monroi (Abb. 2).

Die Entwicklung des dritten Ventrikels, der sich aus dem hinteren Anteil der Vorderhirnblase und dem vorderen Anteil der Diencephalonhöhle bildet, wird durch das starke Wachstum der Hemisphären beeinflußt, die ihn stark zusammendrängen. Im mittleren Anteil kommt es zum Zusammenwachsen der Wände und zur Ausbildung der späteren Massa intermedia. Im vorderen Anteil stülpen sich die Augenblasen hervor, deren Stiel zum Nervus opticus wird und deren Ansatzstelle im Recessus opticus sichtbar bleibt. Gleichzeitig entwickelt sich der Recessus infundibuli und der Recessus pinealis.

Der Aquaeductus Sylvii entwickelt sich aus der Mittelhirnblase, die bis auf ein feines Lumen zusammengedrückt wird und sich zu einem verbindenden Kanal zwischen dem dritten und vierten Ventrikel verändert.

Der vierte Ventrikel geht aus der Hinterhirnblase hervor, wobei die Brückenbeugung eine erhebliche Formänderung bewirkt.

Anatomie. Die beiden Seitenventrikel (erster und zweiter Ventrikel) durchziehen in der Längsrichtung die linke und rechte Großhirnhemisphäre (Abb. 1 u. 2). Die Anlage der Seitenventrikel ist gewöhnlich symmetrisch. Häufig ist bei Rechtshändern der linke Seitenventrikel etwas weiter als der rechte.

Wir unterscheiden an dem Seitenventrikel das *Vorderhorn*, das im Stirnhirn liegt und durch die Balkenstrahlung, den Nucleus caudatus und das median gelegene Septum pellucidum begrenzt wird. Das beide Vorderhörner trennende Septum pellucidum besteht aus zwei dünnen Gewebsplatten, zwischen denen ein spaltförmiger Hohlraum, das Cavum sept. pellucidi liegt, das mitunter ventrikelähnlich erweitert ist und dann auch als fünfter Ventrikel bezeichnet wird.

Caudalwärts folgt dem Vorderhorn die *Pars centralis* (Cella media). Die Balkenstrahlung, das Corpus striatum, die Striae terminales, die Lamina affixa, der Plexus chorioidei und der Balken bilden ihre Umgrenzungen.

Hieran schließt sich das *Hinterhorn* an, das im wesentlichen durch das Occipitalmark umschlossen wird.

Hier biegt nun der Seitenventrikel nach unten und vorn um und bildet das *Unterhorn*, das den Schläfenlappen durchzieht. Der Nucleus caudatus und das Schläfenlappenmark bilden die Grenzflächen.

Durch das Foramen Monroi stehen beide Seitenventrikel miteinander und mit dem median gelegenen unpaaren *dritten Ventrikel* in Verbindung. Er bildet eine verschieden breite, spaltförmige Höhle. Seine Begrenzung bilden der Thalamus und Hypothalamus, die vordere und hintere Commissur, die Corpora mamillaria, das Tuber cinereum, die Hirnschenkel, die Lamina bzw. Tela chorioidea, der Fornix und der Balken.

Vom dritten Ventrikel führt ein dünner, abwärts verlaufender Kanal, der Aquaeductus Sylvii, zwischen der Vierhügelplatte und dem Tegmentum zum *vierten Ventrikel*, der im Kleinhirn gelegen ist und der in der Seitenansicht die Umrisse eines Zeltes zeigt.

Sein Dach bildet das Velum medullare ant. und post., der Boden wird als Rautengrube bezeichnet.

Vom vierten Ventrikel bestehen durch das median gelegene *Foramen Magendii* und die beiden seitlichen *Foramina Luschkae* drei Verbindungen zu den äußeren Liquorräumen.

Das Ventrikelsystem ist von einem Ependym ausgekleidet, das von einem cilientragenden Saum bedeckt ist, was für die Liquorzirkulation von Wichtigkeit ist.

Die äußeren Liquorräume.

Wir bezeichnen den zwischen den Hirnhäuten im Subarachnoidalraum gelegenen Teil des Liquorsystems als die äußeren Liquorräume. Zum Verständnis der physiologischen und pathophysiologischen Vorgänge im Liquorsystem ist seine morphologische und topographische Besonderheit von Wichtigkeit (Abb. 3 u. 4).

Entwicklung. Die Hirnhäute nehmen ontogenetisch ihren Ausgang von einem mesenchymalen Gewebe, das die Hirnanlage umgibt. Bei Feten von 2 cm Länge können wir bereits ein dichteres Gewebe, die spätere Dura und ein lockeres Mesenchym, aus dem sich Pia und Arachnoidea entwickeln, unterscheiden. Etwa in der zweiten Embryonalhälfte kommt es zur Ausbildung des Subduralraumes. Die Entwicklung der Rückenmarkshäute geht ebenfalls vom Mesenchym aus. Der Ablauf ist aber komplizierter (Einzelheiten s. in den Lehrbüchern der

Entw.-Geschichte CORNING, HOCHSTAEDTER u. a.). Phylogenetische Studien zeigen, daß die Entwicklung mit der Differenzierung der Tierreihe parallel geht.

Anatomie. Dura mater. Die harte Hirnhaut (Dura mater, Pachymeninx) bildet gleichzeitig das Periost des Schädelknochens. Beim Kinde ist sie an den Nahtlinien, Fontanellen und Seitenwänden mit dem Knochen fest verbunden, um sich während des Wachstums allmählich vom Knochen bis auf einzelne Stellen wie z. B. die Processus clinoidei, Felsenbeine und einzelne Cristae abzulösen. Von der Innenfläche der Dura, der Lamina interna, gehen breite Septen zwischen die Hirnteile (Falx cerebri, Falx cerebelli, Tentorium cerebelli, Diaphragma sellae turcicae). Die harte Hirnhaut begleitet die austretenden Hirnnerven in verschiedener Länge, u. a. den Sehnerven bis an den Augapfel, den N. V und VI

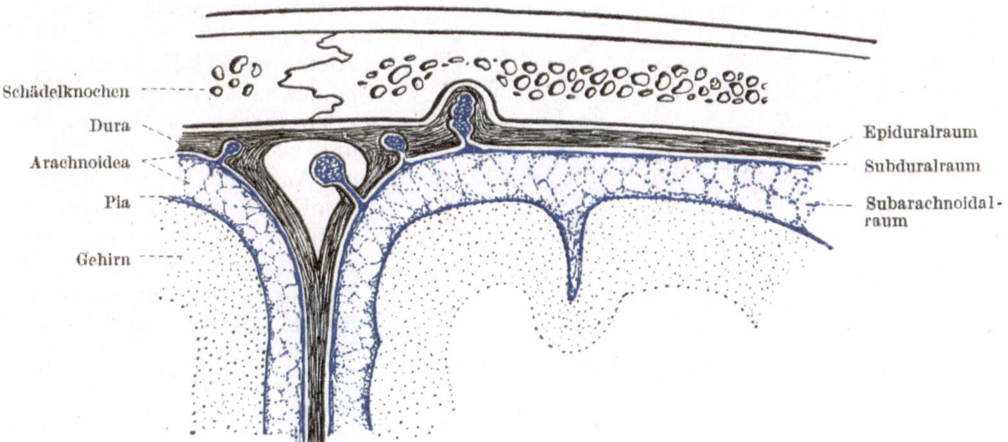

Abb. 3. Die intrakraniellen äußeren Liquorräume.

bis an den Canalis facialis. In der harten Hirnhaut verlaufen die großen venösen Blutleiter (Sinus), die miteinander in Verbindung stehen. Ihr Abfluß geht durch das Foramen jugulare in die Vena jugularis, aber es bestehen auch Beziehungen zu den Venen des Wirbelkanales und zu den Venen der Weichteile des Kopfes. Die Aa. meningeae ant., med. und post. versorgen die harte Hirnhaut mit arteriellem Blut. Mit diesen Gefäßen treten auch die sympathischen Fasern in die Hirnhaut ein. Die übrige nervöse Versorgung erfolgt im wesentlichen durch den Nerv. trigeminus. Der Teil der harten Hirnhaut, der als Dura mater spinalis das Rückenmark umgibt, beginnt am Foramen occipitale magnum. Er endet sackartig in Höhe des zweiten und dritten Sacralwirbels und ist durch das Filum durae matris spinalis am Periost des Steißbeines fixiert. Das zwischen den beiden Lamellen der Dura mater spin. gelegene Fett- und lockere Bindegewebe dient als Polster und ist mit großen venösen Plexus und Lymphspalten erfüllt. Die Gefäßversorgung der Rückenmarkshäute erfolgt durch die Aa. vertebrales, Venae spin. ant. und post. Die nervöse Versorgung geschieht durch die Rami intervertebrales der Spinalnerven.

Leptomeninx. Die weiche Hirnhaut (Leptomeninx) besteht aus der *Arachnoidea* (äußere Grenzhaut) und der *Pia mater* (innere Grenzhaut). Die äußere Lamelle der arachnoidalen Gewebsschicht ist durch einen feinen Spalt von der Dura getrennt. Es ist dieses der *Subduralraum*, der in der Klinik bei Blutungen usw. von Bedeutung ist. Die innere Membran ist untrennbar mit der Pia verwachsen. Manche Autoren betrachten die Pia und Arachnoidea als etwas

Gemeinsames. Zwischen diesen beiden Lamellen, die durch ein Maschenwerk
feinster Bindegewebsfasern locker miteinander verbunden sind, entsteht ein
System von Hohlräumen, die untereinander in Verbindung stehen und als *Subarachnoidalraum* in ihrer Gesamtheit bezeichnet werden. Diese Räume sind von
Liquor erfüllt und stellen die äußeren Liquorräume dar. Hierzu gehören auch
die, die Hirngefäße umgebenden VIRCHOW-ROBINschen Räume. Dies ist der
Raum zwischen der Intima pia und der Adventitia der Gefäße, der ebenfalls
wahrscheinlich mit Liquor erfüllt ist. Auf der Höhe der Windungen ist der
Subarachnoidalraum sehr eng, während er in den Furchen wesentlich weiter
ist. Dort, wo sich tiefere Furchen oder Einbuchtungen des Gehirns finden,
kommt es zur Ausbildung sog. „Cysternen“. Hier sind die Arachnoidea und die
Pia weit voneinander getrennt. Die uns besonders interessierende *Cysterna*

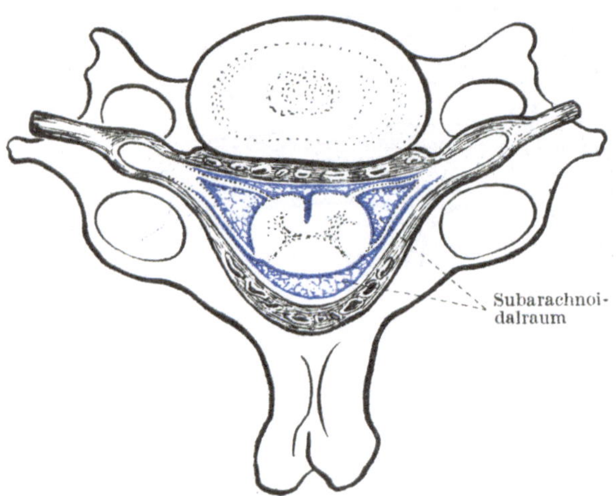

Abb. 4. Die spinalen Liquorräume.

cerebello-medullaris liegt zwischen der Oblongata und dem
Kleinhirn (Abb.11).Die Arachnoidea hebt sich von der dor-
salen Fläche der Medulla ab
und zieht direkt zum hinteren Anteil der unteren Klein-
hirnfläche und zum Vermis
superior. Ihre Ausmaße sind
sehr verschieden (Tiefe etwa
1,2—5 cm, Durchmesser 5 bis
6 cm). In sie mündet das
Foramen Magendii und die
Foramina Luschkae und sie
steht mit den vorderen Cysternen in Verbindung. Nach
unten geht sie in den Subarachnoidalraum des Rückenmarks über. Von weiteren Cy-
sternen nennen wir die Cysterna pontis, ambiens, Fossae Sylvii, interpeduncularis-
Chiasmatis u. a. Die Kenntnis ihrer Lage und Ausdehnung ist für die röntgenologische Beurteilung nach Luftfüllung bedeutungsvoll. In der Arachnoidea
finden sich endothelartige Zellen, die durch physiologische und pathophysiologische Vorgänge eine Strukturänderung erfahren können (WEED und
ESSIG u. a.).

Bei den *Pacchionischen Granulationen* (Arachnoidalzotten) handelt es sich
um Ausstülpungen der Arachnoidea in das venöse Stromgebiet. Sie entwickeln
sich bereits in frühester Jugend und können eine beträchtliche Größe erreichen
und zu Knochenusurierungen führen. Ähnliche Bildungen findet man auch an
der Arachnoidea des Rückenmarks.

Die *Pia mater* schließt sich an die innere Lamelle der Arachnoidea an und
bildet die innerste Schicht der Hirnhäute. Sie besteht aus gefäßreichem Bindegewebe und liegt der Gesamtoberfläche des Gehirns fest an. Sie geht in alle
Furchen und Fissuren und zieht mit den Gefäßen in das Gehirn. Dies ist beim
Rückenmark besonders stark ausgeprägt, wo man Pialamellen im Mark nachweisen kann. Am Rückenmark bildet diese seitlich das Ligamentum dendicula-
tum, das Aufhängeband des Rückenmarks. Die Pia ist sehr stark von Nerven
durchzogen, die z. T. von den Hirnnerven ausgehen, teils sympathischer Natur
sind und mit den Gefäßen eintreten. Diese nervöse Versorgung ist für die
Vasomotorik und die Liquorzirkulation von besonderer Wichtigkeit.

Plexus chorioideus.

Die Plexus chorioidei (Abb. 5), die für die Liquorentstehung von großer Bedeutung sind, entwickeln sich aus einer Einstülpung der medialen Hemisphärenwand. Hierdurch entsteht eine Falte, die mit meningealem Gewebe ausgefüllt ist. Durch rasche Vermehrung der Zellen kommt es zur Ausbildung des Plexus chorioideus, der in die Ventrikel eingestülpt ist und der im zweiten bis sechsten Embryonalmonat die Cella media und die Unterhörner erfüllt, um sich dann in der weiteren Entwicklung allmählich wieder zurückzubilden.

Auch von der Decke des dritten Ventrikels kommt es zur Ausbildung solcher Plexus aus Ausstülpungen der Regio chorioidalis ant. bzw. der Tela chorioidea des mittleren Telencephalon. Die Plexus der Seitenventrikel stehen mit dem Plexus des dritten Ventrikels in Verbindung. Sie werden von der Art. carotis int. und der Art. cerebri media über die Art. chorioidea ant. und post. versorgt.

Der Plexus des vierten Ventrikels bildet sich aus der ursprünglichen Deckplatte des vierten Ventrikels durch Eindringen von Gefäßen. Er reicht vom Thalamus scriptorius bis zum oralen Oblongataende und bis in den lateralen Recessus des vierten Ventrikels hinein. Hier erreicht er durch die Foraminae Luschkae die Oberfläche und ebenso durch das median gelegene Foramen Magendii. Die Art. cerebelli post. und inf. versorgt den Plexus des vierten Ventrikels.

Es handelt sich bei dem Plexus chorioideus um Konvolute dünnwandiger Gefäße, die durch zahlreiche Capillaren von besonderer Größe ein zottenartiges Aussehen erhalten. Sie tragen ein einschichtiges kubisches Epithel, das ein Derivat der

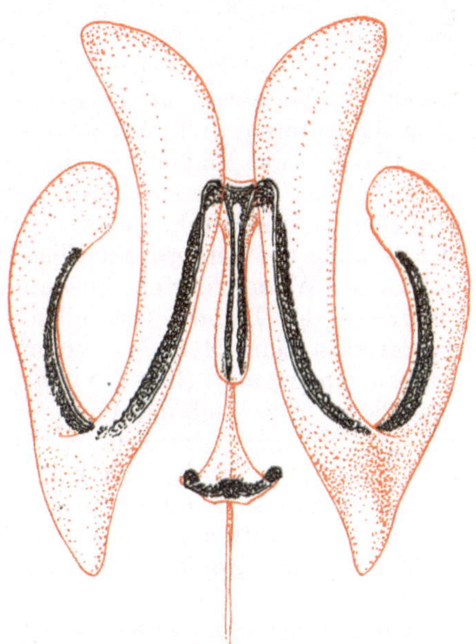

Abb. 5. Die Lage des Plexus chorioideus im Ventrikelsystem (abgeändert nach KLARA).

embryonalen Hirnbläschenwandung ist. Durch das Einwachsen der gefäßreichen Pia kommt es zu einer drüsenartigen Umwandlung. In den Zellen findet man lipoide Schollen, und im Alter Cysten und Konkremente von phosphorsaurem Kalk. Neuere Untersuchungen mit dem Phasenmikroskop (FRAUCHINGER) eröffnen interessante Wege zur Erforschung der Physiologie des Plexus. Zahlreiche Nerven sympathischer und parasympathischer Natur durchziehen den Plexus.

Die Entstehung des Liquors.

Seit COTUGNO das Vorhandensein des Liquors entdeckte, beschäftigt sich die Forschung mit dem Problem seiner Entstehung. Es ist ein Komplex von Fragen, die unzertrennlich zusammengehören und deren Klärung trotz großer Forschungsbemühungen noch nicht zum Abschluß gekommen ist. Hierher gehören die Fragen nach dem *Ort* der *Liquorentstehung*, dem *Mechanismus*, der *Resorption* und *Zirkulation* und schließlich dem *Liquordruck* und der Fragenkomplex nach dem *Zweck und der Funktion des Liquors* überhaupt.

Ort der Entstehung. Das Ergebnis vieler Forschungsarbeit über die Frage, wo der Liquor gebildet wird, hat sich nun zu Resultaten verdichtet, die z. T. schon als endgültig zu bezeichnen sind, wenn auch noch in manchen der Schlußstein zur Beweisführung oder der anatomische Beleg fehlt. Hierbei muß man sich klar darüber sein, daß man unter physiologischen und pathophysiologischen Umständen mit ganz verschiedenen Vorgängen zu rechnen hat. Man kann heute wohl schon mit Bestimmtheit sagen, daß der Liquor im wesentlichen im Bereich *des Plexus chorioideus* entsteht (KAFKA, PLAUT, WALTER, WEIGELT, SCHALTENBRAND, DANDY). Hierfür spricht schon die wechselhafte Struktur der Plexuszellen. Die Epithelzellen nehmen Bestandteile des Blutes auf, verarbeiten sie und geben sie wieder von sich. Man hat diesen Vorgang histologisch und physikalisch-chemisch kontrollieren können. Es gelang sogar experimentell eine Vermehrung bzw. Verminderung der mit der Sekretion in Verbindung stehenden Vacuolenbildung durch Pharmaca zu bewirken. Sicher ist, daß dem Liquor durch die Tätigkeit der Plexus wichtige Ernährungsstoffe zugeführt werden. Manche Autoren (u. a. ASKANZY) glaubten eher an eine resorptive Tätigkeit des Plexus, eine Möglichkeit, die jedenfalls unter pathologischen Bedingungen nicht von der Hand zu weisen ist. Eine Entscheidung ließ sich auf Grund histologischer Befunde bisher nicht treffen. Für die Annahme, daß die Plexus bei der Bildung der Cerebrospinalflüssigkeit beteiligt sind, sprechen u. a. die Beobachtungen WEEDs, der ein Zusammentreffen der Plexusdifferenzierung mit dem Auftreten des Liquors feststellen konnte. Im Tierexperiment und bei Hirnoperationen beim Menschen konnte man Austritt von Liquor aus dem Plexus beobachten (DANDY, CUSHING u. a.). DANDY entfernte aus einem Seitenventrikel den Plexus, verschloß das Foramen Monroi und beobachtete nun eine Verödung und Austrocknung des Seitenventrikels ohne Plexus, während es bei dem intakten zu einem Hydrocephalus kam. Auch die allgemeinen klinischen Erfahrungen sprechen in dieser Richtung. Die Fluorescinversuche von SCHALTENBRAND u. a. führten zu ähnlichen Ergebnissen. Nach all diesen Befunden besteht heute kein Zweifel, daß der Liquor im wesentlichen in den Plexus gebildet wird.

Ob das *Ependym* unter normalen Verhältnissen an der Liquorbildung beteiligt ist, erscheint trotz mancher Beobachtungen (JACOBI und MAGNUS u. a.) sehr unwahrscheinlich.

Anders verhält es sich mit der Beteiligung der *Meningen* an diesem Vorgang. Schon klinische Beobachtungen sprachen dafür, daß jedenfalls unter pathologischen Verhältnissen die Meningen Liquor bilden können. Es gelang in Versuchen nach Abbindung eines liquorleeren Arachnoidalsackes zu zeigen, daß sich dortselbst Liquor bildet, der sich aber in seiner Zusammensetzung wesentlich vom normalen Liquor unterscheidet (BUNGART). Auch experimentelle Untersuchungen (SCHALTENBRAND, SCHOENFELD u. a.) sprechen dafür, daß die Meningen jedenfalls unter pathologischen Bedingungen an der Liquorbildung beteiligt sind. Es erscheint uns noch im Bereich der Möglichkeiten, daß auch unter physiologischen Bedingungen die Meningen Liquor zu bilden imstande sind.

Die Beteiligung des *Nervenparenchyms* an der Liquorentstehung ist sehr zweifelhaft und unwahrscheinlich.

Die Liquormenge ist von der Körpergröße und dem Lebensalter abhängig. Im mittleren Alter und bei mittlerer Größe wird sie ca 120—180 ccm betragen, bei Kindern liegen die Werte zwischen 40 und 120 ccm. Die Liquorneubildung erfolgt sehr rasch. Man rechnet heute mit WEIGELT, GUTTMANN u. a., daß in 55 Stunden 100 ccm Liquor neu gebildet werden. Manche Autoren nehmen einen 6—7maligen Wechsel innerhalb 24 Stunden an, während andere einen Zeitraum bis zwei Wochen für eine völlige Neubildung für erforderlich halten. Dieser Vorgang kann unter pathologischen Veränderungen erheblich gestört sein. GUTTMANN beobachtete bei cerebraler Kinderlähmung eine Verzögerung. Andere beobachteten bei Hydrocephalus int. occl., Meningitis u. a. eine beschleunigte Liquorbildung. WOLFF beschreibt die sog. „*spontane Aliquorrhoe*“ als eine Störung der Sekretion im Plexus. Wir selbst konnten bei zahlreichen Hirnverletzten, also unter pathologischen Bedingungen, eine erhebliche Verlangsamung der Liquorneubildung feststellen, die in manchen Fällen das Fünffache der Zeit erforderte.

Mechanismus der Liquorentstehung. Nachdem wir gesehen haben, wie problematisch noch die Frage nach dem Ort der Entstehung des Liquors ist, wird es verständlich sein, daß das Problem des Vorganges selbst in seiner Lösung große Schwierigkeiten bereitet. Zwei Theorien der Liquorentstehung, die *Sekretionstheorie* und die *Dialysetheorie*, stehen hier einander gegenüber.

Es gelang CAPPOLLETTI, FRANZINI, DIXON und HALLIBURTON im pharmakologischen Experiment Substanzen wie Chloroform, Äther, Chloral, Alkohol u. a. zu erkennen, die zu einer Steigerung der Liquorproduktion führten, während andere, unter ihnen Hypophysin, Pineal- oder Piaextrakte, Cholin, Coffein u. a. keine Vermehrung, sondern eher eine Verminderung der Liquorbildung hervorrufen. Die Wirkungsweise dieser Stoffe ist ganz verschiedenartig. Gestützt wird die Annahme einer Sekretion noch durch die Harnstoffversuche am Hund, bei dem man die Nieren von der Zirkulation abschloß und Harnstoff i. v. injizierte. Man konnte dann in Lymphe, Galle und schließlich in Liquor und Speichel Harnstoff nachweisen. Für einen Sekretionsvorgang sprach auch weiter die Unabhängigkeit dieses Vorgangs vom Blutdruck und das Vorkommen von Stoffen, die im Blute nicht nachweisbar sind. Diese Belege sind natürlich nicht ohne Widerspruch geblieben. MESTREZAT u. a. glauben, daß es sich um eine Dialyse handelt, während andere Autoren den Vorgang als eine Transsudation (LANGE u. a.), eine Filtration oder Ultrafiltration auffassen. Daß der Liquor aber kein einfaches Ultrafiltrat oder Dialysat des Serums sein kann, ergibt sich aus den Versuchen CUMINGs und ALCOCKs, die zeigen konnten, daß wohl das Serum, nicht aber der Liquor, durch Wasserspeicherung im Liquor verdünnt wird. Auch könnte der Liquor keine so konstante Beschaffenheit bei der stark schwankenden Beschaffenheit der Serums aufweisen. Auch an einen Zusammenhang der Liquorentstehung mit der Lymphe ist gedacht worden (LEWANDOWSKY). Aber diese Annahme wäre abhängig von dem Vorhandensein einer besonderen *Hirnlymphe*, die von den meisten Autoren abgelehnt wird.

Die Resorption des Liquors.

Die nun zu besprechenden Fragen stehen in einem engen Zusammenhang mit den im vorhergehenden Kapitel erörterten Fragen der Liquorentstehung. Die Resorption des Liquors ist für die Klinik von großer Bedeutung.

Der wichtigste Weg, den der Liquor einschlägt, geht bei Erwachsenen über die PACCHIONIschen *Granulationen*. Von hier führt er in das Venensystem, wie die Experimente von WEED, WUSTMANN u. a. zeigen. Es ist aber wahrscheinlich, daß es auch andere Resorptionsmöglichkeiten gibt, so z. B. die *Venen* und *Capillaren* der *Meningen*. Dieser letzte Weg wird bei Feten eingeschlagen, da sich bei ihnen die PACCHIONIschen Granulationen erst gegen Ende der Schwangerschaft bilden. Schließlich kommt es zur Resorption von Liquor in die *Lymphgefäße* der Hirn- und Rückenmarknerven. Im Bereich des Gehirns erfolgt die Resorption wahrscheinlich über die PACCHIONIschen Granulationen, während im

spinalen Teil der Hauptanteil der Resorption auf dem Lymphwege erfolgt. Schließlich sprechen klinische Erfahrungen und Ergebnisse experimenteller Forschung
dafür, daß das *Ventrikelependym* bei der Resorption jedenfalls unter pathologischen
Umständen eine Rolle spielt. Für die Vermutung einer Resorption im Ventrikel
durch den *Plexus chorioideus*, die früher vielfach ausgesprochen wurde, hat sich
keine Bestätigung ergeben. Jedenfalls kommt unter physiologischen Bedingungen
dieser Weg kaum in Frage.

Die Zirkulation des Liquors.

Aus der Tatsache einer ständigen Neubildung des Liquors im Ventrikelsystem
und in den Meningen und aus der Rückresorption in die Lymphbahnen am
Rückenmark folgt, daß der Liquor sich in einer dauernden Strömung befinden
muß. Noch sind die Forschungen darüber nicht abgeschlossen, aber es erscheint
wohl sicher, daß der im dritten Ventrikel gebildete Liquor vom vierten Ventrikel
durch die Foramina Luschkae und wahrscheinlich auch durch das Foramen
Magendii in die äußeren Liquorräume abströmt. Von der Cysterna cerebello-
medullaris schlägt er verschiedene Wege ein. Der eine führt über die basalen
Cysternen zu den Liquorräumen über beiden Hemisphären. Ein anderer geht
aufsteigend bis in den Hemisphärenspalt, und schließlich führt ein dritter Weg
in den Lumbalsack. Die Geschwindigkeit der Liquorströmung im Froschhirn
beträgt 50—60 μ in der Sekunde. Als eine Ursache für die Zirkulation wird das
Flimmerepithel angenommen. Es spielen aber auch der Sekretionsdruck, die
Schwerkraft, der Füllungszustand, der Druck im Gefäßsystem und schließlich
auch Körperhaltung, Atmung und Körperbewegungen eine große Rolle. Auch
die Viscosität ist nicht ohne Bedeutung. Unter pathologischen Umständen kann
es zu Änderungen kommen.

Der Druck des Liquors.

Der Liquordruck ist von verschiedenen Faktoren abhängig. Ausschlaggebend
ist der hydrostatische Faktor. Die *Körperhaltung* spielt eine große Rolle. Es ist
natürlich, daß bei aufrechter Körperhaltung im caudalen Anteil der Liquorräume
der Liquordruck höher ist als kranialwärts. Beim liegenden Menschen ist der
Druck in den Ventrikeln, in der Cysterne und lumbal überall nahezu gleich.
Eine leichte Druckerhöhung im Ventrikelsystem bezeichnet WEIGELTD als
„Sekretionsdruck". Der Schwerkraft wirkt der elastische *Membrandruck*, hervorgerufen durch den elastischen Duralsack, entgegen.

Von großem Einfluß auf das Verhalten des Liquordruckes ist der *arterielle*
und *venöse Druck*. Atmung und Puls bewirken hierbei ständige, meßbare Schwankungen. Dabei bewirkt aber eine Blutdrucksteigerung oder eine Zunahme des
venösen Druckes nicht immer automatisch eine Steigerung des Liquordruckes.
Andererseits wissen wir, daß z. B. eine Steigerung des Drucks in der Vena jugularis oder des abdominellen Drucks zu einer Liquordrucksteigerung führen kann.
Die Fortpflanzung der Druckwelle geht langsam vor sich und breitet sich über
die gesamten Liquorräume aus, falls die Liquorräume nicht eine Unterbrechung
erfahren haben. Dieser Umstand ist zum Nachweis einer Kommunikations-
unterbrechung durch die Methode von QUECKENSTEDT verwendet worden. Bei
diesem Versuch wird durch Druck auf die Venae jugulares unter normalen Verhältnissen ein meßbarer Liquordruckanstieg beobachtet. Besteht eine Passagebehinderung, so kommt es zu keinem oder zu verzögertem Anstieg, da die Druckwelle wegen der Passagestörung sich nicht gleichmäßig fortpflanzen kann (s. S. 27).
Beim Einschlafen soll es zu einer Erhöhung des Liquordrucks kommen, während
er beim Aufwachen wieder absinkt.

Die klinische Erfahrung hat gezeigt, daß der *osmotische* Druck ein weiterer wichtiger Faktor ist. Hypertonische Lösungen (20—50%ige Traubenzucker- oder 10—20%ige Kochsalzlösung u. a.) bewirken eine wesentliche Herabsetzung des Liquordrucks, was therapeutisch ausgenutzt wird. Solche Druckherabsetzungen halten einige Stunden an und sind dann von einem leichten Druckanstieg gelegentlich über den Ausgangswert gefolgt. Dabei ist die Temperatur der Lösung nicht ohne Bedeutung. Bei Injektion von warmen Lösungen von + 38—40° kam es zu einem Druckanstieg, während bei Temperaturen von nur 3—4° eine Druckerniedrigung verzeichnet wurde.

Experimentelle Untersuchungen zeigten weiter, daß einzelne Pharmaca in der Lage sind, den Liquordruck nicht unerheblich zu ändern. Stoffe, wie Adrenalin, Amylnitrit, Histamin, Extrakte des Plexus chorioideus, des Hypophysenhinterlappens u. a. bewirken eine Steigerung, während Coffein, Schilddrüsenextrakte und andere Pharmaca zu einer Senkung führen. Morphium führt bei leichten Schädeltraumen zu einer mäßigen, bei schweren Traumen zu einer starken Liquordruckerhöhung, während Luminal den Liquordruck in solchen Fällen nicht verändert. Die Verabreichung von Gasen wie CO_2 u. a. bewirkt einen Anstieg des Liquordrucks, während eine Hyperventilation an sich zu einer Senkung führt. Auch der Luftdruck ist von Bedeutung für den Liquordruck, wie SCHALTENBRAND zeigen konnte. Der atmosphärische Druck wird auf dem Weg über die Blutbahn auch in das Innere des Schädels übertragen. Eine Erniedrigung des atmosphärischen Drucks führt zu einer Erhöhung des Liquordrucks, jedoch bleibt eine Erhöhung des atmosphärischen Drucks bis auf 1300 mm Hg ohne Wirkung. Bis zu einem Luftdruck von 400 mm hinab vermag der Sauerstoff dem Anstieg des Liquordrucks vorzubeugen oder ihn zu beseitigen. Bei weiterer Drucksenkung erfolgt trotz Sauerstoffgaben ein Liquordruckanstieg. Auch wenn bei stärkerer Verdünnung die Atmung aufhört und der Blutdruck abfällt, steigt der Liquordruck an (SCHALTENBRAND).

Die Entnahme von Liquor führt zu einem Absinken des Liquordruckes. Man rechnet damit, daß bei der Entnahme von 1 ccm Liquor eine Drucksenkung von 10 mm Hg stattfindet. Bei größeren Entnahmen verläuft die Kurve nicht gleich, hier ist der Druckabfall geringer. In horizontaler Lage, und nur so darf der Liquordruck gemessen werden, beträgt der normale Druck 75—180 mm bei Erwachsenen, bei Kindern 40—100 mm (s. S. 92, 97, 175).

Zweck und Funktion des Liquors.

Es besteht kein Zweifel, daß Zweck und Funktion des Liquors sehr verschiedenartig sind. Die *Schutzwirkung* am Zentralnervensystems gegen Einflüsse aller Art von außen oder Druckveränderungen innerhalb des Zentral nervensystems durch den Liquor ist groß. Das wie in einer Flüssigkeit schwimmende Zentralnervensystem hat eine große Ausweichmöglichkeit, indem es die Flüssigkeit in andere Bezirke verdrängt, ohne selbst Schaden zu erleiden. Erschütterungen werden abgefangen oder abgeschwächt, allerdings oft nur unwesentlich, wie die Erfahrung bei Traumen uns während des Krieges gelehrt hat. Gelegentlich kommt es durch Verschiebung des Liquors zur Schädigung der Umgebung oder auch entfernterer Teile des Zentralnervensystems (FOERSTER). Weiter zeigt der Liquor eine bactericide Eigenschaft. Er vermag Toxine zu neutralisieren und enthält Antikörper.

Die Aufgaben des Liquors als *Ernährungsflüssigkeit* des Zentralnervensystems (MONAKOW) und als *Ernährungsleiter* erscheint nach vielem wahrscheinlich, ist aber noch völlig unbewiesen.

Es ist auch anzunehmen, daß der Liquor für die *Aufrechterhaltung des osmotischen Druckes*, für den *Funktionsablauf im Zentralnervensystem*, vielleicht auch für den *Abtransport von Abbaustoffen* und anderem wichtig ist.

Die rechtlichen Grundlagen der Liquorentnahme.

Zwischenfälle mit bleibenden oder vorübergehenden Folgen bei Punktion der Liquorräume, die zur Entnahme von Liquor oder zur Injektion von fremden Stoffen (Luft, Chemikalien) zu diagnostischen oder therapeutischen Zwecken vorgenommen wurde, sollten den Arzt immer wieder bedenken lassen, daß es sich bei keinem dieser Eingriffe um etwas Belangloses handelt. Zweifellos besteht hierbei ein Unterschied in der Schwere des Eingriffs und der Möglichkeit von Komplikationen. Während eine lege artis durchgeführte Lumbal- oder Occipitalpunktion mit nachfolgender Entnahme weniger Kubikzentimeter Liquor zu diagnostischen Zwecken einen leichten Eingriff darstellt, handelt es sich bei Punktionen mit Luftfüllung oder Kontrastmittelinjektion immer um einen erheblichen Eingriff. Die Zahl von Schäden durch einen dieser *Vorkommnisse* ist schwer zu schätzen. Sie liegt aber wohl höher als die Zahlen der Versicherungsgesellschaften aus Haftpflichtansprüchen ergeben. PERRET berichtete über 10 Schadensfälle 1929—1937 und über 8 Fälle 1938—1940 bei den Allianz-Versicherungsgesellschaften (s. S. 24).

Wir wollen hier nicht die Schadenersatzansprüche wegen Kunstfehlern besprechen (Außerachtlassung der im Verkehr erforderlichen Sorgfalt). Sie unterscheiden sich nicht von den übrigen ärztlichen Kunstfehlern, was ihre gesetzliche Behandlung betrifft. Die Rechtsprechung steht auf dem Standpunkt, daß der Arzt auch dann, wenn er lediglich zu Heilzwecken und völlig kunstgerecht in die Unversehrtheit des Kranken eingreift, eine objektiv rechtswidrige Handlung begeht, für die er zivilrechtlich und strafrechtlich verantwortlich gemacht werden kann, es sei denn, daß der Eingriff mit dem Willen des Kranken oder seines gesetzlichen Vertreters erfolgte. Der Arzt macht sich sonst einer vorsätzlichen, rechtswidrigen Körperverletzung schuldig. Nach Gerichtsentscheidungen ist jeder Arzt grundsätzlich verpflichtet, wenn er die Einwilligung zu einer Behandlungsart von dem Kranken erbittet, die besonderen Gefahren, die mit diesem Eingriff verbunden sind, mit dem Kranken zu besprechen. Hierbei stellen die Gerichte hohe Anforderungen an die Aufklärungspflicht, was begreiflicherweise von der Ärzteschaft nicht begrüßt wurde. Die Situation in der ärztlichen Tätigkeit ist durchaus schwierig. Auf der einen Seite steht die Integrität der Person und auf der anderen Seite die ärztliche Erfahrung, daß bei einer entsprechenden Aufklärung die Kranken die für sie aus diagnostischen oder therapeutischen Gründen so wichtige Punktion ablehnen. Die ärztliche Erfahrung hat gezeigt, daß es eine Frage des ärztlichen Taktes bleiben muß, ob und in welchem Ausmaß aufklärende Erläuterungen und Hinweise auf die gefahrvolle Möglichkeit erfolgen müssen. Bei nicht Volljährigen wird es immer ratsam sein, den gesetzlichen Vertreter über den Eingriff und die möglichen Folgen aufzuklären und zu befragen. Auch bei geschäftsunfähigen oder in der Geschäftsfähigkeit beschränkten Personen ist es eine Frage des ärztlichen Taktes, ob der Arzt Rücksprache mit dem gesetzlichen Vertreter nehmen will, wie es das Recht an sich vorschreibt. Nach Entscheidungen des Reichsversicherungsamtes ist die zu diagnostischen oder therapeutischen Zwecken vorgenommene Punktion des Rückenmarkkanals nicht duldungspflichtig. Ein PAYRscher Anspruch kennzeichnet die Lage gut: „. . . man läßt die notwendige Dosis Wahrheit mit dem Tropfglas bald da, bald dort eingießen, und auch der Kranke kommt zu seinem Recht, aber es ist das Vorrecht des ärztlichen Handelns, darüber zu entscheiden, von Fall zu Fall, von Mensch zu Mensch" (nach PERRET).

Die Methoden der Liquorentnahme.

Die Untersuchung des Liquor cerebrospinalis wird in der modernen Klinik in vielen Fällen aus diagnostischen Gründen nicht mehr zu entbehren sein, und nicht selten wird die Liquordiagnostik zur Durchführung einer Therapie erforderlich werden. Zur Liquorentnahme stehen vor allem drei Methoden zur Wahl, deren Anwendung wohl zu überlegen ist und deren Auswahl von bestimmten Voraussetzungen abhängig ist. Jede dieser Methoden setzt eine Kenntnis der topographischen Verhältnisse der liquorführenden Räume und des Weges, der zur Gewinnung des Liquors beschritten werden soll, voraus. Der Sitz der Erkrankung, cerebral oder spinal, Druckverhältnisse, der Zustand des Kranken und anderes legen häufig die Art der Punktion fest. Sie schreiben auch oft die Menge des zu entnehmenden Liquors vor.

Drei Methoden stehen uns dabei zur Verfügung[1]:

Lumbalpunktion,
Suboccipitalpunktion,
Ventrikelpunktion.

Die beiden ersten Methoden gewinnen den Liquor aus den äußeren Liquorräumen, während wir bei der Ventrikelpunktion ihn aus den inneren Liquorräumen entnehmen. Auch diesem Umstand ist bei der Bewertung der Befunde Rechnung zu tragen. Alle Methoden verlangen ein sorgfältiges, steriles Vorgehen. Alle drei können kontraindiziert sein, allen dreien muß eine genaue körperliche und neurologische Untersuchung vorausgehen, wenn man sich vor Überraschungen und Komplikationen oft unangenehmer und u. U. irreparablen Folgezuständen weitgehend schützen will. Auch die rechtliche Grundlage ist dabei zu bedenken (s. S. 12).

Das Instrumentarium.

Die zur Liquorentnahme erforderlichen Instrumente sind denkbar einfach. Sie bestehen aus der Punktionsnadel, die seit ihrer Anwendung nur unwesentliche Abänderungen erfahren

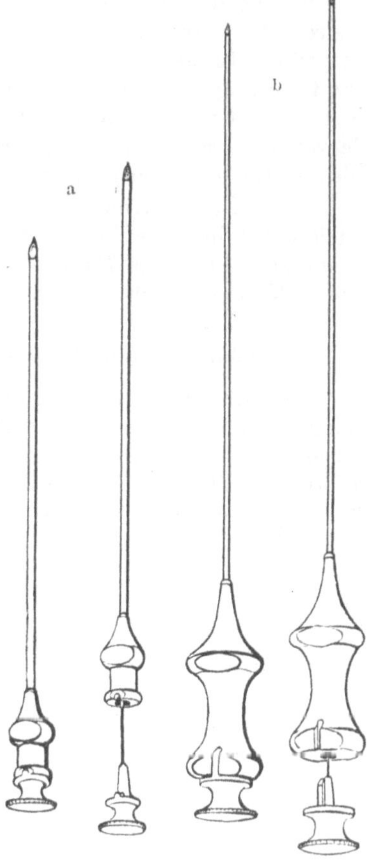

Abb. 6. Punktionsnadeln, a „Amerikanische Nadel". b Modell nach Quincke.

hat. (Abb. 6) Einzelne Untersucher haben die Länge, Dicke, den Griff, die Abflußwege und anderes abgeändert. Das Prinzip, eine Mandrin führende Punktionsnadel zu benutzen, ist geblieben. Für den Geübten ist es ziemlich unwesentlich, welche Nadel er wählt.

---

[1] Punktion bei Kindern s. S. 179.

Man soll eine möglichst dünne (nicht unter 0,8 mm) Nadel aus federndem, aber nicht leicht verbiegbarem Material benutzen, deren Länge für Punktionen am Erwachsenen nicht unter 9 cm betragen soll. Wählt man eine zu kurze Nadel, so muß man oft zu seiner Überraschung erleben, daß man die Liquorräume nicht erreicht, und eine erneute Punktion durchführen muß.

Am häufigsten wird die Punktionsnadel nach QUINCKE verwendet, deren Griff vielfach abgeändert wurde (Abflußvorrichtung doppelte und dreifache Hähne u. a.) (Abb. 6 b). Sie hat sich uns als absolut zuverlässig bewährt. Welche Griffform gewählt wird, ist dem Untersucher zu überlassen. Die amerikanische Form ist sehr ähnlich (Abb. 6a). Sie bietet die Möglichkeit, den Liquordruck ohne Verlust von Flüssigkeit zu messen. Die ANTONI-WECHSELMANN-Kanüle und die Modelle von DATTNER u. a. beruhen auf dem Prinzip der Doppelkanüle. Mit ihr sticht man mit einer sichernden Nadel bis an die Dura, um dann die dünnere Nadel, die in der dickeren Führungsnadel gelagert ist vorzuschieben und diese durch die Dura zu stechen. Wir haben diese, besonders für den Ungeübten komplizierte Methode entbehren können. Gelegentlich, insbesondere bei Kindern und unruhigen Kranken bewährte sich die Möglichkeit, durch das Heranschieben eines auf der Nadel verschieblichen Fixierstückes bis an die Einstichstelle nach Erreichen des Liquorraumes ein tieferes Eindringen durch plötzliche Bewegungen des Körpers zu verhindern.

Vor jeder Punktion ist die Nadel zu überprüfen, insbesondere ob der Mandrin sich leicht herausziehen läßt. Der Liquorabfluß läßt sich durch den Mandrin regulieren. Daß die Nadel steril und trocken sein muß, ist eine selbstverständliche Notwendigkeit.

Grundregeln für die Vornahme einer Liquoruntersuchung.

Jede Entnahme von Liquor ist ein Eingriff, der eine gewisse Gefahr in sich birgt. Durch die Hand eines Geübten soll und kann dieser Eingriff ohne Sorge ausgeführt werden, wenn er erforderlich ist. Ein sorgfältiges, wohlüberlegtes Vorgehen ist eine Grundbedingung.

Man darf niemals ohne wichtigen Grund punktieren! Man wird z. B. eine klinisch eindeutige Multiple Sklerose nicht punktieren. Hier treten häufig sehr erhebliche postpunktionelle Beschwerden auf und nicht selten beobachtet man ein Aufflackern des Krankheitsprozesses.

Es ist eine allgemein bekannte Tatsache, daß der Laie eine unbegründete Angst vor der Punktion hat. Die Schuld daran trägt im wesentlichen der Arzt selbst. Die Verwendung ungeeigneten Instrumentariums, eine ungeschickte Durchführung, insbesondere das Herumstechen auf dem Knochen, die oft notwendige Wiederholung einer Punktion beim Nichterreichen der Liquorräume haben diese Untersuchungsmethode in Mißkredit gebracht. Das führt schließlich so weit, daß Kranke, für die die Untersuchung des Liquors entscheidend für das Leben und die Gesundheit ist, die Vornahme einer Punktion verweigern.

Es muß auch hier, wie bei allen Eingriffen am menschlichen Körper der Grundsatz gelten: nur der Arzt, der das Punktieren erlernt hat und die Methodik beherrscht, darf punktieren. Es ist nicht notwendig, daß jeder die Punktion der Liquorräume durchführen kann. Es ist besser und klüger, den Kranken einem Arzt oder einer Klinik, die die Technik beherrschen, zur Vornahme einer Punktion zuzuschicken, als den Versuch einer Punktion zu machen, bei der es dann entweder nicht gelingt, Liquor zu gewinnen, oder bei der dem Patienten große Beschwerden verursacht werden oder bei der schließlich blutiger Liquor erhalten wird, wodurch der Wert des Eingriffs in Frage gestellt ist. Nach einem negativen oder sehr schmerzhaften Eingriff wird der Kranke die Vornahme einer zweiten Punktion oft ablehnen.

Es ist ratsam, die Punktion dort vornehmen zu lassen, wo an Ort und Stelle die notwendigen Laboratoriumsuntersuchungen durchgeführt werden können. Nicht jedes beliebige sog. medizinische Untersuchungslaboratorium ist in der Lage, Liquoruntersuchungen mit genügender Exaktheit ausführen zu können. Man gebe den Liquor zur Untersuchung nur an die Institutionen, die laufend diese Spezialuntersuchungen machen. Ein Versand des Untersuchungsmaterials durch die Post ist wegen der Verzögerung, Hitzeeinwirkung, Frostgefahr usw., wenn irgend möglich, zu vermeiden. Man wird am besten daran tun, den Kranken an den Ort zu schicken, wo gleichzeitig die Punktion und die Laboratoriumsuntersuchungen vorgenommen werden können. Ist das z. B. bei bettlägerigen Patienten nicht möglich, so ist darauf zu achten, daß die Versandgläser absolut steril sind. Man verwende zum Verschluß der Gläser niemals einen Korkstopfen wegen der Gefahr der Verschmutzung des Materials. Als Verschluß eines Glases kommt nur ein steriler Gummipfropfen in Frage. Sind verschiedene Liquorportionen abgenommen oder ist gleichzeitig der Liquor in verschiedenen Höhen der liquorführenden Räume (lumbal und occipital) entnommen worden, so sind die einzelnen Portionen getrennt und genau bezeichnet einzusenden.

Will der Arzt, der einen Kranken zur Punktion überweist, nicht nur den „Liquorbefund" haben, sondern auch die Bewertung der Ergebnisse, so ist ein Krankheitsbericht mitzugeben, aus dem sich der beurteilende Arzt ein Bild über den Krankheitsverlauf, das Krankheitsbild und den Zustand des Kranken machen kann. Besondere Fragestellungen müssen stets der untersuchenden Institution mitgeteilt werden, da u. U. besondere Laboratoriumsmethoden erforderlich sind. Eine gleichzeitige Einsendung von Blut zu entsprechenden Untersuchungen wird mitunter notwendig sein.

Lumbalpunktion.

Die klassische und heute noch am häufigsten geübte Methode der Liquorentnahme, die Lumbalpunktion, wurde 1891 von QUINCKE angegeben (Abb. 7, 8, 9). Hierbei wird der Liquor aus dem Lumbalsack entnommen, wozu der Interspinalraum durchstochen werden muß (s. S. 155, 179).

Technik. Die anatomische Beschaffenheit der Wirbelsäule, insbesondere der Dornfortsätze, macht es notwendig, daß der Kranke so gelagert wird, daß sich die Dornfortsätze möglichst weit voneinander entfernen. Das erreichen wir am besten durch eine möglichst starke Beugung der Wirbelsäule. Man läßt den Kranken einen „Katzenbuckel" machen und läßt ihn dann in dieser Stellung durch eine Hilfsperson fixieren. Wird die Punktion im Sitzen ausgeführt, so greift der Helfer bei dem auf einem Hocker oder quer auf einem Stuhl sitzenden Patienten, zwischen dessen gespreizten Beinen stehend, mit dem rechten Arm über den Rücken durch die rechte Achselhöhle des Patienten, um vor der Brust des Patienten mit dem linken Arm, der über die linke Schulter durch die linke Achselhöhle nach vorn greift, sich wieder zu vereinigen. Der im Rücken des Kranken sitzende Arzt bestimmt nun den Ort des Einstichs. Man wählt hierzu beim Erwachsenen meist den Raum zwischen dem dritten und vierten Lendenwirbeldornfortsatz, den man leicht auffinden kann, indem man sich eine Linie zwischen den höchsten Anteilen der beiden Beckenschaufeln mit dem Finger zieht und sich dann diese Höhe seitlich durch einen Jodanstrich markiert (Abb. 7). Auf dieser Linie in der Mitte findet man den Zwischenraum zwischen dem dritten und vierten Lendenwirbeldornfortsatz. Man kann aber auch bedenkenlos den

zwischen dem zweiten und dritten oder vierten und fünften Lendenwirbeldornfortsatz gelegenen Zwischenraum wählen. Weiter caudalwärts zu gehen, ist
nicht ratsam, da der Lumbalsack sich hier schon konusartig verjüngt. Unterhalb
des ersten Lendenwirbels hat das Rückenmark bereits sein Ende gefunden und die

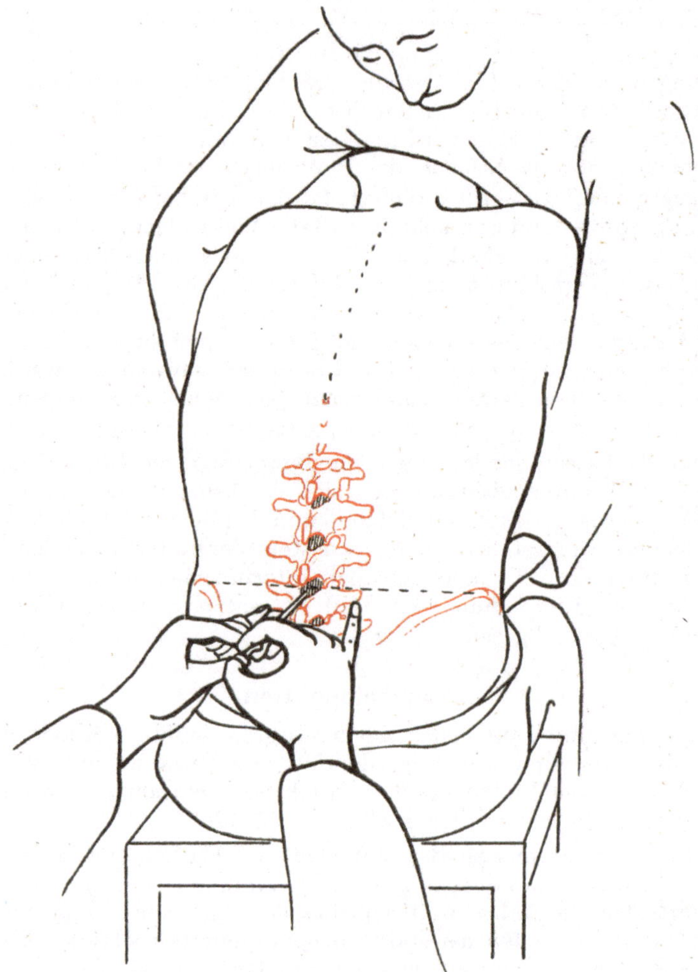

Abb. 7. Die Lumbalpunktion im Sitzen.

Caudawurzeln weichen der Nadel aus, bzw. führt ihre Verletzung höchstens zu
kurzen subjektiven Gefühlssensationen, Zuckungen oder kurzdauernden Beschwerden (Abb. 8). Die Haltung der Nadel muß jeder selbst wählen, jedoch
ist es immer ratsam, daß sie so gewählt wird, daß die punktierende Hand unter-
stützt werden kann, und daß sie gegen den Körper abgefedert wird, um beim
unbeabsichtigten Zurückstoßen oder Bewegungen des Körpers des Kranken nicht
tiefer einzudringen.

Eine Anästhesie der Einstichstelle ist praktisch unnötig. Sie verzögert den
Vorgang und steigert die Unruhe des Kranken. Es ist immer ratsam, dem
Patienten vorher den Gang der Punktion ruhig zu beschreiben und ihm den
Augenblick des Einstichs kurz vorher anzugeben, um ein ruckartiges Zusammen-

schrecken oder eine reflektorische Streckung des Rückens zu vermeiden.
Nur bei unruhigen Kindern und motorisch-unruhigen Kranken ist ein Chlor-
äthylrausch oder besser eine Evipan-
narkose mitunter nicht zu vermeiden.
Man sticht nach Desinfektion der Haut
in der Mittellinie durch die Haut und
das Unterhautzellgewebe, das Ligamentum supra- und intraspinale und
das Ligamentum flavum zwischen den
Wirbelbögen. Nun befindet man sich
vor der Dura. Ihr Durchstechen bemerkt man bei vorsichtigem Weiter-
vordringen daran, daß der Widerstand
eines zu durchstechenden Gewebes
aufhört. Mitunter hört man ein deut-
liches Knacken, oder die punktierende
Hand bemerkt das Durchstechen einer
festen Membran. Nicht immer bemerkt man den Durchstich durch die
Dura, insbesondere nicht bei schlaffen
oder wenig gespannten Geweben. Man
erreicht den Lumbalsack meist in einer
Tiefe von 5—7 cm bei Erwachsenen,

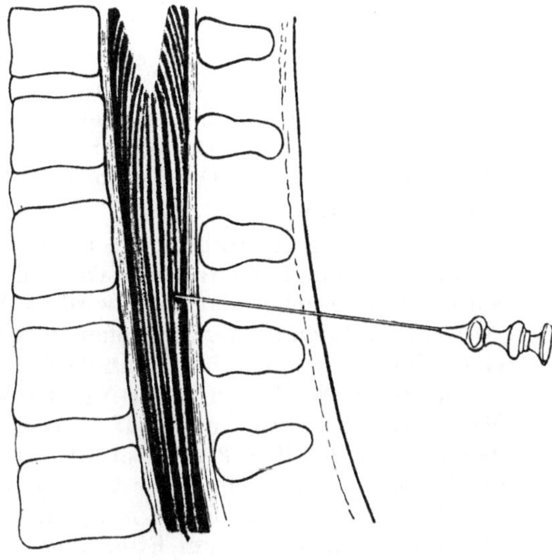

Abb. 8. Die Punktion der lumbalen Liquorräume.

wobei allerdings starker Fettreichtum die Tiefe erheblich vermehren kann. Bei
Kindern beträgt sie oft nur 2—3 cm. Die Nadelhaltung ist leicht nach oben
gerichtet.

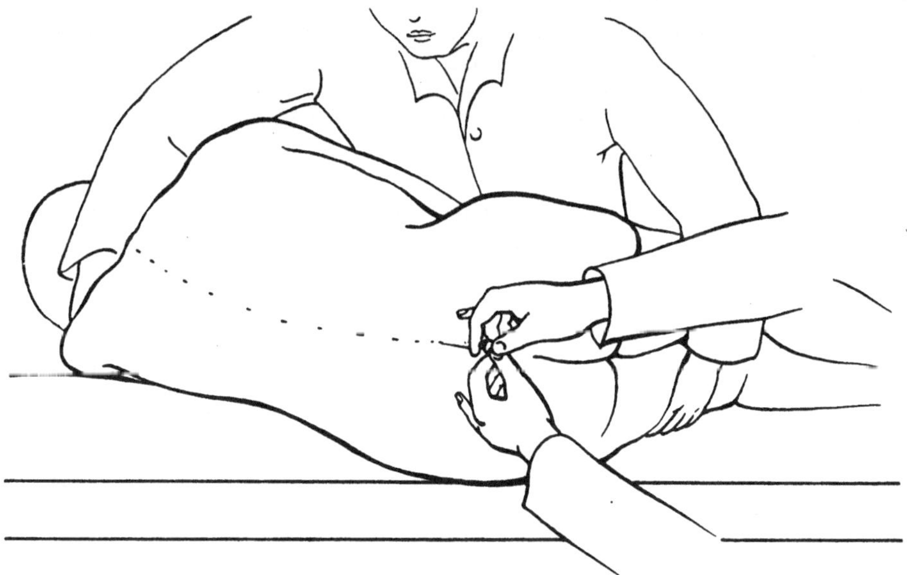

Abb. 9. Die Lumbalpunktion im Liegen.

Bei besonderen Indikationen (s. S. 19), wird die Punktion im Liegen ausgeführt (Abb. 9). Bei Schwerkranken, bei Verdacht auf Druckerhöhung ohne
objektiv nachweisbare Zeichen von Hirndruck, bei Frischoperierten, Narkoti-

sierten und bei Kindern ist es ratsam, die Lumbalpunktion im Liegen auszuführen.
Hierzu wird der Kranke auf einem Untersuchungsbett oder auf dem Bettrand
horizontal gelagert. Er beugt die Beine in Knien und Hüften und zieht den
Kopf nach vorn an die Brust. Der vor dem Kranken stehende oder auf dem Bett
knieende Helfer umfaßt mit einem Arm die gebeugten Beine durch die Knie-
beugen, um mit dem anderen Arm den Nacken nach vorn zu beugen. Er unter-
stürzt so die gekrümmte Lage des Kranken. Bei der Punktion im Liegen ist
besonders auf die Einhaltung der Mittellinie und auf die horizontale Haltung
der Nadel zu achten. Die Lumbalpunktion im Liegen ist für den Ungeübten
etwas schwieriger.

Hat man den liquorführenden Raum erreicht, so wird der Mandrin vorsichtig
herausgezogen und es wird abgewartet, bis der erste Liquor in der Kanüle sichtbar
wird. Beim liegenden Patienten wird die Druckmessung vorgenommen (s. S. 26).
Nun läßt man den Liquor abtropfen. Gelegentlich hört das Abtropfen auf, da sich
eine Wurzel vor die innere Kanülenöffnung gelegt hat. Eine geringere Lage-
veränderung oder Drehung der Nadel läßt sie bald wieder durchgängig werden.
Man vermeidet, wenn man auf Knochen sticht, auf diesem herumzustechen,
da dieses für den Kranken außerordentlich schmerzhaft ist. Man zieht vielmehr
die Nadel bis in das subcutane Gewebe zurück, um sie dann in neuer Richtung
wieder vorzuschieben. Fließt nur wenig Liquor ab, so kann man den Kranken
auffordern, leicht wie zum Stuhlgang zu pressen, oder man kann eine leichte
Kompression der Venae jugulares durchführen. Bekommt man bei der Punktion
blutigen Liquor, so kann es sich um eine harmlose artificielle Blutung aus einem
Meningealgefäß handeln. Man erreicht dann durch geringes Verschieben der
Nadel ein Aufhören der Blutung und der nun abfließende Liquor ist klar. Er muß
in einem neuen Gläschen aufgefangen werden. Hört die Blutung nicht auf,
so ist stets Vorsicht am Platz.

Nach einer Lumbalpunktion soll der Patient für etwa 24 Stunden ruhen
und möglichst flach liegen. Manchmal reicht eine kürzere Zeit aus, u. U.
ist auch eine mehrtägige Bettruhe, insbesondere bei Komplikationen, erforderlich.
Eine Lumbalpunktion soll nicht ambulant ausgeführt werden.

Komplikationen. Das Abbrechen der Nadel bei fehlerhaftem Material oder
ungeschickter Handhabung oder schließlich durch die motorische Unruhe des
Kranken wird sich immer wieder einmal ereignen. Ein sofortiges Herausziehen
der Nadel, nötigenfalls ihre operative Entfernung nach röntgenologischer Darstellung ist erforderlich. Kollapse, epileptiforme Anfälle, starke Unruhe des
Kranken können zum Abbrechen einer Punktion zwingen. Die postpunktionellen
Beschwerden können bei allen Punktionsarten auftreten, sie werden aber bei
der Lumbalpunktion am häufigsten und am stärksten beobachtet. Die Verwendung
einer möglichst feinen Kanüle, eine ausgiebige Bettruhe nach der Punktion
wird die subjektiven Beschwerden auf ein Minimum herabsetzen können.

Als Komplikationen werden gelegentlich u. a. Augenmuskellähmungen beobachtet. SANTANASTASO berichtet über 5 Fälle in den Jahren 1906—1924 unter
75 Fällen von Augenmuskellähmungen nach Lumbalanästhesie. BLATT beschreibt 78 Fälle von Augenmuskellähmungen nach Lumbalanästhesie und 6
nach Lumbalpunktion. Todesfälle nach Lumbalpunktion, wie sie früher gelegentlich beobachtet worden sind, lassen sich praktisch immer vermeiden, wenn die
Kontraindikationen einer Lumbalpunktion beachtet werden. Der Tod ist
in diesen Fällen nicht die direkte Folge der Punktion, sondern die Folge des Ab-
lassens des Liquors und des Einpressens des Kleinhirns und ein Abklemmen
der Medulla im Foramen magnum bei Hirndruck. (s. S. 24)

Indikation. Die Lumbalpunktion bleibt die Methode der Wahl. Ihre Technik ist leicht erlernbar, das Gefahrenmoment ist außerordentlich gering und die Liquorbefunde ergeben wohl das richtigste Bild der Verhältnisse. Es sind Fälle bekannt, bei denen die Wa. R. im Ventrikel negativ, im Occipitalliquor schwach positiv und im Lumballiquor stark positiv ausfiel. Aber auch die Zell- und Eiweißwerte differieren nicht selten. Häufig sind der Eiweißgehalt und die Zellwerte des occipital gewonnenen Liquors niedriger als die des Lumballiquors. Der Occipitalliquor kann u. U. (auch bei cerebralen Erkrankungen) ein normales Bild aufweisen, während man im Lumballiquor sicher pathologische Veränderungen nachweisen kann.

Die Lumbalpunktion ist immer dann erforderlich, wenn der Verdacht auf eine Erkrankung im Bereich des Rückenmarks vorliegt. Hier würde eine Occipitalpunktion ein falsches Bild ergeben.

Im Liegen ist die Lumbalpunktion auszuführen, wenn der Patient benommen oder narkotisiert ist, oder es sich um frisch operierte Kranke handelt. (Abb. 9). Man wird die Methode, im Liegen zu punktieren, wählen müssen, wenn eine Druckmessung vorgenommen werden soll, weil das Umlagern des im Sitzen Punktierten Schwierigkeiten bereitet. Ein möglichst langsames Abfließen des Liquors erreicht man ebenfalls bei der Punktion im Liegen. Man wird so z. B. bei Tumoren des Rückenmarks ein plötzliches Nachrutschen verhindern können.

Bei Tumoren des Rückenmarks und seiner Häute, bei umschriebenen Krankheitserscheinungen des Rückenmarks, wird man unter Umständen eine lumbale und occipitale Punktion gleichzeitig vornehmen, insbesondere wenn es sich darum handelt, eine Differenz zwischen den Befunden im occipitalen und lumbalen Liquor differentialdiagnostisch zu verwerten.

Auch zur Vornahme von Myelographien mit nachfolgender Beckenhochlagerung kann die Lumbalpunktion im Liegen Verwendung finden.

Kontraindikation. Die Lumbalpunktion (im Sitzen und Liegen) soll nicht angewendet werden, wenn es sich um Erkrankungen handelt, die mit Hirndrucksteigerung einhergehen, z. B. raumbeschränkende Prozesse des Hirns oder Tumoren im oberen Halsmark, Blutungen, stärkeren Hydrocephalus, traumatisches Ödem u. a. Bei Verdacht auf Tumoren der hinteren Schädelgrube, auch wenn keine Stauungspapille nachweisbar ist, ist eine Lumbalpunktion kontraindiziert. In diesen Fällen kann es durch Ablassen des Liquors bei lumbaler Punktion, auch wenn sie im Liegen ausgeführt wird, zu einem Hineinpressen des Kleinhirns in das Foramen occipitale magnum und zum Abklemmen der Medulla oblongata (Cysternenblock) kommen. Man darf nicht lumbal punktieren bei Furunkeln, Abscessen der Lumbalgegend oder bei destruierenden Knochenprozessen der Wirbelsäule (Osteomyelitis, Tuberkulose, Metastasen oder primären Knochengeschwülsten). Ausgedehnte Veränderungen der Wirbelsäule, Verbiegungen, arthrotische Veränderungen u. a. werden vielfach die Lumbalpunktion verbieten.

Suboccipitalpunktion (Cysternenpunktion).

AYER führte 1919 die Punktion der Cysterna cerebello-medullaris in die Klinik ein, nachdem sie schon lange vorher im Tierversuch zur Anwendung gekommen war (WESTENHOEFER 1906, OBREGIA 1908, DIXON und HALLYBURTON 1919). In Deutschland war es vor allem ESKUCHEN (1921), der eine besondere Methode entwickelte und der Occipitalpunktion zu einer nahezu beherrschenden Rolle verhalf, so daß sie heute an Häufigkeit ihrer Anwendung der Lumbalpunktion fast gleich kommt. Die Möglichkeit, daß sie ambulant ausgeführt werden darf, daß die postpunktionellen Beschwerden gering sind, führte dazu, daß sie in weiten Kreisen der Lumbalpunktion vorgezogen wird (s. S. 179).

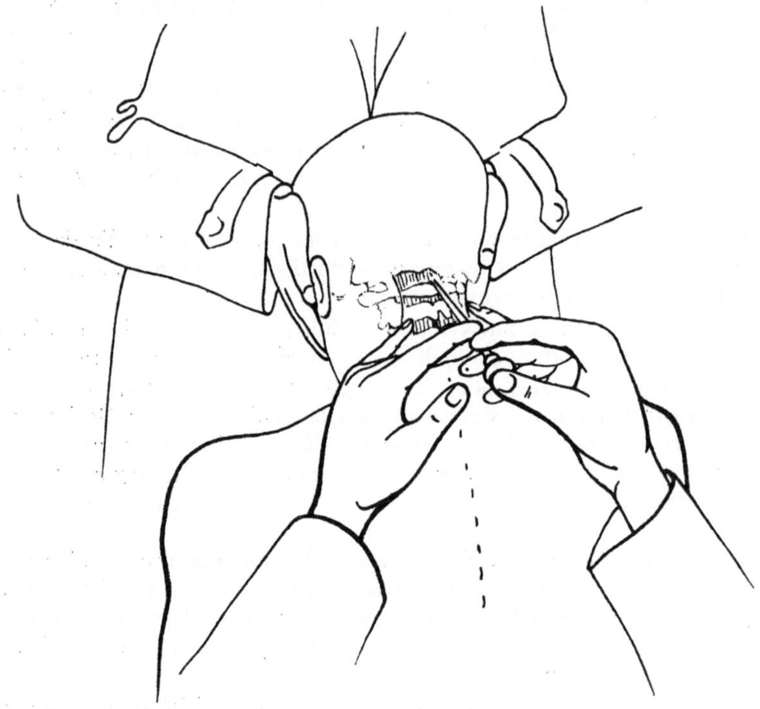

Abb. 10. Die Suboccipitalpunktion im Sitzen.

Technik. Die Occipitalpunktion kann wie die Lumbalpunktion im Sitzen oder im Liegen ausgeführt werden (Abb. 10, 11, 12, 13). Der auf einem Hocker

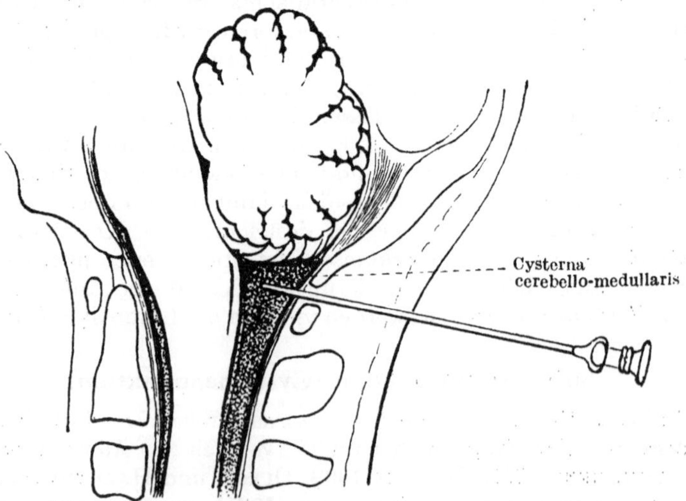

Abb. 11. Die Punktion der Cysterna cerebello-medullaris.

oder quer auf einem Stuhl sitzende Patient wird aufgefordert, einen „langen Hals" zu machen und dann das Kinn locker an den Hals zu ziehen. Die Hilfsperson faßt seitlich den Kopf und fixiert ihn, wobei sie ihn gegen die eigene Brust anlehnt. Hierdurch kann der Patient die Nackenmuskulatur entspannen.

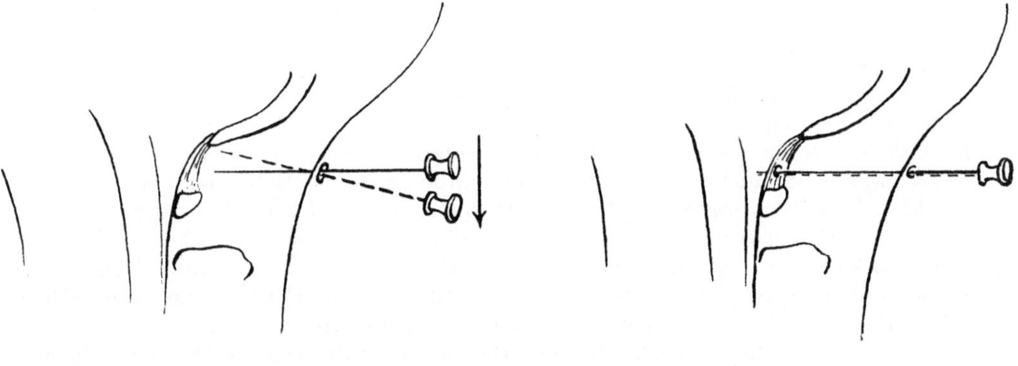

Abb. 12. Die Prüfung der Nadellage bei der Suboccipitalpunktion.

Im Liegen auf einem Untersuchungssofa oder auf dem Bettrand ist der Vorgang der Punktion und die Haltung die gleiche. Immer muß der Hals gestreckt

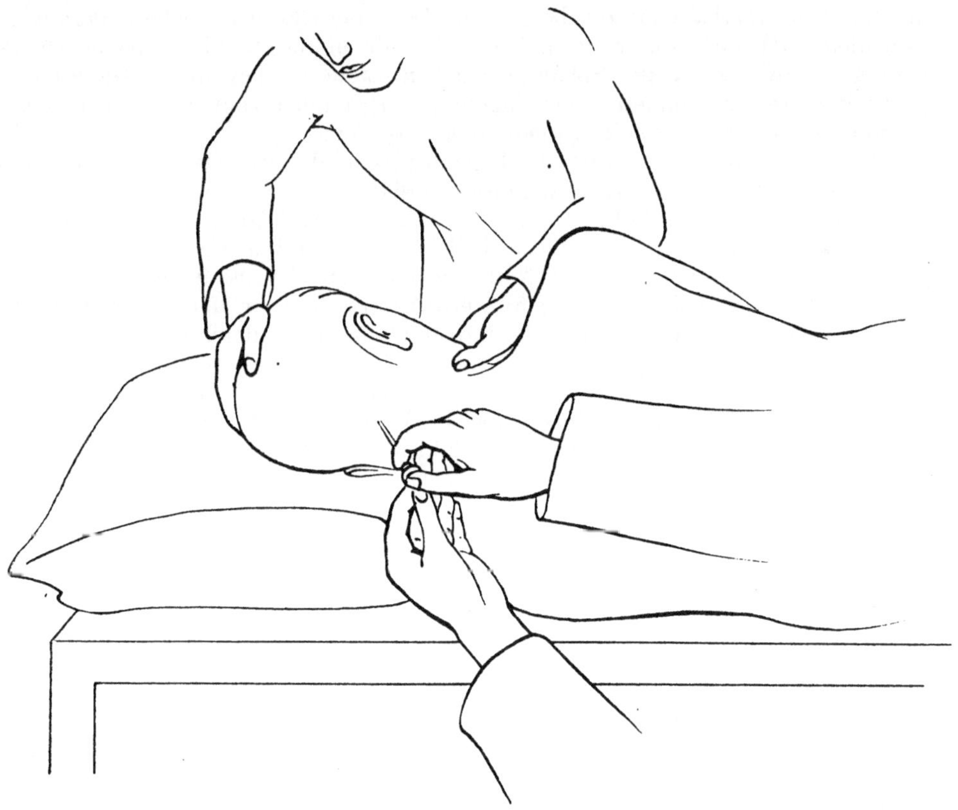

Abb. 13. Die Suboccipitalpunktion im Liegen.

und dann das Kinn locker an den Hals herangezogen werden. Es ist ratsam, den Kopf fest fixieren zu lassen, um Überraschungen vorzubeugen. Vor allem kann nun der Kranke eine stärkere Kontraktion der Hals- und Nackenmuskulatur vermeiden.

Bei dieser Methode wird der Liquor aus der Cysterna cerebello-medullaris gewonnen (Abb. 11). Man kann für die Occipitalpunktion eine etwas kürzere und dickere Nadel wählen. Die Einstichstelle findet man, indem man sich eine Linie denkt die die beiden Enden der Warzenfortsätze verbindet (Abb. 10). Etwa fingerbreit darüber liegt genau in der Mittellinie der Spalt zwischen der Schädelbasis, d. h. dem unteren Rand des Foramen magnum und dem ersten Halswirbel.

Ayer, Essig und Wegeforth empfehlen die direkte Methode, d. h. sie stechen direkt auf die Membrana atlanto-occipitalis ein, während man sich nach der Methode von Eskuchen erst bis zum unteren Rand der Occipitalschuppe vorzuschieben hat, um sich dann am Knochen entlang abwärts zu tasten. Dem Ungeübten wird diese letztere Methode insbesondere zum Erlernen zu empfehlen sein. Eine Vorübung an der Leiche ist immer ratsam.

Das Durchstechen der Membrana atlanto-occipitalis bemerkt man in vielen Fällen durch das plötzliches Überwinden eines elastischen Widerstandes. Ein Nichtbemerken ist aber nicht als Beweis zu betrachten, daß man die Cysterne noch nicht erreicht hat. Eine zarte und nicht sonderlich angespannte Membran wird oft mit einer scharfen Nadel durchstochen, ohne daß die punktierende Hand das Überwinden bemerkt. Man wird immer gut daran tun, durch Herausziehen des Mandrins die Situation zu überprüfen. Da in der Cysterne, insbesondere beim sitzenden Patienten, unter normalen Verhältnissen meist ein negativer Druck herrscht, muß man mit der Spritze versuchen, Liquor zu gewinnen. Diese Überprüfung sollte insbesondere vom Ungeübten, aber auch vom Erfahrenen lieber einmal zu viel als zu wenig vorgenommen werden.

Es hat sich uns gut bewährt, die Lage der Nadel dadurch zu prüfen, daß man den Nadelgriff für einen kurzen Augenblick losläßt, wenn man glaubt, in der Nähe der Membran zu sein (Abb. 12a und b). Sinkt der Nadelgriff stark abwärts, so spricht es dafür, daß die Nadelspitze noch nicht in der Membran fixiert ist (Abb. 12a). Hierbei verschiebt sich dann die Nadel im lockeren Gewebe in ihrem vorderen Anteil nach oben, während das schwerere Ansatzstück um den fixierten Drehpunkt an der Durchstichstelle der Haut absinkt. Ist die Nadel durch die Membran durchgedrungen, so ist sie an zwei Stellen fixiert (Membran und Haut) und das Nadelende sinkt beim Loslassen nicht mehr abwärts (Abb. 12b).

Meist muß man bei Erwachsenen etwa 4–5 cm tief einstechen, um die Cysterne zu erreichen. Man kann sich an diese Zahl aber nicht halten. Die Stärke des Unterhautzellgewebes, Fettansatz u. a. sowie die Verschiedenheiten des Körperbaus führen zu starken Variationen.

Nach Erreichen der Cysterne ist die Nadel durch die Hand des punktierenden Arztes in dieser Lage zu fixieren. Jede unwillkürliche Bewegung des Kopfes, jede stärkere Bewegung der Kiefer beim Sprechen usw. ist von dem Kranken unter allen Umständen zu vermeiden, da sich hierbei die Nadel verschieben kann. Während des ganzen Vorganges der Punktion ist der Patient genau zu beobachten, was durch die Punktionsstellung für den punktierenden Arzt erschwert ist. Ein Blaßwerden der Ohren und der Nackenhaut, ein Auftreten von Schweißperlen im Nacken rät zur Vorsicht.

Komplikationen. Bei der Occipitalpunktion kann es die gleichen Erschwerungen geben, wie wir sie für die Lumbalpunktion besprochen haben. Häufiger findet man, insbesondere beim sitzenden Patienten, einen negativen Druck in der Cysterne, der so stark sein kann, daß es zu stärkerem Ansaugen von Luft kommt (spontane Luftfüllung der Liquorräume). Hierbei werden häufig Kollapse kommen. Dies beobachteten wir insbesondere bei Hirnverletzten (Hypoliquorrhoe).

Besondere Vorsicht ist hierbei am Platze. Durch ein langsames, nur kurz dauerndes Lüften des Mandrins und Wiederverschließen, indem man den Mandrin gleich wieder einführt, kann man ein zu schnelles Einströmen von Luft verzögern. Ein rasches Absaugen des Liquors soll immer vermieden werden. Man nehme nie mehr als 5 ccm auf einmal mit der Spritze ab. Muß man eine Spritze verwenden, um Liquor zu gewinnen, so zieht man unter sachtem Drehen den Stempel langsam heraus. Hierdurch wird der Vorgang automatisch verzögert. Fließt der Liquor, wenn auch nur tropfenweise, spontan ab, so darf man diesen Vorgang nicht zu beschleunigen versuchen. Man muß sich immer Zeit für diesen Eingriff nehmen, um nicht durch unbedachtes oder unzweckmäßiges Vorgehen Gefahren heraufzubeschwören oder die subjektiven Beschwerden hierdurch unnötig zu vermehren.

Postpunktionelle Beschwerden treten bei der Occipitalpunktion nur viel geringer auf als bei der Lumbalpunktion. Man nimmt an, daß wegen des niedrigen Drucks in der Cysterne der Liquor nicht in die Gewebe durchsickert. Für die Occipitalpunktion wird von vielen empfohlen, daß der Patient nach der Punktion sich nicht hinlegt, sondern in aufrechter Haltung verbleibt (s. S. 24).

Indikation. Es ist viel erörtert worden, ob die Occipitalpunktion geeignet ist, die Lumbalpunktion ganz oder fast ganz zu ersetzen. Da sie in geübter Hand wenig Gefahren bietet, kaum Punktionsbeschwerden verursacht und ambulant ausgeführt werden kann, wird sie vielfach als die Methode der Wahl bezeichnet. Wegen der Gefahrenmomente ist es aber ratsam, die Occipitalpunktion nur dann auszuführen, wenn die Lumbalpunktion kontraindiziert ist oder wenn unter Umständen die Punktion ambulant ausgeführt werden muß.

Üblicherweise wird sie im Sitzen vorgenommen. Nur wenn eine Druckmessung bei Verdacht auf Erhöhung des Hirndrucks angeschlossen werden soll oder wenn eine Occipitalpunktion bei benommenen, frisch operierten oder narkotisierten Kranken durchzuführen ist, ist sie am liegenden Kranken auszuführen (Abb. 13). Die Occipitalpunktion soll der Lumbalpunktion vorgezogen werden: Bei gering vermehrtem Hirndruck oder bei Verdacht auf das Vorliegen eines solchen, insbesondere bei Tumoren der hinteren Schädelgrube auch ohne nachweisbare Hirndruckzeichen. Die Punktion der Cysterne ist zur Vornahme einer Kontrastfüllung des Lumbalsackes (Myelographie), bei Injektion von Medikamenten, Spülungen usw. erforderlich. Auch zur Durchführung einer Encephalographie wählt man besser die Occipitalpunktion, weil die subjektiven Beschwerden hierbei geringer sind. Ob es für das Gelingen der Luftfüllung von Bedeutung ist, ob lumbal oder cysternal punktiert wird, ist fraglich. Die Occipitalpunktion soll immer Verwendung finden, wenn die Lumbalpunktion kontraindiziert ist und eine Ventrikelpunktion nicht erforderlich ist.

Kontraindikation. Die Gefahren einer Occipitalpunktion sind wesentlich größer als die der Lumbalpunktion, die praktisch gefahrlos ist. Jeder Ungeübte sollte deshalb die Occipitalpunktion vermeiden. Die Hauptgefahr stellt die Verletzung der Medulla oblongata oder des obersten Halsmarkes dar. Das Anstechen abnorm verlaufender Gefäße kann auch dem Geübten passieren. Unerwartete Bewegungen von Seiten des Patienten können verständlicherweise bei der Occipitalpunktion eher zu Schäden führen als bei der Lumbalpunktion.

Bei stärkerem Hirndruck und Stauungspapille über 2 D, darf auch die Occipitalpunktion nicht angewandt werden. In diesen Fällen bleibt die Ventrikelpunktion der letzte Weg zu den Liquorräumen. Entzündliche Erkrankungen des Nackens, Knochenprozesse und Anomalien am Hinterhauptsknochen oder an der oberen Halswirbelsäule verbieten die Vornahme einer Punktion in dieser Region.

Zwischenfälle bei Liquorentnahme und ihre Behandlung.

Wir haben bei den Punktionstechniken schon einiges über die Zwischenfälle berichtet, möchten jedoch hier im Zusammenhang noch einmal das Wichtigste zusammenstellen.

Den häufigsten Zwischenfall stellt der *Kollaps* insbesondere bei vasolabilen Menschen dar. Ein Blaßwerden der Ohren, das Auftreten von Schweißausbrüchen kann den im Rücken des Kranken stehenden Arzt zur Vorsicht mahnen. Die Punktion ist abzubrechen. Der Kranke ist flach zu legen und Analeptika wie Sympatol oder Coffein sind zu injizieren.

Tritt ein *Krampfeinfall* ein, so ist die Punktion sofort zu beenden.

Erhält man bei der Punktion Blut (arteriell oder venös) oder stark *bluthaltigen Liquor* und wird die blutige Verfärbung nach Verschiebung der Nadel nicht rasch heller, so ist die Nadel herauszunehmen. Hier kann es sich insbesondere bei der OP um die Folge des Anstechens von abnorm gelagerten Gefäßen handeln oder es kann zu Hämorrhagien ohne direkte Gefäßverletzung gekommen sein. Man gebe sofort Calcium, Sangostop, Clauden oder anderes. In seltenen Fällen wird eine operative Freilegung der hinteren Schädelgrube, Ausräumung des Hämatoms und Koagulation der blutenden Arterie notwendig werden.

Bei der *Lumbalpunktion* ist das Gefahrenmoment außerordentlich gering. Ernstere Verletzungen des ZNS können bei Berücksichtigung der üblichen Kontraindikationen zu einer Lumbalpunktion nicht eintreten. An der Lumbalpunktionsstelle ist nur noch die Cauda equina, während das Rückenmark hier schon sein Ende gefunden hat. Ein Anstechen oder Berühren der austretenden Nerven bewirkt ein subjektives Mißempfinden in den Beinen, meist blitzartig wie elektrisiert. Beim Zurückziehen um wenige Millimeter hören die Beschwerden auf. Gelegentlich auftretende Augenmuskellähmungen nach LP können wohl kaum direkt mit der Punktion in Zusammenhang gebracht werden.

Ganz anders liegen die Verhältnisse bei der *Occipitalpunktion*. Hier kann es unter Umständen zum Anstechen oder gröberer Verletzung der Medulla oblongata oder der austretenden Wurzeln zu Blutungen durch Verletzung des Venengeflechtes oder des Sinus marginalis oder abnorm verlaufender Gefäße kommen. Arteriosklerotische Gefäßveränderungen oder örtliche Verwachsungen spielen hierbei eine Rolle. Gelegentlich kann es auch zu Hämorrhagien ohne Gefäßveränderungen kommen. Der Tod oder schwere Ausfallserscheinungen können in solchen Fällen folgen. Bei Berührung oder Verletzung der Medulla oder der austretenden Wurzeln kommt es zu Reizsymptomen wie blitzartige Schmerzen, ein Gefühl des Elektrisiertwerdens, Taubheitsgefühl oder Krampfgefühl in den Armen oder Beinen. Beim Zurückziehen der Nadel hören diese Beschwerden meist auf; bleiben sie länger bestehen, so deutet das auf eine ernstere Verletzung hin. Ein sofortiges Zurückziehen der Nadel ist erforderlich.

Über die Häufigkeit der Zwischenfälle läßt sich nichts Sicheres sagen. Man schätzt auf 3000 OP 2 Zwischenfälle und auf 10000 OP 1 Todesfall (meist bei Tumoren u. a.)[1].

Ventrikelpunktion.

Die Punktion der Hirnventrikel ist eine ausgesprochen chirurgische Maßnahme und bedarf besonderer Vorkehrungen und spezieller Technik und eines besonderen Instrumentariums. Sie gehört in das Gebiet des Neurochirurgen und wird nur selten vom Neurologen selbst ausgeführt werden (Abb. 14).

---

[1] ERKENBRECHT, H.: Med. Diss. Heidelberg 1949.

Technik. Wir verweisen auf Einzelheiten der Technik in den Handbüchern und Lehrbüchern der Neurochirurgie. Nach Anästhesierung der genau bestimmten Punktionsstelle wird mit einem 1—1¹/₂ cm langen Schnitt die Kopfschwarte durchtrennt, das Periost abgeschoben und mittels eines Bohrers· die Schädelkalotte durchbohrt. Nun wird das Bohrloch gesäubert und die Dura in einem etwa linsengroßen Bezirk freigelegt. Sie wird dann mit einer stumpfen, dickeren, am besten mehrlöcherigen Kanüle durchstochen.

Das *Vorderhorn* erreicht man auf verschiedenen Wegen. Entweder daumenbreit seitlich der Mittellinie zwischen dem vorderen und mittleren Drittel, der die Glabella und den Verbindungspunkt der oberen Nackenlinien am Hinterhaupt verbindender Linie trifft. Eine andere Punktionsstelle liegt 5—6 Querfinger oberhalb der Augenbraue und 2 cm neben der Mittellinie. Schließlich kann man hinter der Coronarnaht und 2—3 cm neben der Mittellinie punktieren.

Das *Hinterhorn* kann man nach KRAUSE über der Mitte des Sinus rectus, 2 cm oberhalb der Protuberantia occipitalis externa, erreichen.

Das *Unterhorn* kann man u. a. 3 cm oberhalb und 3 cm hinter dem äußeren Gehörgang punktieren. Die Nadel muß hierbei in der Richtung des oberen Ohrmuschelrandes der anderen Seite geführt werden.

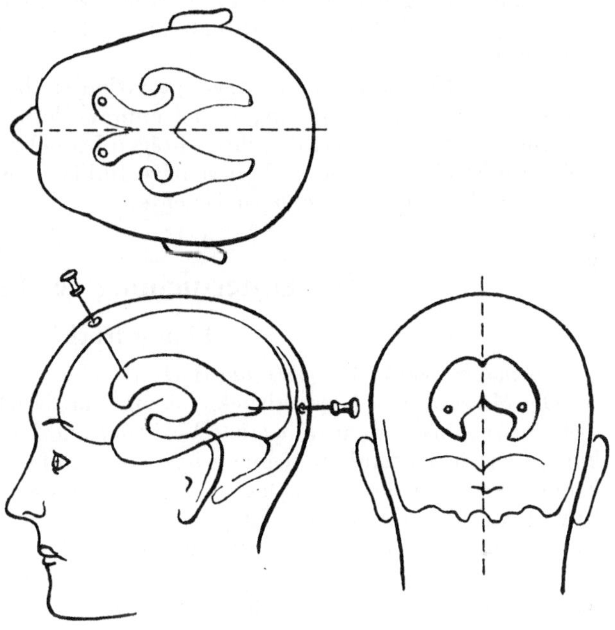

Abb. 14. Die Ventrikelpunktion (abgeändert nach DANDY).

WESTENHOEFER empfahl 1 cm oberhalb des Jochbeinfortsatzes einzugehen, wobei die Punktionsnadel senkrecht einzustechen ist.

Außer diesen hier angegebenen Punktionsstellen gibt es eine große Reihe anderer Möglichkeiten, die in den speziellen Lehrbüchern nachzulesen sind.

Komplikationen. Bei der Ventrikelpunktion muß man sich stets bewußt sein, daß die Dura durchstochen werden muß und daß die Nadel das Hirnparenchym durchstößt, wodurch Infektionen, Blutungen u. a. auftreten können. Verlagerte und abgedrängte Gefäße bilden eine weitere Gefahrenquelle. Eine Ventrikelpunktion sollte nur dann ausgeführt werden, wenn nötigenfalls eine durch Auftreten von Komplikationen notwendig gewordene Operation angeschlossen werden kann. Nicht selten sind die Ventrikel so stark verlagert und verdrängt, daß es nicht gelingt, die Hirnhöhlen bei der Punktion zu erreichen. Ein unnötiges Umherstechen ist unter allen Umständen zu vermeiden.

Indikation. Die Ventrikelpunktion wird notwendig, wenn die Erreichung der liquorführenden Räume, insbesondere zur Entlastung oder zur Einbringung von Luft zur röntgenologischen Darstellung der Hirnhöhlen auf einem anderen Wege nicht gelingt oder kontraindiziert ist.

Die Entnahme von Liquor zu diagnostischen Zwecken wird hier praktisch immer mit anderem diagnostischen Vorgehen zu verbinden sein, so z. B. mit Luftfüllung, Hirnpunktion mit Entnahme von Gewebszylindern und anderem. Eine Ventrikelpunktion, lediglich zur Gewinnung des Liquors aus diagnostischen Gründen vorzunehmen, wird man kaum je berechtigt sein, es sei denn bei der Annahme eines Prozesses im Ventrikel selbst.

Bei allen Erkrankungen, die mit einer Vermehrung des Hirndrucks einhergehen (u. a. Stauungspapille über mehr als 2 D), insbesondere bei raumbeschränkenden Prozessen der hinteren Schädelhöhle, ist die Ventrikelpunktion die Methode der Wahl. Gelegentlich wird sie aus therapeutischen Gründen zur Anwendung kommen, so z. B. beim Hydrocephalus occlusus und zur Injektion von Medikamenten.

Kontraindikation. Die Ventrikelpunktion stellt stets einen schweren Eingriff am Zentralnervensystem dar, wobei eine Verletzung des Parenchyms und die Eröffnung der Dura mit allen ihren Folgen bedacht sein muß. Wegen der großen Gefahren ist eine strenge und eindeutige Indikationsstellung für ihre Anwendung stets erforderlich und genau zu beachten.

Die Untersuchung des Liquors.

Liquordruck.

Normaler Wert: 75—180 mm H_2O.

Die Messung des Liquordrucks ist nur von beschränkter Bedeutung. Sie ist stets auszuführen, wenn mit einer Veränderung der Druckverhältnisse nach dem klinischen Gesamtbild zu rechnen ist. Hier sind es vor allem die raumbeschränkenden Prozesse des Zentralnervensystems, aber auch die Zustände von Über- bzw. Unterproduktion von Liquor oder Resorptionsstörungen verschiedenster Genese, die zu Druckveränderungen führen können.

Die Liquordruckmessung muß stets im Liegen ausgeführt werden, weil man nur so ein entsprechendes Bild der Druckverhältnisse erhält. Sie kann sowohl bei der lumbalen wie bei der occipitalen Punktion im Liegen vorgenommen werden. Völlige Ruhe und Entspannung des Kranken ist notwendig. Bei unruhigen Kranken und schreienden Kindern kann man das Ergebnis der Druckmessung nicht verwerten. Nach Erreichung der liquorführenden Räume durch die Punktion soll der Patient eine genau waagerechte, bequeme Seitenlage einnehmen und völlig entspannen. Die Mittellinie des mit einem flachen Kissen unterstützten Kopfes soll in der gleichen Ebene mit der Wirbelsäule liegen. Es ist darauf zu achten, daß kein Liquor vor der Druckmessung abfließt, da wir wissen, daß der Verlust von 1 ccm Liquor einen Druckabfall um 10 mm zur Folge hat. Der Geübte ist wohl in der Lage, aus der Art des Abfließens des Liquors (tropfenweise, im Strom oder im Strahl) Rückschlüsse auf den vorherrschenden Liquordruck zu ziehen (s. S. 10, 92, 97, 175).

Technik. Man verwendet zwei verschiedene Methoden.

Steigrohrmethode: Man schließt mittels eines mit einem Ansatzstück versehenen Gummiröhrchens ein Steigrohr von 2 mm Durchmesser, an dem die Millimeter graduiert sind, an die Punktionsnadel an (Abb. 15). Den Beginn der Graduierung (Zahl 0 am Steigrohr) hält man genau in Höhe der Punktionsstelle und liest die Höhe der dann aufsteigenden Liquorsäule im Maximum in Millimeter ab. Leichte Schwankungen der Liquorsäule, hervorgerufen durch die Atmung, können unberücksichtigt bleiben. Der Liquor wird nach Feststellung seiner maximalen Höhe durch Öffnung eines Abflußröhrchens, das mit einer Klemme verschlossen war, abgelassen. Er kann zur weiteren Liquoruntersuchung Verwendung finden, wenn das Steigrohr steril war.

Die Amerikaner verwenden eine Punktionsnadel, die einen direkten Anschluß eines Steigröhrchens ermöglicht. Hierdurch kann der Liquordruck gemessen werden, ohne daß vorher Liquor abtropft. Ähnliche Methoden unter Verwendung eines Zweiwegehahns u. a. sind auch in Deutschland üblich.

Manometermethode: Hierbei wird ein Manometer verwendet, das entweder direkt den Liquordruck mißt oder bei dem Luft dazwischengeschaltet ist. Man verwendet hierzu ein Quecksilbermanometer von FLEISCHER oder ein Aneroidmanometer (CLAUDE).

Die Messung mit dem Steigrohr ist, wenn sie exakt ausgeführt ist, für die Klinik ausreichend genau. Für die graphische Darstellung des Liquordrucks hat

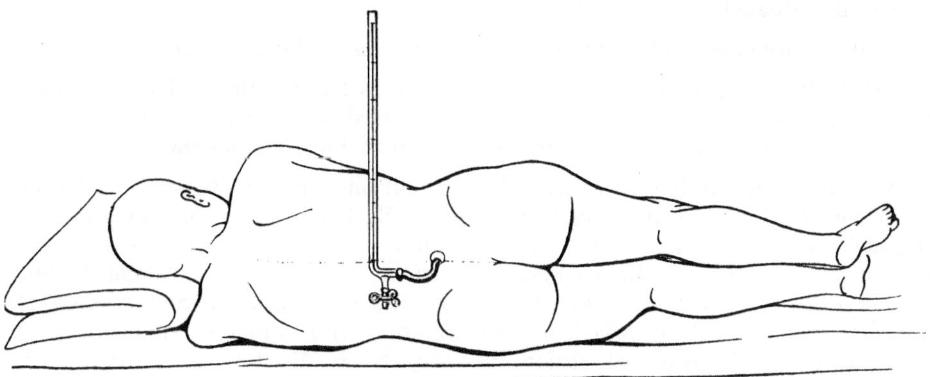

Abb. 15. Die Liquordruckmessung (Steigrohrmethode).

TRATTNER einen Hydrophoragraphen angegeben, der nur für besondere Fragestellungen der Forschung herangezogen zu werden braucht.

Bei dem Verdacht einer Liquorpassagebehinderung im Bereich des Rückenmarks ist der QUECKENSTEDTsche Versuch, nachdem der Liquordruck in üblicher Weise abgelesen ist, durchzuführen. Hierbei werden beide Venae jugulares am Hals mit den Fingerspitzen komprimiert. Dadurch kommt es zu einem Anstieg des venösen Druckes im Schädelraum und zu einer Erhöhung des Liquordruckes, der sich caudalwärts über das ganze Liquorsystem fortpflanzt. Der Liquordruck steigt deutlich meßbar an, um beim Nachlassen der Venenkompression wieder rasch zum Anfangswert abzusinken. Liegt ein Passagehindernis vor, so kann sich der Druck nicht fortpflanzen. Gelingt es, durch Druck auf die eine Vena jugularis eine Steigerung des Liquordrucks zu erreichen, während es beim Druck auf die andere Vene zu keiner Drucksteigerung kommt, so spricht dies für ein Nichtfunktionieren des venösen Abflusses aus dem Gehirn, z. B. bei Sinus oder Jugularisthrombose.

Bei aktiver oder passiver Bauchpresse kommt es auch bei einem Passagehindernis zum Druckanstieg durch Vermehrung des Drucks in den spinalen Venen, während occipital eine Drucksteigerung nicht zu verzeichnen ist. Unter Umständen ist eine gleichzeitige occipitale und lumbale Druckmessung erforderlich.

Nach HAUG stellt sich der Druck nach Entnahme von 100 ccm Liquor in 3—$6^{1}/_{2}$ Stunden wieder her; nach der Entnahme kleinerer Liquormengen geht dieser Vorgang rascher vonstatten.

Prüfung der Liquorproduktion, Liquorpassage und -resorption.

Die Störungen der Liquorproduktion, der Passage und der Resorption müssen begreiflicherweise zu schweren klinischen Veränderungen führen. Deshalb ist aus diagnostischen und therapeutischen Gründen eine möglichst exakte Feststellung der vorliegenden Störung im Einzelfall erforderlich. Erst in den letzten Jahren findet die Prüfung dieser für die Klinik so wichtigen Faktoren ein stärkeres Interesse. Gerade das Mißverhältnis zwischen der Liquorproduktion und -resorption führt zu schweren Ausfallserscheinungen und Beschwerden. Die Druckmessung allein gibt uns keinen Anhalt für die Genese der Druckanomalien und auch der QUECKENSTEDTsche Versuch zeigt lediglich das Vorhandensein eines Passagehindernisses an.

Zur Prüfung der Liquorpassage, der Produktion und Resorption stehen uns eine Reihe Möglichkeiten zur Verfügung:

a) die röntgenologische Darstellung von injizierten Substanzen.

Die Luftfüllung wird vielfach den Sitz eines Passagehindernisses angeben, und durch das Einbringen von Kontraststoffen wird es möglich sein, insbesondere Hindernisse im Spinalkanal zu eruieren und ihre Lage zu bestimmen.

b) Man kann durch intraventrikuläre Injektion von Farbstoffen eine Unterbrechung der Liquorzirkulation feststellen (z. B. 1 ccm neutrales Phenolsulfonphthalein oder 2 ccm 10%iges Jod-Natrium) (s. S. 56 ff.). Ist das Foramen Monroi verschlossen, so findet man bei gleichzeitiger Punktion beider Seitenventrikel keinen Übertritt der Farblösung in den anderen Seitenventrikel. Besteht ein Verschluß zwischen den inneren und äußeren Liquorräumen, so erscheint, nicht wie bei freier Passage, 2—3 Minuten später der Farbstoff in der Cysterna cerebello-medullaris oder 4—6 Minuten später im Lumballiquor. Eine Verzögerung spricht für eine Beeinträchtigung der Passage, ein Nichtauftreten des Farbstoffes für einen Verschluß. Der Nachweis des Jods im Urin und Liquor erfolgt durch die Chloroform-Salpetersäureprobe oder durch das von GUTTMANN angegebene Stärke-Salpetersäure-Reagens (100 ccm einer 1%igen Stärkelösung werden mit 3—3$^1/_2$ ccm rauchender Salpetersäure versetzt). Dieses Reagens ist frisch herzustellen. Bei Anwesenheit von Jod im Urin kommt es bei tropfenweisem Zusatz des Reagens zu einer Jod-Stärkereaktion.

Durch die Injektion von Farbstoffen kann auch die Resorption des Liquors bestimmt werden. Man bestimmt die Schnelligkeit und Intensität des Auftretens von chemischen Stoffen im Urin, die in die Liquorräume eingebracht worden sind. Die Untersuchungsergebnisse sind natürlich durch andere vorhandene körperliche Störungen, z. B. in den Nieren, beeinflußt. In Amerika verwendet man hierbei die Phenolsulfonphthalein-Probe, in Deutschland die *Jod-Natrium-Probe* und andere.

Es werden nach Ablassen von 2 ccm Liquor 2 ccm einer 10%igen Jod-Natrium-Lösung lumbal, cysternal oder intraventrikulär injiziert. Eine Durchmischung mit 8—10 ccm Liquor ist ratsam. Es werden dann nach 1$^1/_2$ Stunden durch Katheter 4stündlich Urinproben entnommen und auf den Jodgehalt untersucht. Nach dem ersten positiven Befund werden alle Stunde, evtl. alle 2 Stunden bis zum dreimaligen Negativwerden des Urins laufend Untersuchungen vorgenommen. Normalerweise tritt Jod nicht früher als eine halbe Stunde und nicht später als 1—1$^1/_2$ Stunden nach der Injektion im Urin auf und die Ausscheidung hält 20—30 Stunden an.

Schließlich haben in jüngster Zeit SCHALTENBRAND und WÖRDEHOFF[1] ein einfaches *Verfahren zur Bestimmung der Liquorproduktion und -resorption* ausgearbeitet. Sie betonen, daß die Ergebnisse einer Permeabilitätsprüfung ohne Kenntnis der Produktions- und Resorptionsgeschwindigkeit nicht verwertbar ist. Sie entwickelten die HAUGsche Methode in folgender Weise: In entspannter Seitenlage wird an eine Punktionsnadel mit einem kurzen dünnen Gummirohr ein graduiertes Steigrohr angeschlossen, das in ein Stativ eingeklemmt wird, nachdem sich der Liquordruck eingestellt hat. Es werden dann mit der Nadel einer LÜHRschen Spritze durch Einstechen in das Gummiröhrchen 5 ccm Liquor langsam steril entnommen, ohne daß die Flüssigkeitssäule aus dem Steigrohr ganz entschwindet. Der Liquordruck wird alle $2^1/_2$ Minuten abgelesen. Zuerst stürzt der Liquordruck ab, um langsam wieder anzusteigen. Nun spritzt man nach erneutem Durchstechen des Gummiröhrchens die entnommenen 5 ccm wieder ein, wobei darauf zu achten ist, daß die Flüssigkeit nicht über den Rand des Steigrohres hinaussteigt. Der Druckanstieg liegt wesentlich höher als der durch Entnahme des Liquors erzielte Druckabfall. Andererseits benötigt die Resorption des eingespritzten Quantums nur einen Bruchteil der Zeit, die zur Produktion notwendig war. Die Sekretionszeit für das entnommene Volumen liegt zwischen 20—40 Minuten, während für die Resorption 8—15 Minuten benötigt werden. Zählt man diese beiden Zeiten und die Wartezeit vor und nach dem Sekretionsversuch zusammen, so kommt man unter normalen Verhältnissen auf 55—70 Minuten. Sind Produktion und die Resorption gestört, findet man Zeiten bis 110 Minuten.

Aussehen und Beschaffenheit des Liquors.

Normal: Wasserklar, farblos.

Schon während der Liquorentnahme, beim Abtropfen, Absaugen oder Auffangen des Liquors müssen wir dem Aussehen der Cerebrospinalflüssigkeit unsere Aufmerksamkeit schenken. Feine Veränderungen kann man häufig nur gegen einen dunklen Hintergrund und bei seitlicher Beleuchtung beurteilen.

Der normale Liquor ist wasserklar und farblos. Schon die geringste Verfärbung oder Trübung ist als pathologisch zu werten.

Eine *weißliche Trübung*, und ist sie noch so zart, spricht meist für eine Zellvermehrung. Dabei muß man sich stets bewußt sein, daß erst ein hoher Zellgehalt von über 400—600/3 Zellen eine Trübung bewirkt, während geringere Zellwerte, die auch schon sicher pathologisch sind (10/3—400/3) sich makroskopisch nicht bemerkbar machen. Eine leichte Trübung wird auch durch geringe Blutbeimengung bewirkt. Ein wasserklarer Liquor ist kein Beweis für seine normale Beschaffenheit.

Eine *gelblich-eitrige Verfärbung* bis zum rahmig-gelblichen Eiter spricht für eine schwere eitrige Entzündung, z. B. der Hirnhäute.

Eine *rötliche Verfärbung* (Erythrochromie) von zartem Rosa bis zu blutigem Rot spricht für eine stärkere Blutbeimengung, ohne daß es ohne weiteres zu entscheiden ist, ob es sich um eine artifizielle Blutung durch die Punktion oder eine Blutung nach Traumen, Tumoren, bei Arachnoidalblutungen usw. handelt (Vorsicht bei der weiteren Verarbeitung solcher Liquoren, s. S. 35, 80, 102).

Eine *gelbrötliche Verfärbung* (Xantochromie) spricht für eine ältere Blutung oder für den Übertritt von Blutfarbstoffen durch Stagnation u. a.

---

[1] SCHALTENBRAND u. WÖRDEHOFF: Nervenarzt **18**, 458 (1947).

Ein chronischer Ikterus führt zu einer leicht *grünlich-gelben Verfärbung* (gallig), während eine *schwarz-braune Verfärbung* bei Melanosarkomatose des Zentralnervensystems, insbesondere seiner Häute, zur Beobachtung kommt.

Bei sehr starkem Zellgehalt kann es schon nach kurzem Abstehen des Liquors zur Bildung eines *Bodensatzes* kommen. Mitunter bildet sich einige Stunden nach der Entnahme ein feines, netzartiges *Fibringerinnsel* (Spinnwebengerinnsel). Es wurde früher als spezifisch für die tuberkulöse Meningitis gehalten, es kommt aber häufig auch bei anderen Meningitisformen vor. Bei stark eiweißhaltigem, meist xantochromem Liquor kommt es zu einer *Koagulation* (FROIN). Wir beobachten solche Koagulationen bei Eiweißwerten über mehrere hundert mg-%. Eine völlige „Gerinnung des Liquors" fand SCHALTENBRAND bei der Meningopathia serofibrinosa (s. S. 92, 98).

Liquorzellen.

Zellzählung.

Normal: 0/3—8/3.

Die Methoden zur Zellzählung sind ähnlich denen, die zur Zählung der Blutkörperchen angewandt werden. Da der Liquor sehr zellarm ist, wird umgekehrt wie bei der Blutzellenzählung in die Pipette bis zum Teilstrich 1 Farblösung aufgesogen und dann Liquor bis zur Marke 11. Als Zählflüssigkeit wird von DEMME empfohlen:

Acid. acet. liquefact..	30,0
Acid. carbolic. liquefact.	2,0
Alkoholische Fuchsinlösung (1:10)	2,0
Aqu. dest.	ad 100,0

Meist verwendet man eine 4%ige Essigsäure mit 0,2% Methylviolett. Die Erythrocyten werden bei diesem Verfahren nicht mitgefärbt. Mitunter gelingt es in der Zählkammer ohne Färbung des Liquors sich einen Überblick über die Stärke der Blutbeimengung zu verschaffen. Nach gutem Durchmischen durch Schütteln der Pipette und nach Ablaufenlassen des ersten Tropfens läßt man einen Tropfen unter das vorher auf die Zählkammer aufgeschobene plangeschliffene Deckglas seitlich einlaufen.

In Deutschland verwendet man die FUCHS-ROSENTHALsche Zählkammer[1] (Abb. 16). Bei ihr findet man auf einem Objektträger ein Netz von 16 Kammern, das wiederum in 16 kleinere Quadrate unterteilt ist. Es wird die gesamte Quadratenfläche ausgezählt, wobei die Zellen innerhalb der äußeren Begrenzungslinie zweier Seiten mitgezählt werden. Die Größe des ausgezählten Quadrates beträgt 4×4 mm $= 16$ qmm. Der Abstand des darüber liegenden Deckglases beträgt 0,2 mm, so daß der ausgezählte Raum 3,2 cmm umfaßt. Da wir in der medizinischen Berichterstattung gewöhnt sind, alles auf die Zahl 1 zu reduzieren, müßte die errechnete Zahl durch 3 dividiert werden. Diese Rechnung wird üblicherweise nicht ausgeführt, sondern es wird die Gesamtzahl, geteilt durch 3 (z. B. 5/3, 100/3) angegeben.

In anderen Ländern benutzt man die Methode von JESSEN[2] (Abb. 17). Seine Zählkammer besteht aus 5×5 großen Quadraten, jedes von gleicher Größe wie in der FUCHS-ROSENTHALschen Zählkammer und wie bei dieser in 16 kleine Quadrate eingeteilt. Die Höhe beträgt 0,4 mm, also das Doppelte der FUCHS-ROSENTHALschen Kammer. Der Inhalt eines großen Quadrates beträgt

---

[1] FUCHS-ROSENTHAL: Wien. med. Presse 1904, 44.
[2] JESSEN: Z. Neur. 159, 82 (1937).

0,4 cmm, der von 5 großen Quadraten also 2 cmm und der Inhalt der ganzen Zählkammer beträgt 10 cmm. Zur Zählkammer gehört ein geschliffenes Deck-glas von 0,3 mm, so daß die gesamte Höhe 0,7 mm nicht übersteigt, was die Verwendung des Objektives 40 mal ermöglicht. Eine Zählkammer von dieser Größe ist so geräumig, daß sie auch bei niedrigen Zellzahlen eine Zählung mit guter Genauigkeit gestattet.

In Frankreich und in den übrigen romanischen Ländern wird fast ausschließlich die Zählkammer nach NAGE-OTTE[1] (Abb. 18) benutzt. Ihr Inhalt beträgt 50 cmm, wodurch selbst bei sehr zellarmem Liquor eine sehr genaue Zellzählung ermöglicht ist. Jedoch erscheint uns die Anordnung sonst unpraktisch.

Der normale Zellgehalt liegt zwischen 0/3 und 8/3 Zel-

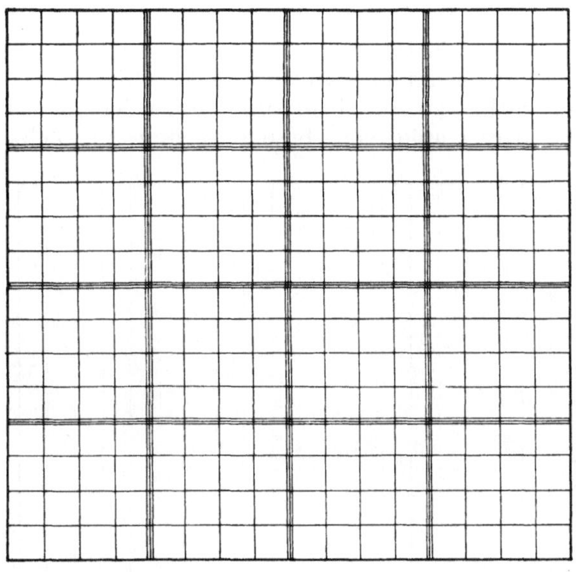

Abb. 16. Zählkammer nach FUCHS-ROSENTHAL.

len. Jeder Reiz am Zentralnervensystem oder seinen Häuten kann zu einer Zellvermehrung führen. Normale Zellwerte sprechen nicht unbedingt gegen eine Erkrankung des Zentralnervensystems. Bei Grenzwerten wird empfohlen, eine Zellzählung mindestens dreimal vorzunehmen. Zellwerte von 8—15/3 Zellen sind nicht immer als sicher pathologisch zu werten. Nach SCHEID zerfallen die Zellen erst im Laufe einiger Tage, so daß man auch im älteren Liquor nach gutem Aufschütteln des Sedimentes genaue Zellwerte erhalten kann, eine Annahme, die keine allgemeine Bestätigung gefunden hat.

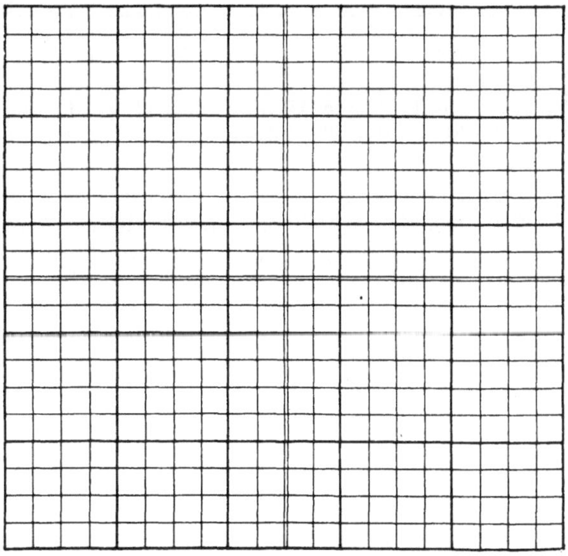

Zelldifferenzierung:

Normal: kleine Lymphocyten, mitunter große Lymphocyten.

Neben der Zahl der Zellen

Abb. 17. Zählkammer nach JESSEN.

ist ihre Differenzierung von großer Bedeutung. Auch dem Geübten gelingt es nicht immer eine Differenzierung in der Zählkammer durchzuführen. Bei normalem

<hr>

[1] NAGEOTTE- WILBOUCHEWITCH (Mme.): Bull. Soc. Pédiatr. **30**, 153 (1911).

Zellgehalt wird sich oft eine genaue Differenzierung erübrigen, jedoch ist bei pathologischen Befunden eine genaue Bestimmung der Zellen immer erforderlich (Abb. 19 u. 20). Hierzu empfiehlt u. a. ESKUCHEN eine Färbung mit Methylblau und Eosin. Eine genaue Untersuchung ist aber nur im Ausstrichverfahren oder durch histologische Methoden möglich. Insbesondere ist die Unterscheidung zwischen Lymphocyten und Leukocyten in der Zählkammer häufig nicht mehr mit Sicherheit durchzuführen. Eine feinere Differenzierung, insbesondere für die Beurteilung von Besonderheiten am Zellkern, ist niemals in der Zählkammer möglich.

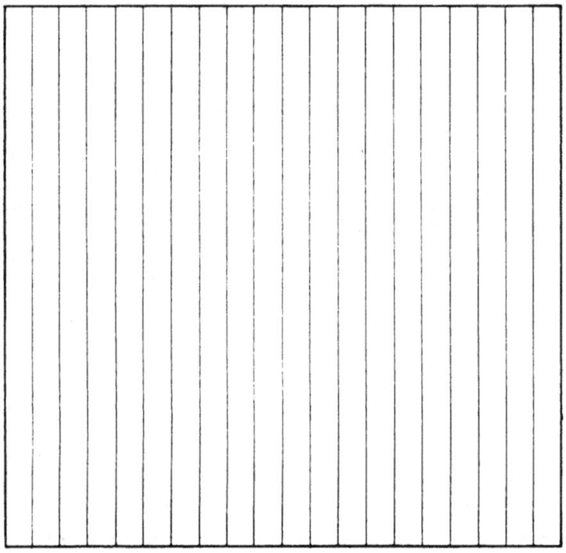

Für das Ausstrichverfahren werden u. a. folgende Methoden angegeben:

a) „Französische Methode"[1]. 3 bis 5 ccm der Rückenmarksflüssigkeit werden in einem sterilisierten Zentrifugenglas mit Hilfe einer schnelllaufenden Zentrifuge durch 10 Minuten zentrifugiert. Das Gläschen wird dann umgekehrt, man läßt den Liquor auslaufen und der Rückstand wird mit einer Capillarpipette aufgenommen. Dieser wird nun mit der Pipette auf 3 oder 4 Objektträger verteilt, und zwar in der Form von Tropfen, die nicht größer sein dürfen als 2—3 qmm. Ist das Präparat lufttrocken geworden, wird es noch bei 37⁰ getrocknet, mit Äther-Alkohol fixiert und mit Eosin-Hämatoxylin, Thionin, Methylenblau oder Triacid gefärbt.

Abb. 18. Zählkammer nach NAGEOTTE.

b) Methode nach O. FISCHER[2] und V. KAFKA[3]. Der Liquor wird in Zentrifugiergläschen aufgenommen, die auf 3 ccm geeicht sind. Man läßt nun die Rückenmarksflüssigkeit bis zum Eichstrich eintreten und fügt 3 Tropfen filtrierten Formols hinzu. Nach 20—30 Minuten Zentrifugieren wird der Liquor abgegossen, und bei verkehrt gehaltenem Gläschen der in der Spitze des Gläschens enthaltene Rückstand mit einer Capillarpipette gut durchgerührt und aufgesaugt. Er wird dann zu gleichen Teilen auf 2 Deckgläschen verteilt und auf die Fläche und Figur eines Quadratzentimeters verstrichen (man zeichnet sich zweckmäßigerweise vorher auf eine weiße Unterlage ein Quadrat von 1 cm Seitenlänge auf). Sind die Präparate luftgetrocknet, so werden sie mit Methylalkohol fixiert, dann mit Hämatoxylin Delafield (nicht zu lange) gefärbt, durch schnelles Hindurchziehen durch Salzsäurealkohol (99 Teile 70%iger Alkohol, 1 Teil Salzsäure) differenziert, mit dünner wässeriger Eosinlösung sehr kurz nachgefärbt.

c) Methode nach ALZHEIMER[4]. 5 ccm Liquor werden in 10—15 ccm 96%igem Alkohol aufgefangen. Es entsteht ein Eiweißniederschlag, der die Zellen mit-

---

[1] WIDAL, SICARD et RAVAUT: Gaz. hebd. méd. 7, 77 (1901).
[2] FISCHER: Jb. Psychiatr. (Ö.) 27, 313 (1906).
[3] KAFKA: Mschr. Psychiatr. 27, 414 (1910).
[4] ALZHEIMER: Zbl. Nervenhk. 30, 449 (1907).

reißt. Nach gutem Zentrifugieren ($^3/_4$ Stunden) wird der über dem Koagulum stehende 96%ige Alkohol durch absoluten ersetzt, dann durch Äther-Alkohol

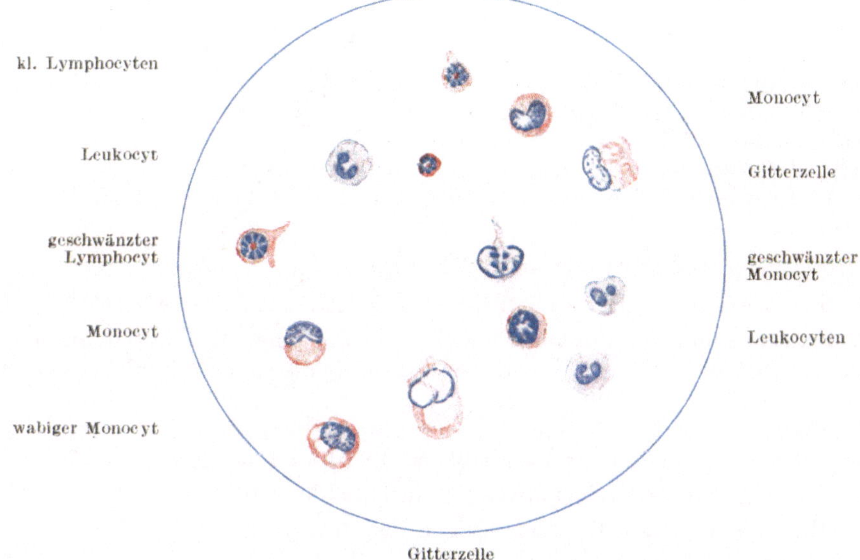

Abb. 19. Zellen im Liquor.

schließlich durch Äther. Hierauf wird das Koagulum aus dem Gläschen genommen, in Celloidin eingebettet, auf einen Klotz aufgeklebt und mit dem Mikrotom geschnitten. Gefärbt wird mit Methylgrün-Pyronin oder mit polychromsaurem Methylenblau.

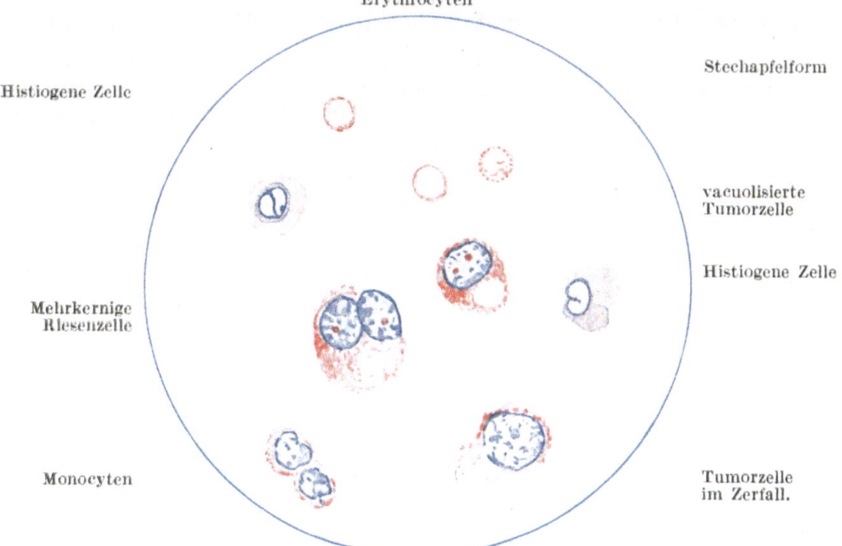

Abb. 20. Tumorzellen im Liquor.

d) Methoden nach Szésci[1]. Der Liquor wird in Zentrifugierröhrchen bis zu einer Marke aufgenommen, die der Eichung auf 3 ccm entspricht. Dann wird

[1] Szésci: Z. Neur. **6**, 5 (1911); **9**, 4. (1912)

15 Minuten mit einer Wasserzentrifuge, die 1800—2000 Umdrehungen in der Minute macht, zentrifugiert. Nach Abgießen der Flüssigkeit wird bei umgekehrter Haltung des Röhrchens der hängende Tropfen mittels einer frisch zubereiteten Capillarpipette aufgenommen, wobei die Spitze des Zentrifugierröhrchens gut abgerieben wird. Der Inhalt des Röhrchens wird auf 3 Objektträger in 3 gleichen Teilen verteilt. Um die Ausbreitung der Zellen möglichst gleichmäßig zu machen, wird der Tropfen am Deckglas mit einem am Ende zu einer Kugel zugeschmolzenen Capillarröhrchen verrieben. Die Präparate kommen dann in den Thermostat (37⁰ C) oder können, noch feucht, mit Formalindämpfen vorfixiert werden. Diese Vorfixation ist nicht zu empfehlen, wenn eine Färbung mit Methylgrünpyronin folgen soll.

Methylgrünpyronin-(PAPPENHEIM)*-*Färbung.

1. Fixierung auf der KOWARSKYschen Kupferplatte bei 120—130⁰ C ($^1/_2$ Min.).

2. Fixierung mit Sublimatalkohol (Herstellung einer gesättigten Sublimatlösung mit heißer 0,8%iger Kochsalzlösung und Mischung mit absolutem Alkohol aa) durch $^1/_4$—$^1/_2$ Min.

3. Abgießen der Lösung vom Deckglas und Übergießen mit destilliertem Wasser, dann mit Jodalkohol, schließlich mit absolutem Alkohol.

4. Färbung mit Methylgrünpyronin durch 5 Minuten.

5. Abwaschen in destilliertem Wasser und trocknen.

6. Entfärben in absolutem Alkohol.

Weniger geeignet ist die MAY-GIEMSA-*Färbung.*

1. Trocknen im Brutschrank bei 37⁰.

2. Fixierung mit MAY-GRÜNWALD-Lösung 1 Minute.

3. Zusatz von 10—12 Tropfen einer GIEMSA-Lösung (Aq. dest. 10,0 + Giemsa alt 3 Tropfen oder Aq. dest. 10,0 + Giemsa neu 5 Tropfen) und Färben mit derselben durch 20 Sekunden.

Um *Dauerpräparate* zu erhalten empfiehlt FORSTER, zu 5 ccm Liquor 0,5 ccm Serum hinzuzufügen und dann zu zentrifugieren. Man kann einen „dicken Tropfen" oder einen „Ausstrich" anfertigen. Nach Trocknung auf dem Brutschrank und Fixierung durch Methylalkohol erfolgt Färbung (8 Min. mit frischer, wäßriger Methylgrün-Pyronin-Lösung, Abspülen, evtl. kurzes Eintauchen in Alk. abs., Wässern, Trocknen).

EINSTEIN und OSTERTAG empfehlen mittels Ammon-Sulfat einen Niederschlag zu erzeugen und das Sediment in RINGERscher Lösung aufzulösen, um es dann auf den Objektträger auszustreichen.

Normalerweise enthält der Liquor kleine Lymphocyten, etwa von der Größe der Erythrocyten. REHM betrachtet auch das Vorkommen von großen Lymphocyten noch als normal. Pathologisch ist das Auftreten von Leukocyten, Monocyten, Gitterzellen, Plasmazellen, Fibroblasten und Tumorzellen (Abb. 19 u. 20). Die Frage nach der Herkunft der Zellen ist noch nicht für alle Zellarten entschieden. Die Möglichkeit histiogener, hämatogener, lymphogener Herkunft oder ihre Abkunft vom Plexus chorioideus bzw. Ependym muß offen bleiben. Polymorphkernige Leukocyten bei akuten Entzündungen sind sicher hämatogenen Ursprungs, während die Fibroblasten vom Bindegewebe abstammen.

Neben der Zelldifferenzierung ist auch die Beurteilung des Zustandes der Zelle bedeutungsvoll. Man findet Veränderungen der Kernfärbbarkeit, Schollenbildung, Chromatinkügelchen, Bläschenbildungen, Vacuolen u. a.

Untersuchung des Liquors auf Krankheitserreger.

Der Nachweis von Krankheitserregern im Liquor ist für die Klinik und Praxis von großer Bedeutung. Die übliche Methode, Bakterien nachzuweisen, ist die Anfertigung eines Nativ-Präparates und seine Färbung nach den in der Bakteriologie üblichen Methoden (ZIEHL, NEELSEN, GRAM u. a.). Die Untersuchungen können auch am hängenden Tropfen und bei Dunkelfeldbeleuchtung durchgeführt werden. Diese Methode wird vor allem bei Trypanosomen und Spirochäten anzuwenden sein. Es gelingt auch durch die histologischen Methoden nach ALZHEIMER und nach Versilberung nach LEVADITTI oder JAHNEL Spirochäten nachzuweisen. Zum Nachweis bestimmter Kokkenarten sind die üblichen bakteriologischen Untersuchungsmethoden heranzuziehen. Hierzu gehören auch die üblichen Kulturverfahren, in besonderen Fällen der Tierversuch. Es gelingt der Nachweis von Pneumokokken, Meningokokken, Strepto- und Staphylokokken Tuberkelbacillen, Colibakterien u. a. Seltener gelingt es, die Erreger der Influenza, Diphtherie, Pest, Rotz, Tetanus, Gonorrhoe, den Bacillus subtilis, proteus u. a. nachzuweisen. Auch der Nachweis von Pilzen (Actinomyces, Streptothrix, Saccharomyces) sowie Spirochäten der Syphilis von Recurrens gelingt mitunter. Auch tierische Parasiten wie Trichinen, Cysticerken, Membranen oder Häkchen von Echinokokken werden aufgefunden (s. S. 151, 161 ff).

Der Nachweis geformter Elemente.

Diese Bestandteile und ihr Nachweis spielen nur eine untergeordnete Rolle. Der Nachweis von Krystallen unter den geformten Bestandteilen ist wichtig. Man kann aus dem Nachweis und der Beschaffenheit von Hämosiderin, wie ZUCKER zeigen konnte, Rückschlüsse auf das Alter einer Blutung ziehen.

Methode des *Hämosiderinnachweises* nach ZUCKER[1] in Anlehnung an die Originalmethode von FORSTER:

Die zur Punktion wie zur Weiterverarbeitung benützten Instrumente müssen corpusculärfrei gemacht werden. Durch geeignete Reinigung (der Nadel wie des Mandrin) wie durch geeignetes Auskochen (nur in Aq. dest. oder durch Trockensterilisation) muß jeder Zutritt von Rost-, Staub- oder Kalkpartikeln vermieden werden. Die auf 5 ccm graduierten Spitz-Zentrifugiergläschen werden in H_2SO_4 ausgekocht und dann in Alkohol und in Äther gespült und mit der Öffnung nach unten im Wärmeschrank getrocknet, sodann mit ausgekochten Gummistopfen fest verschlossen und können so in Massen hergestellt, beliebig lange aufbewahrt werden.

Beim Punktieren ist streng jede Berührung der hinteren Nadelöffnung zu vermeiden. Der Liquor, am besten die letzte Portion des zu entnehmenden, tropft, möglichst ohne Berührung der Tropfen mit der Innenwand, in das auf 5 ccm graduierte Spitzröhrchen, das erst direkt zuvor geöffnet und sofort danach geschlossen wird. Der Liquor soll dann sofort anschließend, jedenfalls nach nicht länger als höchstens $3/4$ Stunden, 20 Minuten lang in elektrischer Zentrifuge geschleudert werden. Dann wird der Liquor bis auf den letzten Tropfen (einschließlich) ohne Schütteln abgegossen. — Er kann natürlich für alle serologischen Untersuchungen weiter benützt werden. Beim Wiederaufrichten des Gläschens achte man darauf, daß dieses in derselben Haltung, also ohne Drehung, wie das Ausgießen geschieht. Zu der nun verbleibenden, eben sichtbaren Menge des Zentrifugates wird ein Pipettentröpfchen Serum aus einer corpusculärfreien

---

[1] ZUCKER: Arch. Psychiatr. (D.) **114**, 102 (1941).

Haarpipette zugesetzt. Dieses kann Menschen- oder beliebiges Warmblüterserum sein. Es muß möglichst frisch und ebenfalls völlig auszentrifugiert sein. Dann muß es auch durch einen BERKEFELD-Filter passieren. So kann es 4 bis 5 Tage lang benützt werden. Das Zugeben des Pipettentropfens Serum zum Liquorzentrifugat geschieht am sichersten vor einem Spiegel, wodurch die Gewähr erhöht wird, daß der Tropfen auch direkt auf das Zentrifugat trifft und nicht irgendwo am Rande des Spitzgläschens hängen bleibt. Mit einer neuen, trockenen corpusculärfreien Haarpipette (frische Herstellung über dem Bunsenbrenner genügt) wird jetzt durch Umrühren gut durchgemischt, sodann das Ganze in die Pipette aufgesaugt und nun unter Vermeidung von Luftbläschen auf einem corpusculärfreien Objektträger auf 3 gleich große Tropfen von je etwa 5 mm Durchmesser verteilt. Diese trocknen dann sofort anschließend im Brutschrank bei keinesfalls über 40°. Nie darf das Präparat etwa durch die Flamme gezogen werden. Nach völligem Trocknen Fixierung mit Methylalkohol für 6—7 Minuten. Zur nun erfolgenden Färbung benützt man das Methylgrün-Pyronin. Die Lösung bzw. das Aq. dest. darf nicht erwärmt werden und soll Zimmertemperatur haben; auch kann sie nur höchstens einen Tag alt werden, muß also jeweils frisch hergestellt werden. Durch einen Fließpapierfilter tropft sie nun auf den Objektträger. Man färbt im Winter 7, im Sommer 6¹/₂ Minuten. Nach raschem Abgießen der Farbe wird das Präparat in Leitungswasser gespült, wobei man am besten den dünnen Strahl für etwa 1 Min. auf die 3 Tropfen des Präparates fließen läßt. Trocknen in halbverdecktem PETRI-Schälchen (staubsicher!) im Wärmeschrank oder an der Luft; nicht abtupfen. Bis zur Untersuchung bleibt das Präparat im verdeckten Schälchen.

Über Fibringerinnsel, Netze und Eiweißkoagula haben wir bereits berichtet (s. S. 30).

Die Spinnwebengerinnsel zeigen im Ultramikroskop (RUSKA und WOLPERS) weitgehende Übereinstimmung mit der Struktur der Blutgerinnsel, nur lassen die Mizellen des Liquorfibrins eine Querstreifung erkennen, während das Blutfibrin eine Längsstruktur besitzt, was wohl durch die trägere Entwicklung des Liquorfibrins bewirkt wird, wodurch eine höhere Orientierung der Moleküle ermöglicht ist.

Untersuchung der physikalischen und kolloidchemischen Eigenschaften des Liquors.

Spezifisches Gewicht.

Normal: 1006—1009.

Die Bestimmung des spez. Gewichtes ist praktisch nicht von großer Bedeutung. Die Angaben der älteren Autoren differieren außerordentlich stark. Zur Bestimmung mit dem Hypnometer werden größere Liquormengen benötigt, wodurch die Anwendbarkeit dieser Methode leidet.

Eine andere Methode ist die Bestimmung des spez. Gewichtes mittels der PREGELschen Wägepipette. Sie setzt aber ein außerordentlich feines Arbeiten voraus.

RIEBELING hat eine einfachere Methode ausgearbeitet: Mittels einer Torsionswaage wird das Gewicht einer kleinen Glasspindel in destilliertem Wasser festgestellt, nachdem vorher ihr Gewicht durch eine analytische Waage bestimmt ist (Abb. 21). Das spezifische Liquorgewicht wird durch Bezug auf diese Größe festgestellt, dadurch, daß die Spindel im Liquor gewogen wird. Von dem er-

mittelten Luftgewicht der Glasspindel wird nun einerseits das „Liquorgewicht",
andererseits das „Wassergewicht" abgezogen und die beiden Differenzen
werden durcheinander dividiert, wodurch wir direkt die spezifische Schwere des
Liquors erhalten (Apparat der Firma Strohlein & Co.,
Hamburg).

Eine Erhöhung des spezifischen Gewichtes finden wir bei Meningitiden, Urämie und Diabetes.
Findet man bei Schizophrenie ein hohes spezifisches Gewicht, so soll das gegen die Diagnose
sprechen. Das spezifische Gewicht des Liquors
in den verschiedenen Höhen soll different sein.

Refraktometrie.

Durchschnittlicher Refraktometerindex: 1,33510.

Diese Methode ist, nachdem sie wertvolle Untersuchungsergebnisse im Serum gezeigt hatte, auch
im Liquor zur Anwendung gebracht worden. Sie
ergab aber hier wegen des niedrigen Eiweißgehaltes
und des relativ hohen Salzgehaltes keine nennens-
werten Ergebnisse. Die Methodik ist für die Liquoruntersuchung nicht empfindlich genug. Ein Rückschluß von der Refraktometerzahl auf die Eiweißkonzentration ist nicht zulässig. PENFOLD und PRICE
errechneten einen durchschnittlichen Refrakto-
meterwert von 1,33510.

Bei Urämie, Diabetes Meningitis u. a. kommt
es zu einer Erhöhung der Refraktometerzahl, während man bei Encephalitiden und Poliomyelitis eine
Senkung findet. Die Messung erfolgt mittels des
Eintauchrefraktometers (PULFRICK).

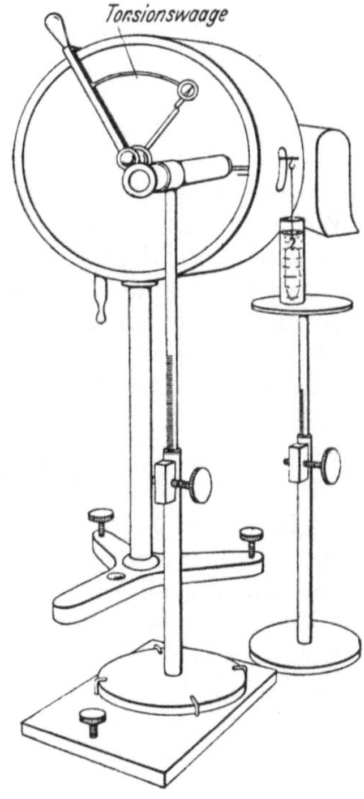

Abb. 21. Anordnung zur Bestimmung
des spezifischen Gewichts der Liquors.
(Nach RIEBELING.)

Interferometrie.

Normaler Interferometerwert: 1360—1380.

Diese physikalische Untersuchungsmethode ist schon von größerer Wichtig-
keit, auch mit ihr kann das Brechungsvermögen bestimmt werden. Bei diesem
Verfahren wird die seitliche Verschiebung von Interferenzstreifen gemessen.
Läßt man parallele Lichtstrahlen durch einen Spalt in einen dunklen Raum aus-
treten, so entstehen beim Auftreffen auf die Wand Interferenzstreifen, deren Lage
sich nach dem Brechungsverhältnis der zu untersuchenden Flüssigkeit verschiebt.
Mittels eines Kompensators läßt sich die Verschiebung ausgleichen. Aus der
Umdrehungszahl der Kompensatorschraube ist der Brechungsindex abzulesen.
Der normale Interferometerwert beträgt 1360—1380. Ist er über 1400 erhöht,
so spricht das für eine organische Erkrankung des Zentralnervensystems. Steigerungen wurden bei Paralyse, Multipler Sklerose, Encephalitis, Hirntumoren und
bei Meningitis beobachtet. RIEBELING fand eine Erniedrigung bei Epilepsie und
Schizophrenie.

Die Interferometrie ist nicht zur Eiweißbestimmung im Liquor geeignet.
Unter Zugrundelegung der wie üblich errechneten Eiweißwerte erhält man einen
ungefähren Anhalt über die Höhe der Nichteiweißsubstanzen.

Spektroskopie.

Durch diese Methode gelang der Nachweis organischer Stoffe im Liquor in Mengen, die sich den chemischen Bestimmungsmethoden entzogen (SCHEID und PRUCKNER). Das Prinzip der (SCHEIBE) Methode ist folgendes:

Durch die zu untersuchende Lösung einerseits und eine Cuvette mit reinem Lösungsmittel andererseits wird gleichzeitig Licht geschickt. Ein rotierender Sektor mit variablem Öffnungswinkel erlaubt es, in willkürlicher Weise den durch das Lösungsmittel auf die Platte treffenden Lichtstrahl zu schwächen. Gleichzeitig erscheint auf der Platte an jeder Stelle des aufgenommenen die andere Hälfte des Spektrums, in der die Intensität an jeder Stelle des aufgenommenen Wellenbereichs durch die zu untersuchende Lösung in verschiedenem Maße geschwächt wurde. Notwendigerweise ergibt sich für jeden Grad der Lichtschwächung eine bestimmte Stelle der Wellenlängenskala, wo die willkürlich erzeugte Lichtschwächung mit der durch die gelösten Stoffe verursachten gleich ist. So erhalten wir die Meßpunkte der Skala. SCHEID und PRUCKNER fanden charakteristische Extinktionskurven. Die Untersuchungsergebnisse sind noch uneinheitlich.

Kataphoretische Untersuchungen.

K. F. und L. SCHEID haben Untersuchungen mit der Kataphorese-Apparatur nach TISELIUS über die im Liquor vorkommenden Eiweißkörper vorgenommen und eine eigene Methode entwickelt. Die Untersuchungstechnik ist recht kompliziert und ist bisher der Forschungsarbeit vorbehalten. Es gelang ihnen, die Eiweißkörper auf elektrischem Wege zu trennen und durch ihre Wanderungsgeschwindigkeit zu kennzeichnen. Sie konnten nachweisen, daß bei entzündlichen Erkrankungen des Zentralnervensystems die Eiweißkörper des Blutplasmas im Liquor auftreten. Die quantitative Zusammensetzung des entzündlichen Exsudates ist bei verschiedenen Erkrankungen sehr different. Die Untersucher glauben, daß die Unterschiede im submikroskopischen Feinbau der erkrankten Capillare zu suchen sind.

Auch die Untersuchung hochmolekularer Substanzen im Tumorliquor zeigte Eigenschaften der Serumeiweißkörper. Das Albumin, das Globulin waren bei Geschwülsten des Zentralnervensystems im Liquor nachweisbar.

Methode[1];

1. Stabilisierung der Stromquelle.

Sie erfolgt mit Hilfe von Glimmröhren und beruht auf der Tatsache, daß bei einer Glimmentladung in Edelgasen der Spannungsabfall an einer derartigen Entladungsstrecke praktisch unabhängig von der Stromstärke ist. Eine Übersicht über die Schaltung gibt die Abbildung (Abb. 22). Auf der linken Seite der Skizze ist der Transformator-Gleichrichter-Kreis der Stromquelle dargestellt. Der Netzstrom (220 Volt Wechselstrom) geht über den regulierbaren Widerstand R, zu dem in der Mitte angezapften Transformator T^1, der 2×1500 Volt liefert. Der Strom wird in den Ventilgleichrichterröhren (Type B. G 6, Telefunken) gleichgerichtet und geht zur Siebkette L_2, L_2, C_1, C_2. Hier wird er geglättet, d. h. seiner noch vorhandenen Wechselstromkomponenten beraubt. Die Spannung liegt nun an vier hintereinandergeschalteten Glimmröhren (Stabilisatoren der Fa. Stabilivolt, Type St. V. 280/40). Die Stabilisatoren sind in der Skizze mit 1, 2, 3 und 4 bezeichnet. An den einzelnen Elektroden der Röhren (B_3, B_2, B_1, O und $-C$) bleibt die Spannung konstant, auch wenn die vom Transformator

---

[1] SCHEID, K. F., u. L. SCHEID: Arch. Psychiatr. (D.) **117**, 3, 641 (1944).

T_1 gelieferte schwanken sollte. Ein Vorwiderstand R_2 und die hochohmigen Zündwiderstände Z_1, Z_2, Z_3 und Z_4 sorgen für richtige Belastung und Zündung der Röhren. An den Elektroden der Glimmröhren läßt sich nun eine stabilisierte Spannung von 0—1050 Volt abgreifen. Zur Feinregulierung für den Zwischenbereich zwischen den einzelnen Teilspannungen dient der regulierbare Widerstand R_2. Der durch die Stabilisatoren fließende Strom (Röhrenquerstrom) wird zweckmäßig mit Hilfe eines kleinen Meßinstrumentes gemessen. Der zur Aufrechterhaltung der Glimmentladung der Röhren notwendige Mindestquerstrom beträgt 10 mA, so daß der Stromquelle bis zu 30 mA Strom entnommen werden können, eine für unsere Zwecke völlig ausreichende Menge. Die Summe Querstrom plus entnommener Verbraucherstrom soll minimal 30, maximal 40 mA

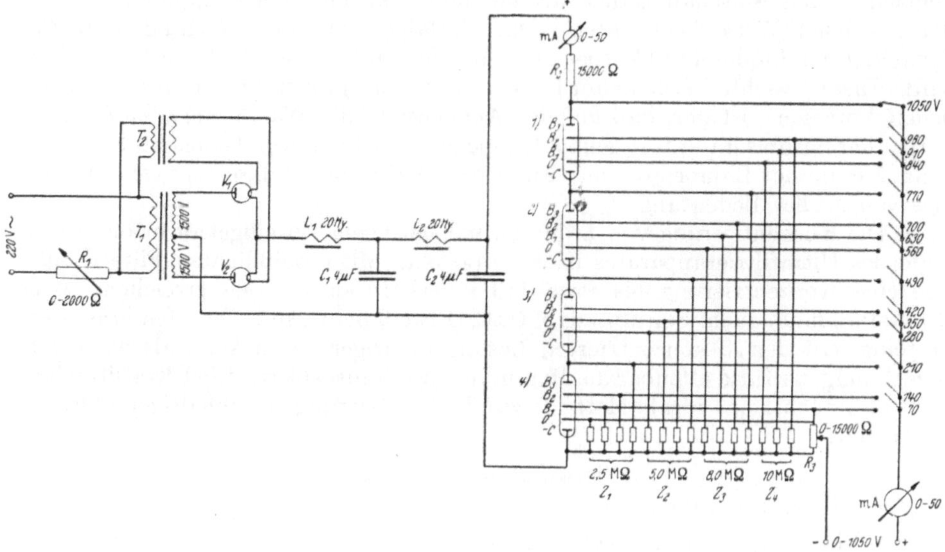

Abb. 22. Übersicht über die Schaltung bei der kataphoretischen Untersuchung (nach K. F. u. L. Scheid)

betragen. Dies läßt sich durch Betätigung des Widerstandes R_1 im Primärkreis des Transformators T_1 bequem erreichen. Die Konstanz der Spannung beträgt $+ 0,1 — 0,2\%$ bei Netzspannungsschwankungen von 10%. Die Stabilisierung ist also gut, die Apparatur bedarf, einmal eingebaut, keiner besonderen Wartung.

2. Der Kataphoreseversuch mit geringen Liquormengen (3,5 ccm). Das U-Rohr wird in üblicher Weise mit einer eiweißhaltigen Flüssigkeit gefüllt, die eine wesentlich höhere Dichte hat als der zu untersuchende Liquor. Zumeist wurde mit Pufferlösung verdunntes Serum 1:10 verwandt. Das U-Rohr wird dann in den Thermostaten zum Temperaturausgleich für etwa eine Stunde gestellt; dann wird das Rohr durch Verschieben des Unterstücks in üblicher Weise geöffnet und eine Viertelstunde gewartet. Hierbei gleichen sich mögliche Druckunterschiede in den einzelnen Abteilungen des U-Rohres aus. Dann wird die Apparatur wieder geschlossen, aus dem Thermostaten herausgeholt und das Mittel- und Oberteil so verschoben, daß sich das Unterteil entleeren und ausspülen läßt, während das Bodenteil von den übrigen Teilen abgeschlossen bleibt und die Serumlösung enthält. Nun wird der eine Schenkel des Unterteils, und zwar der Kathodenschenkel mit dem zu untersuchenden Liquor gefüllt, der andere (Anoden)-Schenkel mit einem Serum, das möglichst die gleiche Konzentration an Eiweißkörpern enthält wie der Liquor. Jetzt wird das Mittel- und Oberteil-

nach der Seite geschoben und das gefüllte Unterteil von ihnen abgeschlossen. Diese beiden Teile des U-Rohrs sind nun noch auszuspülen und mit Pufferlösung zu füllen. Nach Einsenken in den Thermostaten und Warten bis zum Temperaturausgleich (mindestens eine Stunde bei gekühlten Lösungen) wird das Unterteil so verschoben, daß das U-Rohr geöffnet ist. Die Serumlösung im Bodenteil der Apparatur ist jetzt überschichtet, und zwar auf der Kathodenseite mit dem zu untersuchenden Liquor, dem die Balance durch ein verdünntes Serum auf der Anodenseite gehalten wird. Beide sind wiederum von der Pufferlösung überschichtet. Die Überschichtungsgrenzen bleiben bei diesem Verfahren stabil, sie lassen sich in der üblichen Weise durch vorsichtiges Entfernen von Flüssigkeit aus einem Elektrodengefäß mit Hilfe einer 1 ccm-Rekordspritze sichtbar machen. Nach Einschalten des Stromes läßt sich die Grenze Liquor-Puffer in der normalen Weise beobachten. Das Verfahren hat den Nachteil, daß die Trennung der Liquoreiweißkörper ausschließlich auf der Kathodenseite sichtbar wird. Dieser Nachteil fällt kaum ins Gewicht. Ein großer Vorteil des beschriebenen Vorgehens ist der, daß auf der Anodenseite die Wanderung der Eiweißkörper der Serums unter fast genau den gleichen Bedingungen beobachtet werden kann wie die der Liquorproteine. Für manche Fragen der Liquorphysiologie ist dies von großer Bedeutung.

3. Die Konzentrierung von Liquoren mit geringem Eiweißgehalt erfolgte mit Hilfe des Ultrafiltrierapparates nach THIESSEN. Mit eiweißdichten Filtern läßt sich eine Konzentrierung bis etwa 1:3 innerhalb eines Tages erreichen. Wie DUENSING fand auch SCHEID, daß trotz Eiweißdichtigkeit der Membran der Proteingehalt der so konzentrierten Lösung niedriger liegen kann als nach der Berechnung, daß also offenbar die Membran Eiweiß adsorbiert. Die Ultrafiltration stellt also noch keine ideale Methode zur Konzentrierung eiweißhaltiger Flüssigkeiten dar.

Viscosität des Liquors.

Normal: 1,01 — 1,06.

Die Viscositätsprüfung spielt bei der Liquoruntersuchung praktisch keine Rolle. Sie ist ähnlich der des destillierten Wassers und liegt etwa bei 1,01—1,06. Sie ist abhängig vom Eiweißgehalt und der Alkalinität des Liquors.

Oberflächenspannung.

Normal: 50 dyn.

Auch die Untersuchung der Oberflächenspannung mit Stalagmometer oder nach RIEBELING und JANSEN mittels einer Apparatur, die der der QUINCKEschen Waage ähnelt, hat bisher kein praktisch verwertbares Ergebnis gezeitigt. Der normale Wert liegt bei 50 dyn. Nach KELLER und KINZL ist die Oberflächenspannung des Lumballiquors höher als die des occipitalen. Nach KINZL enthält der Liquor meßbare Mengen oberflächenaktiver Stoffe. Nur die Untersuchung mit Auswertung von Reihenverdünnungen ist brauchbar.

Auch die Untersuchungen der *Senkungsgeschwindigkeit* der roten Blutkörperchen im Liquor und die Untersuchung der *Schaumbildung* u. a. führten bisher zu keinem praktisch verwertbaren Ergebnis.

Gefrierpunkterniedrigung.

Die Untersuchung der Gefrierpunkterniedrigung gibt Aufschluß über die molekulare Konzentration. Sie ist meist geringer als die des Serums. Die Werte sind aber inkonstant und zeigen starke Schwankungen. Eine Erhöhung wird bei Urämie und Diabetes, eine Erniedrigung bei Meningitis beobachtet.

Auch die Bestimmung der *elektrischen Leitfähigkeit* des Liquors, die höher
ist als die des Serums und die bei Meningitis und unter der Malariakur herabgesetzt sein soll, ist praktisch bisher ohne Wert.

Das gleiche gilt von den Bestimmungen des *osmotischen* Drucks und den
Untersuchungen über die *elektrische Ladung* der Liquor-Eiweißkörper.

Kolloidreaktionen.

Diesen für die Klinik so außerordentlich wichtigen Untersuchungsmethoden
liegt folgendes Prinzip zugrunde:

Eine kolloidale Lösung (Lösung, deren gelöste Teilchen nicht über 0,1 und
nicht unter 0,01 μ groß sind) wird mit einer zweiten kolloidalen Lösung zusammen-
gebracht. Dabei kommt es unter bestimmten Voraussetzungen zu einer Änderung
beider Systeme (Kolloidfällung, Labilisierung, Stabilisierung). Der Liquor ist
eine solche kolloidale Lösung. Durch die Einwirkung des Liquors als einer
kolloidalen Lösung auf ein zweites bekanntes Kolloidsystem kann man Rückschlüsse auf den Zustand der Liquorkolloide ziehen. C. LANGE zeigte 1912,
daß der normale Liquor eine kolloidale Goldlösung (Goldsol) nicht verändert,
während ein pathologischer Liquor infolge seiner Dispersitätsverschiebung auf
das Goldsol einwirkt und Farbänderungen herbeiführt.

Diese Tatsache wurde zum Ausgang verschiedenartiger Methoden gleichen
Grundprinzips und zu einem wichtigen Bestandteil der modernen Liquorforschung.
Nach den neueren Untersuchungen von K. F. und L. SCHEID ist der Ausfall
der Mastixreaktion von den elektrochemischen Eigenschaften abhängig. So
flockt der γ-Globulin-Mastixkomplex unter bestimmten Bedingungen aus, unter
denen die Albumin-Mastixteilchen stabil bleiben. Die β-Globulin-Mastix-Par-
tikel sind bei den gleichen Bedingungen und bei höheren Eiweißkonzentrationen
stabil, fallen bei niederen aber aus. Das Mischungsverhältnis der in den Liquor
übergetretenen Serum-Eiweißkörper ist bei verschiedenen pathologischen Verhältnissen unterschiedlich. Auch der Ausfall der Goldsolreaktion hängt weitgehend von den elektrochemischen Eigenschaften ab.

Alle Methoden unterscheiden sich nur durch die Anwendung verschiedener
kolloidaler Reagenzien, wie z. B. Metallsohle, Harzlösungen, Schellack- und Farb-
sole, Paraffin, Kieselsäuresol, Kohlesuspensionen usw. Es würde zu weit führen,
wollte man alle Kolloidreaktionen und ihre Technik besprechen. Wir werden
uns im folgenden deshalb begnügen müssen, über die gebräuchlichsten Methoden
zu berichten.

Die Ausführung aller Kolloidreaktionen setzt peinlich exaktes Arbeiten und
absolute Sauberkeit voraus. Es soll möglichst nur Jenaer Glas zur Verwendung
kommen. Alle Glasgeräte müssen gründlichst gereinigt sein und mit destilliertem
Wasser nachgespült und in Brutschränken getrocknet werden. Auch bei den
Chemikalien ist auf absolute Reinheit zu achten.

Goldsolreaktion[1].

C. LANGE gab 1912 die Goldsolreaktion an und eröffnete hiermit ganz neue
Möglichkeiten für die Liquordiagnostik. Diese Reaktion ist die empfindlichste
aller Kolloidreaktionen. Ihre technische Schwierigkeit liegt in der Herstellung
eines geeigneten Sols mit einer optimalen Größe der Kolloidteilchen. Alle Versuche, weniger empfindliche Sole zu verwenden, blieben bisher ohne Erfolg.
Man muß sich die Sole selbst herstellen, dabei ist wiederum nur Jenaer Glas,
frisch hergestelltes Aqua bidest. zu verwenden und auch auf ein optimales p_H
zu achten.

---

[1] LANGE: Berl. klin. Wschr. **49**, 897 (1912); Z. Chemotherapie **1**, 1 (1912).

Formolgoldsol (LANGE)[1]: Zu 1000 ccm Aqua bidest. fügt man 10 ccm einer 1%igen Goldchloridlösung und eine geeignete Menge einer 2%igen Pottaschelösung (Cal. carb.). Diese Lösung wird in einem Glaskolben schnell aufgekocht. Der Kolben wird von der Flamme heruntergenommen und mit 10 ccm einer 1%igen Formollösung rasch, aber in Portionen versetzt (2,5 ccm einer 40%igen Formollösung auf 100 ccm Aqua bidest.). Die Flüssigkeit wird zunächst blaßrosa, dann immer dunkler bis purpurrot. Lösungen mit bläulichem Schimmer, trübe Lösungen oder solche mit rauchig-schimmernder Oberfläche sind nicht zu verwenden. Dieses Sol hält sich, im Dunkeln aufbewahrt, mehrere Wochen.

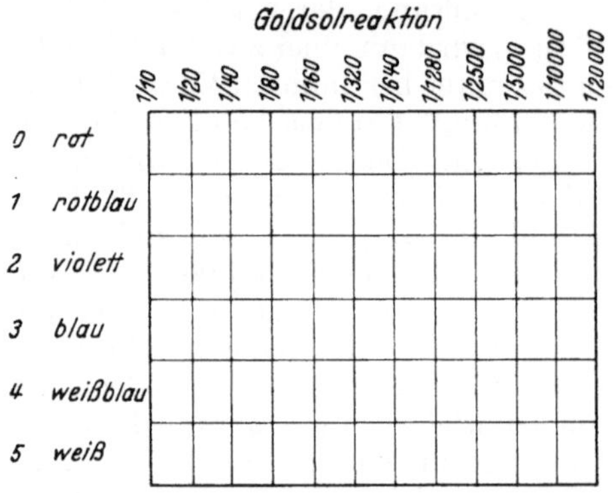

Abb. 23. Schema zum Eintragen der Ergebnisse der Goldsolreaktion.

Traubenzuckergoldsol (EICKE)[1]: 1000 ccm frisch destilliertes Wasser werden mit 10 ccm einer 1%igen Goldchloridlösung und mit 5 ccm einer 5%igen Traubenzuckerlösung versetzt und kurz aufgekocht. Es wird dann eine 6%ige Kaliumcarbonatlösung tropfenweise solange zugesetzt, bis die kochende Lösung tiefrot gefärbt ist (3,6—4 ccm Pottaschelösung). Das Sol ist empfindlicher, aber schlechter haltbar als das Formolsol.

Vorversuch: Im Vorversuch wird jede Goldsollösung geprüft, um die Salzkonzentration für den Hauptversuch festzustellen. Hierzu stellt man in 10 Reagenzgläschen eine fortlaufende Verdünnungsreihe einer Kochsalzlösung (0,1 bis 1,0%ig) her und gibt zu jeder Kochsalzlösung 5 ccm der Goldsollösung. Die Röhrchen werden geschüttelt und nach 3—4stündigem Stehen bei Zimmertemperatur abgelesen. Zum Hauptversuch benutzt man die Salzlösung höchster Konzentration, die im Vorversuch noch keinen Farbumschlag bewirkte.

Hauptversuch: Von jedem Liquor wird eine Verdünnungsreihe von 10 Röhrchen (bei sehr eiweißhaltigem Liquor von 12—15 Röhrchen) angesetzt. In das erste Röhrchen kommt eine Liquorverdünnung von 1:10 (0,2 ccm Liquor + 1,8 ccm der im Vorversuch ermittelten NaCl-Lösung). In die folgenden Röhrchen kommen je 1 ccm der NaCl-Lösung. Nach Mischung wird aus diesem ersten Röhrchen 1 ccm in das zweite überpipettiert, wodurch in diesem zweiten Röhrchen eine Verdünnung von 1:20 erreicht wird. Nun wird vom zweiten Röhrchen 1 ccm in das dritte Röhrchen übertragen (Verdünnung 1:40) und so fort. Aus dem letzten Röhrchen (10. oder 12.—15. Röhrchen) wird 1 ccm fortpipettiert. So erhalten wir eine Verdünnungsreihe 1:10 bis 1:20000. Als letztes Röhrchen stellt man an die Versuchsreihe ein Röhrchen mit 1 ccm Kochsalzlösung ohne Liquorzusatz. Zu jedem der Röhrchen werden nun 5,0 ccm der Goldsollösung hinzugegeben, die Röhrchen werden umgeschüttelt und bei Zimmertemperatur im Dunkeln

---

[1] EICKE: Münch. med. Wschr. **60**, 2713 (1913).

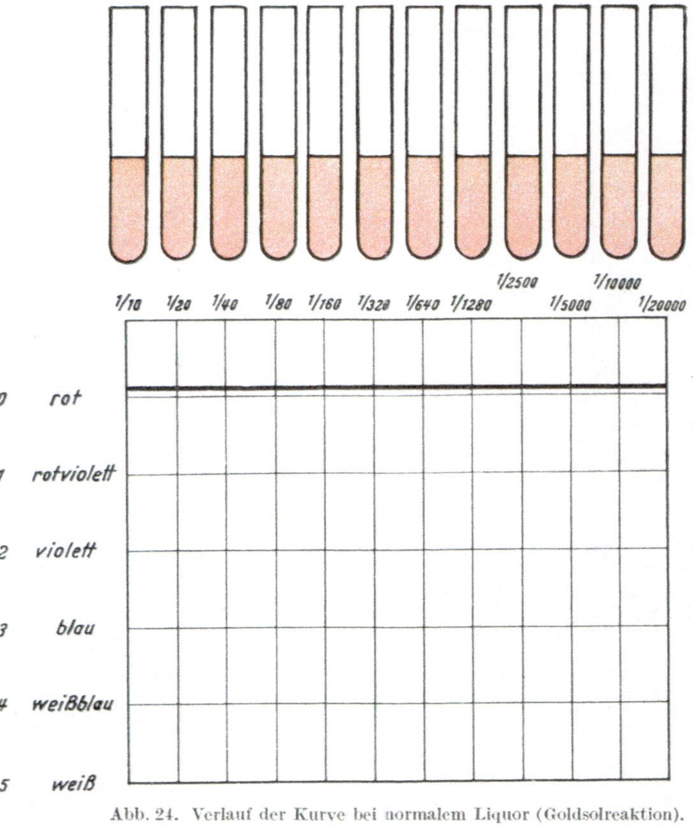

Abb. 24. Verlauf der Kurve bei normalem Liquor (Goldsolreaktion).

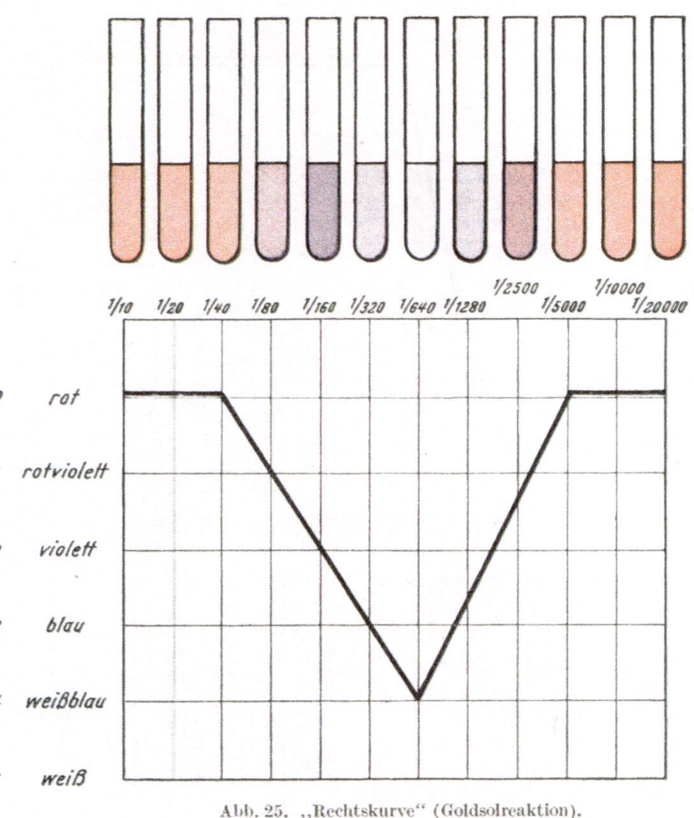

Abb. 25. „Rechtskurve" (Goldsolreaktion).

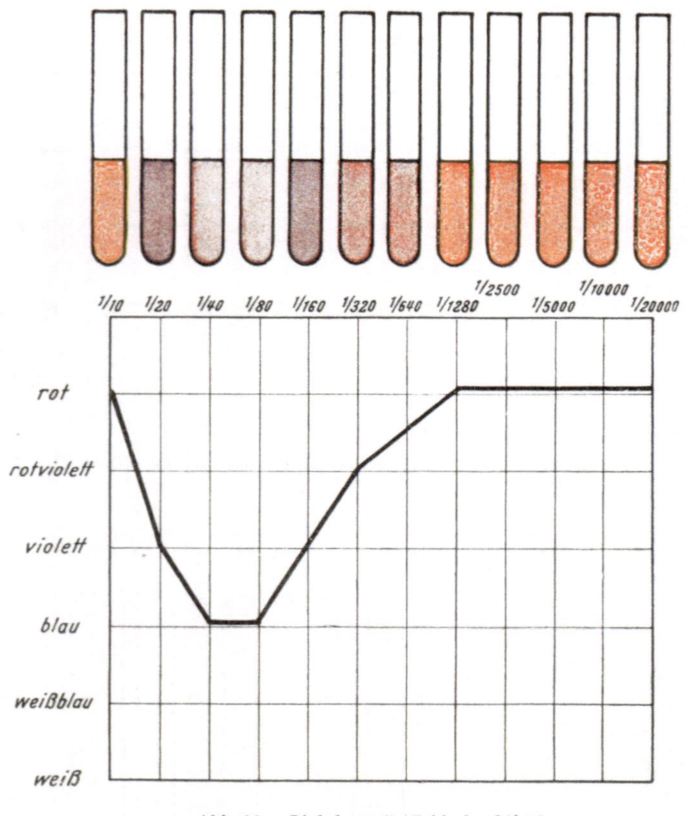

Abb. 26. „Linkskurve" (Goldsolreaktion).

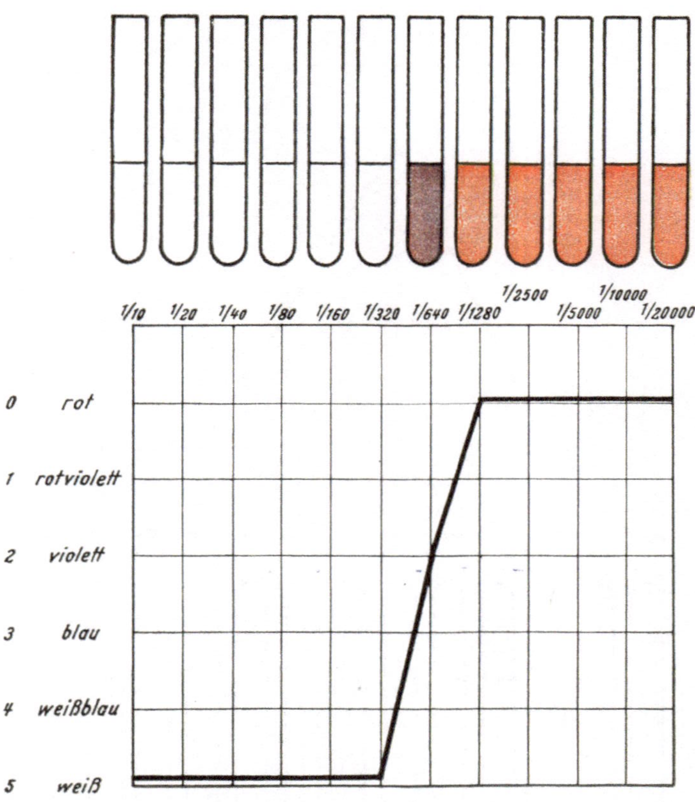

Abb. 27. „Maximale Linkskurve" (Goldsolreaktion).

abgestellt. Nach 18—24 Stunden erfolgt die Ablesung der Farbumschläge. Das Ergebnis wird in dem LANGEschen Schema vermerkt (Abb. 23). Hier entspricht jede senkrechte Linie einem Röhrchen der Versuchsreihe und so den Verdünnungen von 1:10 bis 1:20000. Die Farbumschläge werden durch die waagerechten Linien markiert (wir unterscheiden rot, rot-violett, violett, blau, weißblau, weiß). Das Kontrollröhrchen bleibt in seiner Farbe unverändert. Beim normalen Liquor bleibt die Farbe in allen Röhrchen unverändert hellrosa. Ein pathologischer Liquor bewirkt einen Farbumschlag, der in seiner Stärke und Verteilung innerhalb der Versuchsreihe sehr different sein kann (Abb. 24, 25, 26, 27).

Mastixreaktion.

EMANUEL[1] gab 1915 die Originalmethode einer Mastixreaktion an, die im Laufe der Jahre eine vielgestaltige Umwandlung erfuhr. Auch diese Methode hat sich in der Klinik in ganz besonderer Weise bewährt.

Originaltechnik: Die Mastixlösung wird in der Weise hergestellt, daß man zu 100 ccm absoluten Alkohols 10 g Mastix hinzusetzt, schüttelt und filtriert (am besten im Schüttelapparat). Diese Lösung stellt man 24 Stunden in den Eisschrank. Sie ist, im Dunkeln aufbewahrt, lange haltbar. Vor jedem Versuch wird 1 ccm der Stammlösung und 9 ccm absoluten Alkohols schnell in 40 ccm destillierten Wassers geblasen. Es werden 0,5 ccm Liquor + 1,5 ccm 1,25%iger NaCl-Lösung gemischt, in drei andere Gläschen kommt je 1 ccm 1,25%-iger NaCl-Lösung und durch Übertragung von 1 ccm von einem Gläschen zum anderen werden, wie bei der Goldsolreaktion, vier Verdünnungen hergestellt. Zu je 1 ccm der Verdünnungen kommt 1 ccm der Mastixversuchslösung. Als Kontrolle dient 1 ccm 1,25%ige NaCl-Lösung + 1 ccm der Mastixversuchslösung.

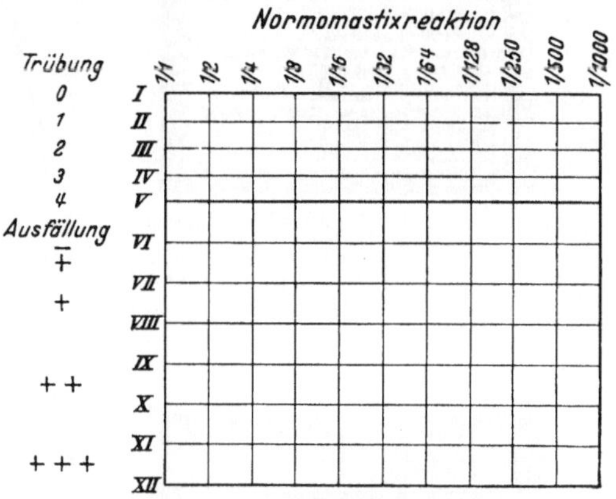

Abb. 28. Schema zum Eintragen der Ergebnisse der Normomastixreaktion.

Methode Jacobsthal und Kafka[2]: Nach Hinzufügung von 10 g Mastix zu 100 ccm absoluten Alkohols wird geschüttelt und 24—28 Stunden im Eisschrank stehengelassen, dann wird filtriert. Die Versuchslösung wird in der Weise hergestellt, daß man 1 ccm der Stammlösung mit 9 ccm absoluten Alkohols mischt, in eine 10 ccm-Pipette aufnimmt und in 40 ccm destillierten Wassers, das sich in einem Erlenmeyer-Kolben befindet, unter leichtem Schütteln tropfenweise einfließen läßt, so daß die Mischungszeit ungefähr 50 Sekunden beträgt. Dann läßt man es $^1/_2$ Stunde bei Zimmertemperatur stehen (Reifungszeit) und stellt nun mit der Versuchslösung einen Vorversuch an, indem man je 1 ccm Kochsalzlösungen von 0,1 bis $1^1/_2\%$ mit 1 ccm der Mastixversuchslösung versetzt und die Röhrchen viermal aus dem Handgelenk schüttelt. Die Kochsalzlösungen werden stets aus 10%iger Stammlösung hergestellt, welche letztere man in der Weise bereitet, daß man 10 g Kochsalz abwiegt und solange zweimal destilliertes Wasser hinzusetzt, bis das Gewicht 100 g beträgt. Aus dem Vorversuch wählt man durch Besichtigung gegen diffuses Tageslicht (künstliches Licht ist

---

[1] EMANUEL: Berl. klin. Wschr. **792** (1915).
[2] JACOBSTHAL u. KAFKA: Z. Neur. Ref. **12**, 235 (1916).

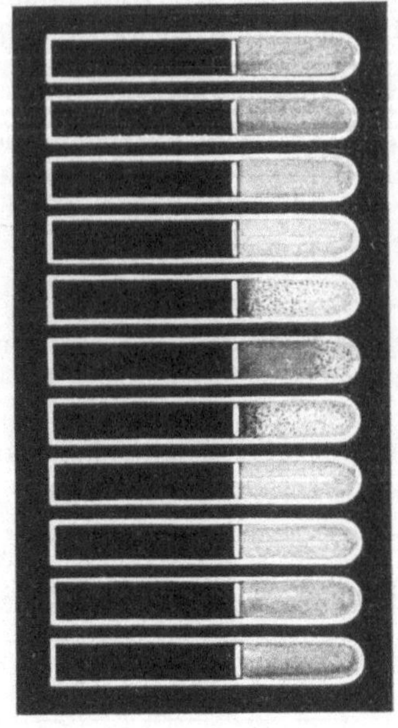
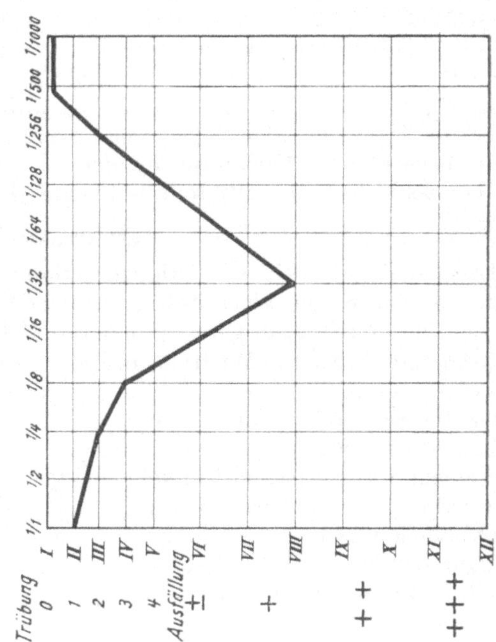

Abb. 30. „Rechtskurve" (Mastixreaktion).

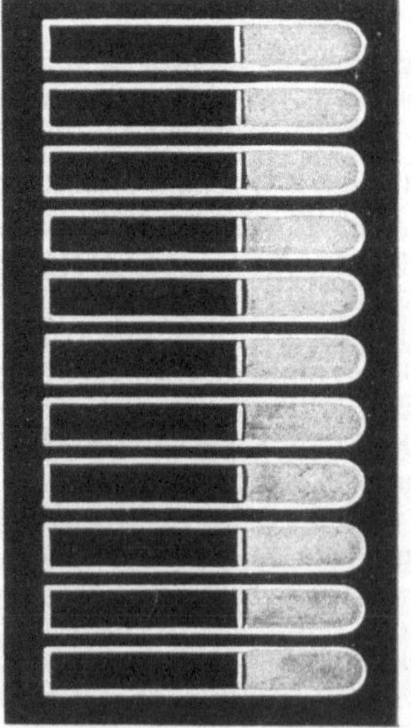
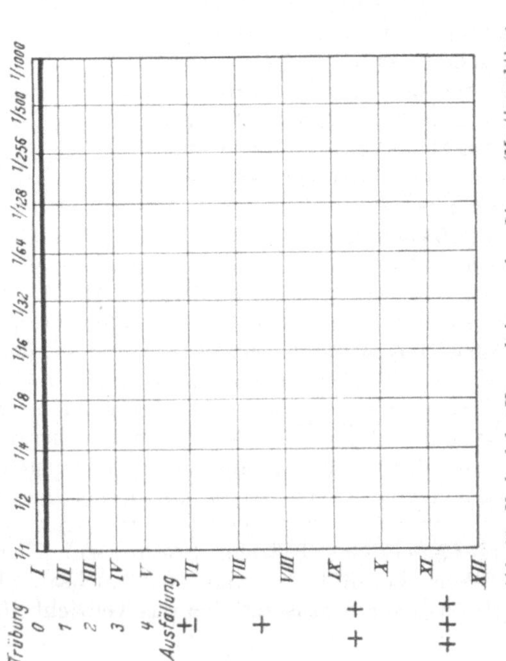

Abb. 29. Verlauf der Kurve bei normalem Liquor (Mastixreaktion).

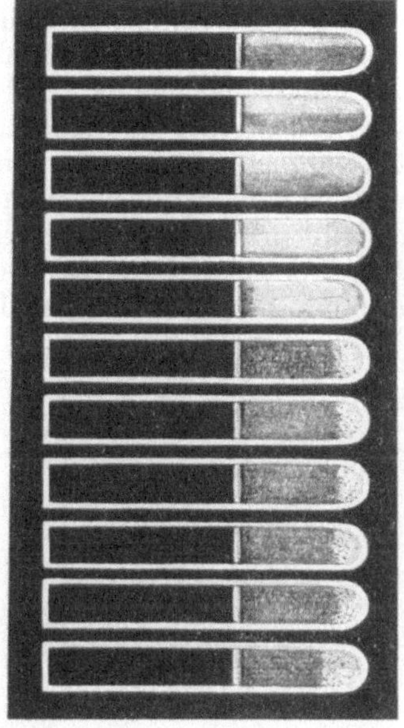

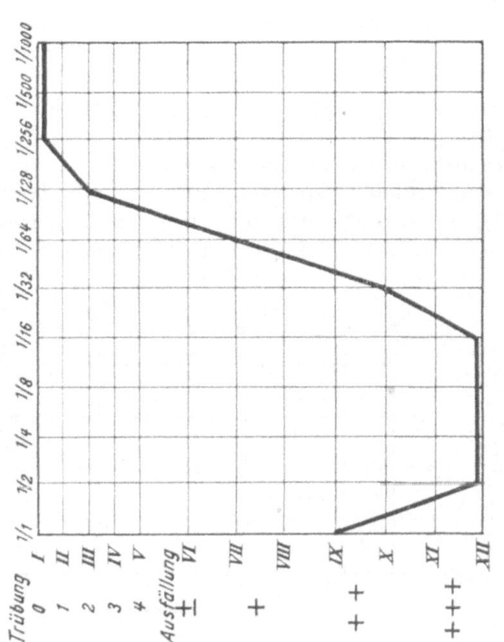

Abb. 32. „Maximale Linkskurve" (Mastixreaktion).

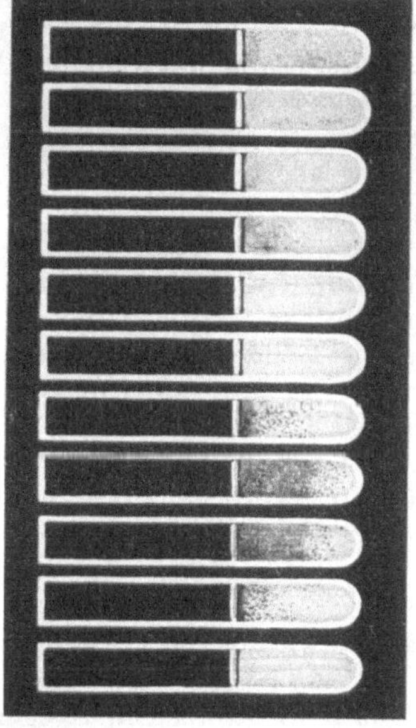

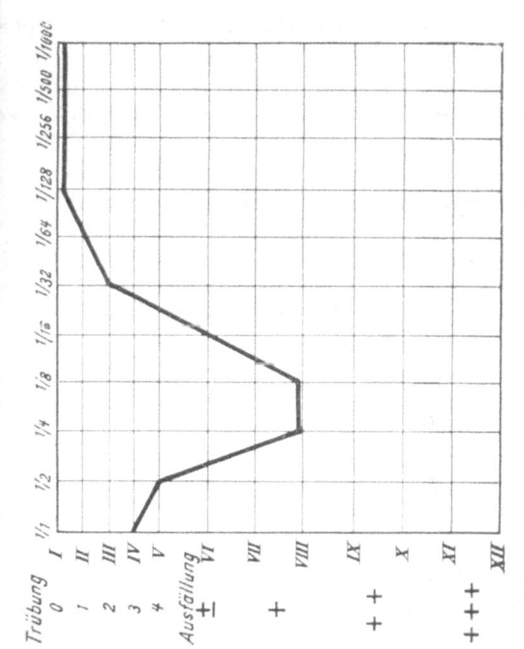

Abb. 31. „Linkskurve" (Mastixreaktion).

nicht zu empfehlen) nun die erste flockende Kochsalzkonzentration aus und stellt mit ihnen die Reaktion in ähnlicher Weise wie bei der Goldsolreaktion an; 0,5 ccm Liquor + 1,5 ccm der betreffenden Kochsalzlösung werden gemischt und absteigende Verdünnungen, wie oben beschrieben, hergestellt; man benutzt 12 Röhrchen. Nach Mischung müssen die Röhrchen viermal aus dem Handgelenk geschüttelt werden, und zwar möglichst gleichmäßig. Als Kontrolle dienen die betreffenden Röhrchen des Vorversuches, die während des ganzen Hauptversuches aufgehoben werden müssen. Das Resultat wird nach 24 Stunden Zimmertemperatur oder auch nach längerer Zeit abgelesen und in einem Schema registriert, das dem LANGEs nachgebildet ist (Abb. 28). Auch hier bezeichnen die senkrechten Linien die einzelnen Versuchsröhrchen und so die entsprechenden

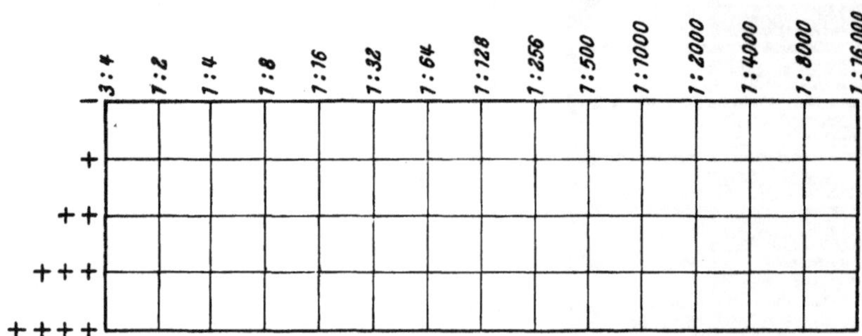

Abb. 33. Schema zum Eintragen des Ergebnisses der Benzoereaktion.

Verdünnungen, während die waagerechten Striche die Veränderungen je nach ihrer Stärke angeben. Die einzelnen Punkte werden zu Kurven verbunden (Abb. 29—32).

Normomastixreaktion nach KAFKA[1]: Man verwendet eine Normosallösung (1 g auf 100 ccm Aqua bidest.) an Stelle der Kochsalzlösung, wodurch der Vorversuch wegfallen kann. Eine Anfärbung der Mastixlösung mit Sudan III erleichtert das Ablesen. Die Versuchslösung wird folgendermaßen hergestellt: 8,5 ccm Alkohol wird mit 0,5 ccm gesättigter alkoholischer Sudan III-Lösung und 1 ccm Mastixstammlösung durchmischt. Hierzu werden 40 ccm Aqua bidest. langsam hinzugesetzt und eine halbe Stunde abgewartet (Reifung). In der Verdünnungsreihe schaltet KAFKA zwischen das erste und zweite Röhrchen noch eine Verdünnung von 3:4 ein. Der übrige Verlauf der Reaktion ist der gleiche wie bei der Mastixreaktion (Abb. 29, 30, 31, 32).

An Stelle der Normosallösung verwendet AXEN eine 1%ige Titrosalzlösung, wodurch die Lösung haltbarer und billiger ist. Viele andere Änderungsvorschläge haben sich noch nicht ausreichend bewährt.

Ein normaler Liquor zeigt höchstens bei einzelnen Verdünnungen eine Trübung (0—4), während beim pathologischen Liquor ausgesprochene Veränderungen deutlich bemerkbar sind.

Benzoereaktion.

GUILLAIN[2] gab 1920 diese Methode an, die jetzt vorwiegend in Frankreich ausgeübt wird.

Stammlösung: 1 g Sumatrabenzoeharz wird innerhalb 48 Stunden in 10 ccm Alk. absolut. gelöst und dann die klare Lösung vom Bodensatz abgegossen. Für den Versuch werden 0,3 ccm dieser Lösung langsam in 20 ccm Aqua bidest.

---

[1] KAFKA: Dtsch. med. Wschr. 47, 1422 (1921).
[2] GUILLAIN, LA ROCHE, LECHELLE: La réaction du bengoin colloidal. Paris 1932.

bei 35° C geträufelt. Nach Abkühlung und kurzer „Reifung" ist diese trübe Lösung gebrauchsfertig. Als Verdünnungslösung des Liquors dient eine Kochsalzlösung von 0,1 g auf 1000 ccm Aqua bidest. oder reines Aqua bidest. Die Verdünnungsreihe besteht aus 15 Gläsern. In das erste kommen 0,25 ccm, in die weiteren 1 ccm dieser Verdünnungsflüssigkeit. Dann wird in das erste Gläschen 0,75 ccm, in das zweite 1 ccm Liquor gegeben. Aus diesem wird 1 ccm in das dritte, aus dem dritten 1 ccm in das vierte usw. überpipettiert. Von der Benzoegebrauchslösung kommt in jedes Röhrchen 1 ccm (es entstehen Verdünnungen wie: $^3/_4$, $^1/_2$, $^1/_4$, $^1/_8$ usw.). Die Ablesung erfolgt nach 12—24 Stunden.

Die Flockungsgrade werden in ein Schema eingetragen, das wie bei den anderen Kolloidreaktionen die Versuchsanordnung wiedergibt (Abb. 33). Die Flockungsgrade werden nach ihrer Stärke beurteilt und in dem Schema zu Kurven verbunden.

Paraffinreaktion.

KAFKA[1] stellte 1913 eine Stammlösung aus 0,3 g Paraffin von einem Schmelzpunkt von 51—52° her, das er in 100 ccm Alk. absolut. unter Erwärmen auflöste. Bei Zimmertemperatur fällt das Paraffin wieder aus. Zur Herstellung der Versuchslösung werden die gleiche Menge Stammlösung und Aqua dest. auf die Schmelzpunkttemperatur des Paraffins erwärmt und dann rasch das Aqua dest. zur Paraffinlösung gegeben, wodurch man eine opalescierende Lösung erhält,

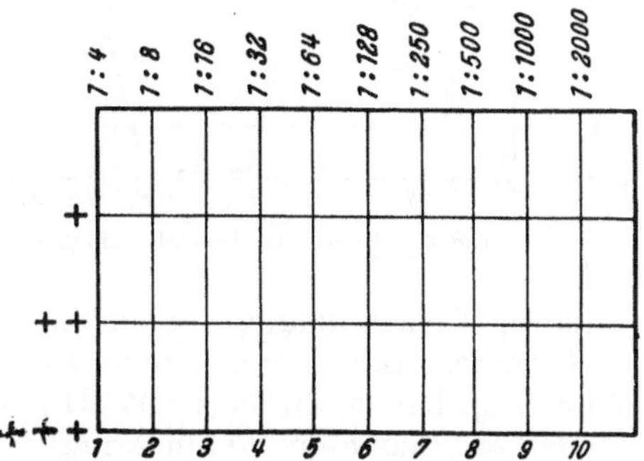
Abb. 34. Schema zum Eintragen der Ergebnisse der Paraffinreaktion.

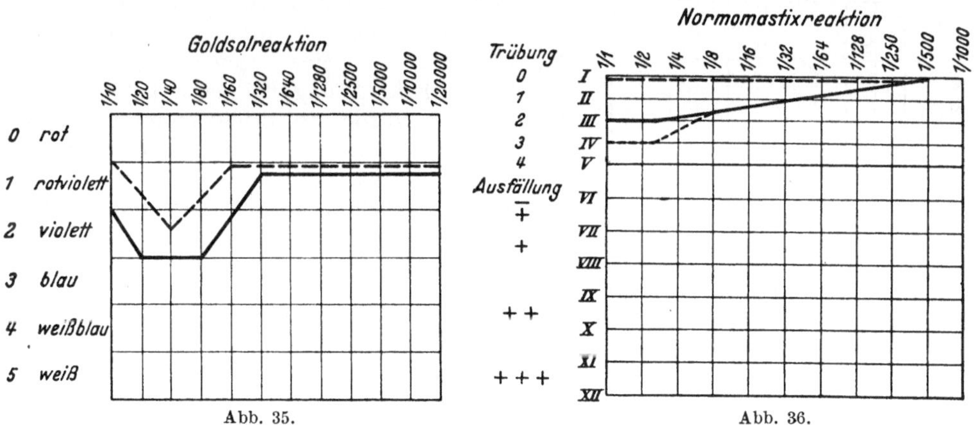
Abb. 35.   Abb. 36.

Abb. 35. und 36. Kurven bei normalem Liquor.

die nicht ausfallen darf. In das erste der zehn Röhrchen kommen 0,75 ccm, in alle folgenden 0,5 ccm einer 0,3%igen NaCl-Lösung. Es werden nun in das erste Röhrchen 0,25 ccm Liquor hinzugetan (Verdünnung 1:4) und dann aus dem ersten Röhrchen 0,5 ccm weiter pipettiert und so fort, so daß eine Verdünnungsreihe von 1:4, 1:8, 1:16, 1:32 usw. entsteht. Nach 16—24 Stunden wird das Ergebnis (Aufhellung der Fällung) nach üblicher Weise abgelesen und in

[1] KAFKA: Z. Immun.forsch. **37**, 315 (1923).

ein Schema eingetragen (Abb. 34). Kleine, auf der Oberfläche schwimmende Flocken sind ohne Bedeutung. Die Reagenzien dieser Methode sind billiger und die Resultate sind insbesonders bei Neurolues gut differenzierbar.

Die Kolloidkurven bei normalem und pathologischem Liquor.

An dieser Stelle soll einiges Allgemeine über die Beurteilung der Kolloidkurven eingefügt werden, weil es für das Verständnis wichtig ist. Vor allem ist es bedeutungsvoll festzulegen, welche Abweichungen von der Norm, welche Zacken- oder Kurvenbildungen noch als normal zu gelten haben und von welcher Grenze an wir die Befunde als pathologisch zu beurteilen haben (Abbildung 35—38). Eine

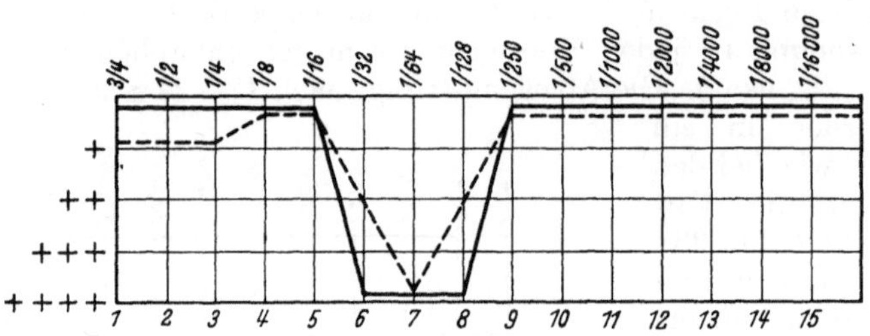

Abb. 37. Kurven bei normalem Liquor (Benzoereaktion).

flache Zackenbildung im ersten bis 3.—4. Röhrchen bei der Goldsol- und Normomastixreaktion, und insbesondere diese wollen wir bei dieser Besprechung im Auge haben, dürfen nicht als pathologisch gewertet werden (s. S. 94). Tiefe oder ausgedehntere Veränderungen gelten stets als pathologisch. Jeder pathologische Ausfall einer Kolloidreaktion spricht ganz allgemein für eine organische Erkrankung des Zentralnervensystems (s. S. 100).

Schon bald nach Einführung der Kolloidreaktion in die klinische Diagnostik stellte sich heraus, daß es u. a. bestimmte charakteristische Kurvenverläufe hierbei gibt. Das gehäufte Auftreten solcher bestimmten Kurvenbilder bei Erkrankungen führte dazu, bestimmte Formen als spezifisch für die eine oder andere Krankheit anzusprechen. Hieraus ergab sich eine Bezeichnung, die nach der Art der Erkrankung, bei der sie gehäuft auftrat, gewählt wurde. So spricht man auch heute noch häufig von einer „Meningitiskurve", einer „Lueskurve" bzw. „Paralysekurve". Die weitere klinische Erfahrung zeigte aber, daß solche typischen Kurvenformen bei ganz verschiedenartigen Krankheitszuständen auftreten können.

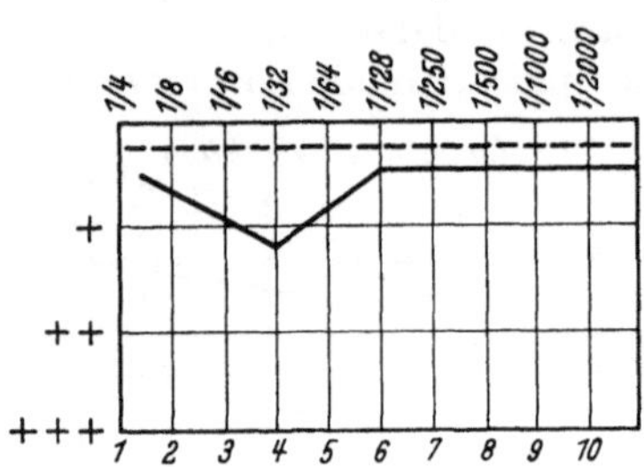

Abb. 38. Kurven bei normalem Liquor (Paraffinreaktion

Die Bezeichnung einer Kurvenform nach der einen oder anderen Erkrankung, bei der sie gehäuft auftritt, z. B. die maximale Linkskurve bei Progressiver Paralyse, führt zu falschen diagnostischen Schlüssen. Man muß sich · darauf beschränken, von einer pathologischen Kurve oder Zacke zu reden, wobei man zum besseren Verständnis und zur näheren Erläuterung hinzufügen kann, in welchem Anteil der Versuchsreihe sie besondere Veränderungen aufweist. So bezeichnet man eine Kurvenbildung im linken, d. h. im Anfangsteil der Versuchsreihe als „Linkskurve", eine mehr im rechten Anteil liegende als „Rechtskurve" (Abb. 39 u. 40). Linkskurven finden wir in verschiedenster, oft charakteristischer Form bei syphilitischen Erkrankungen (Lues cerebri, Tabes, unbehandelte und behandelte Progressive Paralysen), aber auch bei Multipler Sklerose, Encephalitis, Fleckfieber, bei postdiphtherischen Neuritiden, Poliomyelitis, Typhus mit meningealen Erscheinungen, Echinokokkenerkrankung des ZNS, Lepra, Subarachnoidalblutungen usw. (Abb. 39,40). Auch bei gewissen Hauterkrankungen beobachtet man solche Linkskurven. So wie es sich mit der Linkskurve im all-

gemeinen verhält, so ist es auch mit der sog. maximalen Linkskurve, die früher
als sog. Paralysekurve bezeichnet wurde (Abb. 39, 40). Man findet sie häufig auch
bei Multipler Sklerose, bei Lues cerebro-spinalis, Tabes, bei Hirntumoren, Poliomyelitis, Lues latens, Meningitis epidemica, Hirnblutungen oder Erweichungen,
bei Pneumokokken- oder tuberkulöser Meningitis. Darüber hinaus kann diese

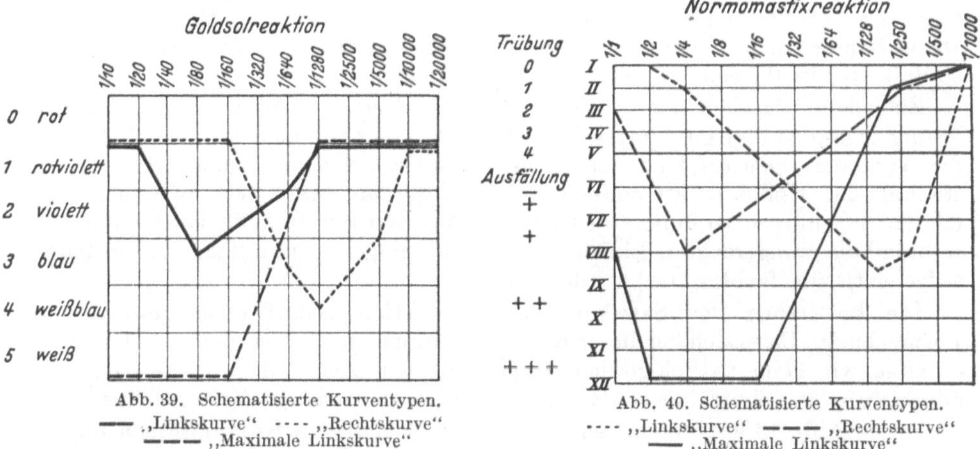

Abb. 39. Schematisierte Kurventypen.
—— „Linkskurve" ---- „Rechtskurve"
———— „Maximale Linkskurve"

Abb. 40. Schematisierte Kurventypen.
---- „Linkskurve" ———— „Rechtskurve"
—— „Maximale Linkskurve"

Kurvenform gelegentlich einmal auch bei anderen Erkrankungen des ZNS zur
Beobachtung kommen.

Die „Rechtskurven" treffen wir vor allem bei Meningitiden verschiedenster
Genese (Abb. 39, 40). Eine doppelzackige Kurve findet man nicht selten bei epi-
idemscher Meningitis.

Salzsäure-Collargol-Reaktion[1].

RIEBELING (1938) kehrte die bisherige Versuchsanordnung der Kolloidreaktionen um. Er prüft, in welcher Form der Liquor das Testkolloid (Collargollösung) gegen die fällende Wirkung der Salzsäure schützt. Technik und Ablesung
ist einfacher als bei den anderen Reak-
tionen.

Methodik: Von dem fertigen Präparat
werden 0,5 Collargol in 500 ccm langsam
zuzusetzenden Wassers gelöst, was in einigen Stunden erfolgt ist. Diese Lösung
bleibt etwa 6—8 Wochen verwendbar.
Nach noch längerem Stehen wird sie über-
empfindlich. Sie ist in Dunkelheit in gut
verschließbarer Flasche aufzubewahren.
Von dieser 0,1%igen Stammlösung wird
am Tage des Versuchs durch Verdünnung

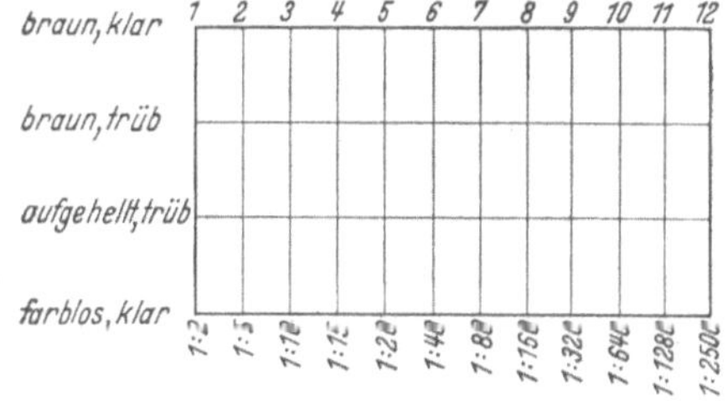

Abb. 41. Schema zum Eintragen der Salzsäure-
Collargol-Reaktion.

von 1:10 die Gebrauchslösung hergestellt, die eine halbe Stunde vor dem
Gebrauch stehen muß. Sie ist braun und klar. Als Salzsäurestammlösung verwendet man eine analytisch reine n/10-Salzsäure, aus der man am Tage des Versuchs die notwendige Menge n/500-Salzsäure herstellt. In das erste Röhrchen
der Versuchsreihe werden 0,5 ccm der n/500-Salzsäure gebracht, in das zweite
Röhrchen 0,8, in das dritte 0,9 ccm, in das vierte 1,4 ccm, in das fünfte 1,9,

---

[1] RIEBELING: Klin. Wschr. **17**, 501 u. 783 (1938).

4*

in jedes weitere 1 ccm. Nun werden zum ersten Röhrchen 0,5 ccm Liquor, zum zweiten 0,2 ccm, zum dritten, vierten, fünften je 0,1 ccm Liquor hinzugesetzt. Aus dem 4. Röhrchen wird 0,5 ccm weggenommen. Aus dem fünften werden 1 ccm in das sechste überpipettiert und von da 1 ccm in das 7. Röhrchen usw. Aus dem 10. Röhrchen wird 1 ccm wegpipettiert, so daß schließlich jedes Röhrchen 1 ccm Liquorverdünnung mit Salzsäure enthält und zwar in folgender Verdünnung: $^1/_2$, $^1/_5$, $^1/_{10}$, $^1/_{15}$, $^1/_{20}$, $^1/_{40}$, $^1/_{80}$ bis $^1/_{640}$. Haben wir sehr wenig Liquor zur Verfügung, so kann man mit dem zweiten Röhrchen beginnen, so daß wir mit 0,5 ccm Liquor auskommen können.

Zu jedem Gläschen der Versuchsreihe wird 1 ccm der 0,01% igen Collargollösung zugesetzt und gut umgeschüttelt. Nach 6—12 Stunden kann die Ablesung der Veränderungen erfolgen, die in ein besonderes Schema (nach Art der Darstellung der Kolloidreaktionen) eingetragen werden (Abb. 41). Auch hier bedeuten die senkrechten Linien die Gläser der Versuchsreihe und die Verdünnungen, während die waagerechten Linien die Veränderungen (braun/klar, braun/trüb, aufgehellt/trüb, farblos/klar) wiedergeben.

Die Bewertung der Salzsäure-Collargolreaktion bedarf einer gesonderten Besprechung. Da es sich bei dieser Reaktion um eine qualitative Reaktion handelt, erhalten wir beim pathologischen Liquor je nach Art und Schwere der Veränderungen am Zentralnervensystem sehr verschiedenartige Kurvenbilder.

Die in Abb. 42 wiedergegebene Zusammenstellung von Kurvenformen zeigen Verläufe, wie wir sie häufig bei organischen Veränderungen sehen[1].

A Normalkurve (wenn Fällung im 4 oder 5 Röhrchen komplett ist). A_1 A_2 Pathologische Kurven (verbreiterte Schutzzone). BCD-Kurven bei verschiedenen organischen Erkrankungen. E Kurvenform bei Lues cerebri mit positivem Wa.R. im Liquor und bei Arachnoiditis. FGI Kurvenform bei Arteriosklerose, Urämie, Apoplexie, Encephalomalacie. K Kurvenform bei Meningitis. M Kurvenform bei behandelter Paralyse, gelegentlich bei Tabes, selten bei Multipler Sklerose. N Typische Kurvenform bei unbehandelter Paralyse, selten bei Multipler Sklerose. O Kurvenform gelegentlich bei Meningitis. P Diese Kurvenform kommt gelegentlich bei Tabes vor.

Ein normaler Liquor zeigt in den Röhrchen 1—3 (4) eine „Schutzzone", die durch das Überwiegen der fällenden Wirkung der Salzsäure hervorgerufen wird. Fällungen erst vom 6. Röhrchen ab können nach RIEBELING nicht mehr als physiologisch bewertet werden. Charakteristisch für einen positiven Ausfall der Reaktion sind die erste Fällungszone und die zweite Schutzzone. Die verschiedenen Möglichkeiten und ihre Deutung sehen wir am besten in einer Zusammenstellung von RIEBELING (Abb. 42). Blutbeimengungen verändern die Kurvenform nicht, im Gegensatz zu den übrigen Kolloidreaktionen. Aus vielfachen Untersuchungen schließt RIEBELING, daß „im positiven Liquor eine besondere Substanz vorhanden sein muß, die die charakteristische erste Fällungs- und zweite Schutzzone hervorruft!" Diese Substanz müsse im pathologischen Liquor vermehrt sein.

Die klinischen Erfahrungen mit der Salzsäure-Collargol-Reaktion zeigen sie als eine wertvolle Ergänzung der Goldsol- und Mastix-Reaktion. Sie kann aber diese beiden Methoden nicht ersetzen. Besonders bewährt hat sie sich bei der Diagnosenstellung der Multiplen Sklerose, der Neuritiden und Arachnoitiden. Eine Blutbeimengung bis 25000/3 Ery beeinflußt die Salzsäure-Collargol-Reaktion nicht, was praktisch von großer Wichtigkeit ist. Auf die verschiedenen Theorien über die Salzsäure-Collargol-Reaktion einzugehen, würde in diesem Rahmen zu weit führen

---

[1] Nach RIEBELING aus ROEDER und REHM: Die Cerebrospinalflüssigkeit Berlin 1942.

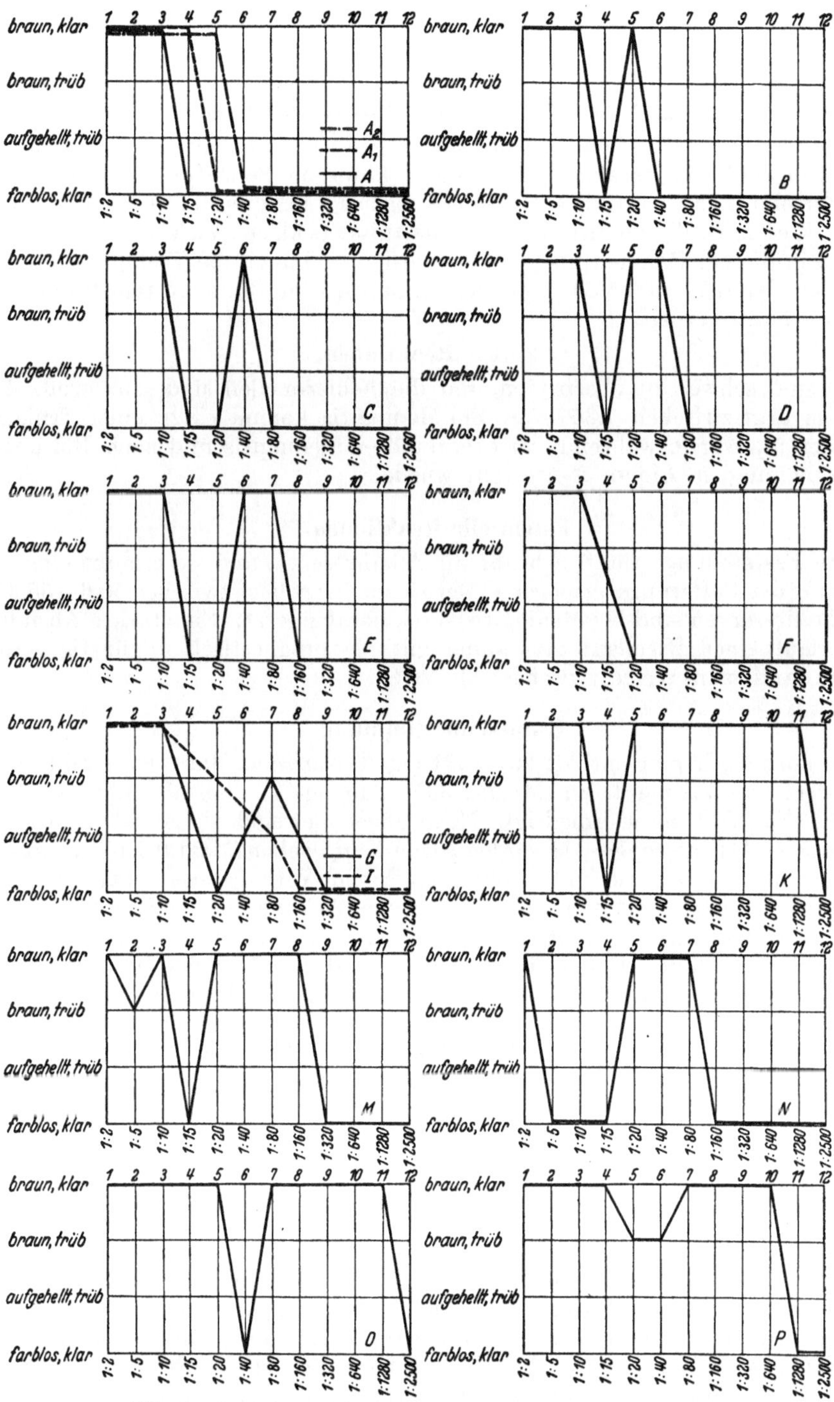

Abb. 42. Kurvenbilder bei Salzsäure-Collargolreaktion nach RIEBELING.

(DUENSING, KASTEIN, RIEBELING, SCHEID u. a.). Nach SCHEID und seinen Mitarbeitern wird die Kurvenform nicht nur von der Proteinzusammensetzung, sondern auch von der Pufferung des Liquors bestimmt.

Untersuchungen des Ionenhaushaltes.

In diesem Kapitel sollen die Untersuchungen des Ionenhaushaltes Erwähnung finden, obwohl das Ergebnis bisher keine klinische Bedeutung gewonnen hat. Die Forschung hat auf diesem Gebiet bisher nur unwesentliche Ergebnisse gezeitigt, so z. B. die quantitativen Verhältnisse geklärt. Viele Einzelergebnisse müssen in diesem Rahmen übergangen werden und auch die Technik selbst, die meist mit der der entsprechenden Bestimmungen im Blute übereinstimmt, soll nicht erwähnt werden.

Aktuelle Reaktionen.

Sie sind schwer zu überprüfen, und die Fehlerquellen sind sehr groß. Der p_H-Wert liegt zwischen 7,35—7,8. Bei Meningitis kommt es zu einer Erniedrigung der p_H-Werte, während bei tuberkulöser Meningitis und nach Blutungen eine Erhöhung im Liquor festgestellt wurde.

Potentielle Reaktionen.

Ihre Feststellung stützt sich auf die Alkalireserve, und sie erlaubt eine Bestimmung des Pufferungsvermögens. Der Normalwert liegt zwischen 50,6—55,3%. Die Alkalireserven sind bei Meningitis stark herabgesetzt. Ein starkes Absinken im Verlauf einer Hirnhautentzündung gilt als prognostisch ungünstig. Ante mortem fand man Werte zwischen 10—20%.

Kationenbestimmung.

Der normale Liquor enthält 257—331 mg-% *Natrium*. MESTREZAT gibt einen Mittelwert von 322 mg-% an (MAZINI 335—340 mg-%). Bei Meningitiden fand man den Na-Wert meist erniedrigt. Noch ungenauer sind die Angaben über die *Kaliumwerte*. Als untere Gesetze werden 10 mg-% angegeben (MAZINI 9,10—12 mg-%). Wahrscheinlich liegen sie unter physiologischen Verhältnissen etwa zwischen 10—18 mg-%. MESTREZAT fand einen Wert von 20,7 mg-%. Auch unter pathologischen Verhältnissen kommt es kaum zu einer wesentlichen Veränderung des Kaliumgehalts. Ähnlich liegen die Verhältnisse des präformierten *Ammonium*. RIEBELING gibt den Wert mit 0,096—0,097 mg-% an. Auch bei den übrigen Kationen ist die praktische Verwertbarkeit der Ergebnisse noch sehr gering. Der normale *Calciumwert* liegt bei Kindern zwischen 5,6—8,7 (BROCK), bei Erwachsenen zwischen 4,4—6,8 mg-%. Bei Tetanie und Rachitis findet man mitunter auch im Liquor eine Herabsetzung des Calciumspiegels und Erniedrigungen auf 3—4 mg-%. Bei eitrigen Meningitiden kommt es zu einer Erhöhung des Calciumspiegels, während es bei der tuberkulösen Hirnhautentzündung oft zu Erniedrigungen kommt.

Die *Magnesium*werte liegen normalerweise zwischen 1,62—1,3 mg-% (3,10 bis 3,60 nach MAZINI). Man findet bei Meningitiden und Progressiver Paralyse eine Erhöhung, bei tuberkulöser Meningitis eine Erniedrigung. Einen erheblichen Anstieg des Magnesiums beobachtet man bei einer Reihe von inneren Erkrankungen. VONKENNEL und KIMMIG fanden für *Eisen* einen Mittelwert von 32 γ Der Eisengehalt war bei akuten Infektionen vermehrt, bei Impfmalaria sinkt der Eisengehalt des Serums ab, während der des Liquors konstant bleibt. Der Normalwert des Eisens beträgt 2 mg-%. Der Gehalt des Liquors an Eisen beträgt $^1/_4$ der des Serumeisens.

Anionenbestimmung.

Die Bestimmungen des *Kochsalzes* haben praktische Ergebnisse gezeitigt. Der Normalwert liegt zwischen 720 und 750 mg-% (nach MAZINI 398—461). Die Angaben der verschiedenen Untersucher gehen noch erheblich auseinander. Eine Erniedrigung findet man wiederum bei Hirnhautentzündungen und syphilitischen Erkrankungen des Zentralnervensystems, weiter bei Chorea, Poliomyelitis. Eine Erhöhung beobachtet man bei Encephalitis, Myelitis, bei Hirntumoren und Urämie. Diagnostische oder prognostische Hinweise kann man aus den Chloridbefunden nicht entnehmen.

Chlorbestimmung nach NITSCHKE[1]. In ein breites Zentrifugenglas pipettiert man 0,3 ccm Aqua dest. und 0,1 ccm Liquor. Hierzu wird 5,0 Alk. absolut. zugesetzt, durchgeschüttelt und 5 Minuten zentrifugiert. Zur überstehenden Flüssigkeit gibt man zwei Tropfen einer 3%igen Kaliumchromatlösung und titriert mit einer $n/_{100}$-Silbernitratlösung bis zum Farbumschlag in Braun. Man erhält den Chlorwert des Liquors durch Multiplikation der Anzahl der verbrauchten ccm Silbernitrat mit 0,355. Den Kochsalzwert erhält man durch Multiplizieren mit 0,585.

Die übrigen Anionenbestimmungen sind praktisch ohne Bedeutung.

Normal*jod*wert 0,018 mg-%.

Brom ist nur in minimalen Werten normalerweise nachweisbar. Bei Masern ist es oft erhöht, während bei Scharlach, Diphtherie und nichttuberkulösen Erkrankungen der Atmungsorgane die Bromwerte normal sind. Eine Erhöhung findet man bei tuberkulöser Meningitis, auch gelegentlich bei epidemischer Meningitis, bei Poliomyelitis und Epilepsie.

Normaler *Rhodan*wert 0,03—0,06 mg-%.

Die *Phosphat*werte liegen zwischen 1,5—2,7 mg-%. Eine Erhöhung beobachtet man bei Progressiver Paralyse und Tabes, bei Tumoren und Meningitis, während man bei Encephalitis eine Erniedrigung findet.

Normal*nitrat*wert 0,1 mg-%. Eine gelegentliche Vermehrung treffen wir bei Encephalitis.

Der *Schwefelgehalt* des normalen Liquors ist nicht meßbar. Bei Meningitiden, Encephalitiden, bei Progressiver Paralyse findet man eine Vermehrung des anorganischen Schwefels. Auch bei Tumoren wird mitunter über eine Vermehrung berichtet. MESTREZAT fand 1 mg freien Schwefels unter physiologischen Bedingungen.

Methode nach HAUSDORF[2]. Es handelt sich um eine photometrisch-colorimetrische Methode. Sie beruht

1. auf der Wasserunlöslichkeit von Silberchromat Ag_2CrO_4,

2. auf der Gelbfärbung bei Anwesenheit von NaCl.

$$Ag_2CrO_4 + 2\,NaCl = 2\,AgCl + NaCrO_4 \text{ und}$$

3. auf der Perchromatreaktion $2\,HCrO_4 + 2\,H + 7\,H_2O = 2\,H_7CrO_{10} + 2\,H_2O$

Technik; 0,5 ccm Liquor werden mit 0,5 ccm Aqua dest. vermischt. Hierzu werden 4 ccm 80—100%iger Alkohol zugesetzt, gut geschüttelt und zentrifugiert. Vom klaren Zentrifugat werden 2—3 ccm entnommen und mit einer Messerspitze Silberchromat versetzt und gut geschüttelt. Die Silberchromatmenge ist ausreichend, wenn sich in der gelb gewordenen Lösung noch ein geringer Bodensatz ungelösten Silberchromats absetzt. Hat sich die Lösung nach einigen Minuten

---

[1] NITSCHKE: Biochem. Z. **159**, 489 (1925).
[2] HAUSDORF: Biochem. Z. **318**, 63 (1947).

völlig geklärt, so wird 1 ccm davon mit 2 ccm 3%igem Wasserstoffsuperoxyd,
2 ccm Normalschwefelsäure und 5 ccm (Bauchpipette) Äther versetzt und sofort
intensiv ausgeschüttelt, bis die Blaufärbung restlos in den Äther übergegangen ist.
Die Messung erfolgt im Photometer (Leifo) mit einem eingesetzten Filter 620.
Zur Steigerung der Genauigkeit kann man mit Vorteil die dreistellige Leitz-
Tabelle zur Ermittlung der Extinktion verwenden. Das Ergebnis wird aus der
Tabelle entnommen.

Kochsalztabelle in mg-% (Leifo Filter 620).

Ext.	0	1	2	3	4	5	6	7	8	9
0,2					43	50	57	63	70	76
0,3	83	89	96	102	109	115	122	128	135	142
0,4	148	155	161	186	175	182	188	195	201	208
0,5	215	221	227	234	240	247	253	260	267	273
0,6	280	286	293	299	306	314	321	328	355	343
0,7	350	357	364	371	378	385	392	398	405	412
0,8	419	426	433	440	447	453	460	467	474	481
0,9	488	495	502	509	516	523	530	536	543	550
1,0	556	563	570	578	585	592	600	608	615	622
1,1	629	673	644	652	659	666	673	680	688	695
1,2	703	710	716	724	732	740	748	754	761	768
1,3	776	783	790	797	804	811	818	825	833	840

Die Blutliquorschranke.

Als „Blutliquorschranke" bezeichnen wir einen bisher hypothetischen Mechanismus, der zwischen den Blutkreislauf und dem Liquorsystem eingeschaltet
ist und der den Austausch von Stoffen vom Blut zum Liquor reguliert. Das
Problem des Übergangs von Stoffen verschiedener Natur aus dem Blut in den
Liquor unter physiologischen und pathophysiologischen Verhältnissen ist in
vielfacher Hinsicht interessant, und die Lösung dieses Fragenkomplexes würde
der Forschung über die Physiologie und Pathophysiologie des Liquorsystems
neue Perspektiven eröffnen. So würde man eine Erklärung für die Liquorentstehung und für die Herkunft der Stoffe im Liquor unter normalen und pathologischen Verhältnissen finden.

Eine große Zahl von Untersuchungen über den Übertritt bestimmter Stoffe
liegen bereits vor, ohne daß es gelungen ist, das eigentliche Substrat dieser
„Barrière" (EHRLICH) zwischen Blut und Liquor aufzudecken. Während der
Übergang im Liquor befindlicher Stoffe in die Blutbahn unter bestimmten
Bedingungen, wie sich aus klinischen und experimentellen Untersuchungen
ergibt, sehr rasch vor sich geht, ist unter physiologischen Verhältnissen der Übergang vom Blut zum Liquor für geformte Bestandteile durch diese „Schranke"
gesperrt. Während MONAKOW, HAUPTMANN u. a. annahmen, daß sämtliche
Stoffe, die vom Blut in das Zentralnervensystem gelangen, den Weg über den
Liquor nehmen, glauben andere wie WALTER, FRIEDMANN, ELKES u. a., daß
gewisse Stoffe den direkten Weg, d. h. Blut-Hirn einschlagen („Blut-Hirn-
Schranke"). Die Untersuchungen von SPATZ zeigen, daß eine solche Bluthirn-
schranke existiert, daß sie aber von der Blutliquorschranke unabhängig ist. Nach
SPATZ hängt die Permeabilität immer von dem Zustand der betreffenden Capillaren
ab. Die Gesetze der Osmose, das Gesetz des DONNANschen Gleichgewichtes
können nicht in vollem Umfange zur Anwendung kommen.

Man weiß heute, daß es unter pathologischen Verhältnissen zu einer erhöhten
Durchlässigkeit dieser Schranke kommt, was insbesondere aus therapeutischen
Gründen von Wichtigkeit ist. Man vermutet andererseits, daß durch den teil-

weisen Fortfall dieser Schrankenfunktion Stoffe in den Liquor gelangen, die
zur Erkrankung des Zentralnervensystems führen können.

Die Regulation des Säurebasenhaushaltes im Liquor und Serum ist voneinander unabhängig. Die Natriumkonzentration des Liquors beträgt 91% der
des Serums, der des Kaliums 65%, des Calciums 50—60%, des Magnesiums
120—130%. Auch die Untersuchung der Stoffe wie Nitrate, Jod, Rhodan,
Brom, Thallium, Blei, Arsen und Quecksilber ergaben viele interessante Einzelheiten, die insbesondere für die Therapie wichtig sind, die aber keine Lösung
des Gesamtproblems brachten. Unter physiologischen Verhältnissen gehen
körperfremde Kolloide nicht in den Liquor über, wohl aber bei gestörter Schrankenfunktion. Alle feiner dispersen Stoffe gelangen in die Liquorräume. Unter
pathologischen Verhältnissen kommt es zu einer Hyper- bzw. Dysfunktion, die
häufig ineinander übergehen (KIMMIG). Wir kennen heute eine Reihe von Erkrankungen, wie die Paralyse, Meningitis und Encephalitis u. a., die mit einer
nachweisbaren Steigerung der Permeabilität der Blut-Liquorschranke einhergehen. Wir wissen weiter, daß hohes Fieber, Kurzwellenbestrahlung, bestimmte
Medikamente wie Cocain, Phenolphthalein, Theophyllin, Urotropin u. a. die
Durchlässigkeit steigern, während Calcium, Arsen, Morphium und Adrenalin
die Permeabilität herabsetzen. Man wird heute, da die chemisch-physikalischen
Forschungsergebnisse keine Entscheidung brachten, noch eine physiologische
Permeabilität (KAFKA, WALTER u. a.) annehmen müssen, bei der vitale Vorgänge
in Rechnung zu stellen sind (s. S. 58).

Zur Bestimmung der Blutliquorschranke sind zahlreiche Methoden angegeben
worden. Am besten haben sich die Methoden bewährt, die darauf beruhen,
eine künstlich in den Körper eingebrachte Substanz nachzuweisen. Das Verhältnis des Stoffes im Blut zu seinem Gehalt im Liquor bezeichnet man als
Permeabilitätsquotient. Je größer die Durchlässigkeit der Blutliquorschranke ist,
desto niedriger ist der Permeabilitätsquotient.

Brommethode (WALTER)[1].

Der Kranke erhält 5 Tage lang 3mal täglich 20 g Bromnatrium pro kg Körpergewicht (oder 3 ctg auf je 1 ccm Körperlänge) per os verabreicht. 12—24 Stunden
nach der letzten Bromgabe erfolgt gleichzeitig nüchtern die Blut- und Liquorentnahme. Zu je 1 ccm Liquor (2,5 ccm im ganzen genügen) setzt man 0,1 ccm,
zu je 1 ccm Serum (2 ccm im ganzen genügen) 2,3 ccm einer Enteiweißungsflüssigkeit
(Aqua dest. 100,0 + Acid. trichloracet. 10,0 (in Substanz)+Acid. phosphorwolf-
ramic. 5,0 (in Substanz). Nach Umschütteln wird zentrifugiert und zu je 1,0 ccm
des Filtrates 0,2 ccm einer 0,25%igen Goldchloridlösung hinzugefügt. So entsteht eine gelbbraune Lösung von Goldbromid, die colorimetrisch mit einer
Standardlösung von Bromnatrium 1:5000 mit gleichem Goldchloridzusatz verglichen wird.

Die Methode ist aber nach den Untersuchungen von FREY, SCHEID u. a.
nicht einwandfrei. Auch die Resultate der folgenden Methoden werden von
vielen angezweifelt.

Uraminmethode (KAFKA-SAMSON).

Intramuskuläre Injektion von 0,03 g Uramin pro kg Körpergewicht. Eine
halbe Stunde später tritt Gelbfärbung der Haut und der Skleren ein, die 3 bis
6 Stunden anhält. $2^1/_2$ Stunden nach der Injektion wird lumbalpunktiert, wobei
in den beiden ersten Kubikzentimetern Liquor das Uramin nachgewiesen wird.
Der Liquor wird zentrifugiert und dann diejenige Liquorverdünnung bestimmt,

---

[1] WALTER: Z. Neur. **95**, 522 (1925).

bei der eben gerade noch eine Fluorescenz nachweisbar ist. Man findet sie am besten im Vergleich zu verschiedenen Liquorverdünnungen mit einer Standardlösung in einem besonderen Beleuchtungsapparat (SAMSON). Im Serum kann der Farbstoff bestimmt werden, indem man das Serum in die dreifache Menge absoluten Alkohols einträufeln läßt, zentrifugiert und das Serum dann wie den Liquor untersucht.

Resorptionsmethode (FOERSTER)[1].

2 ccm einer 10%igen Jodnatriumlösung werden in die Ventrikel oder in den Lumbalkanal injiziert. Normalerweise erscheint das Jod nach $1-1^1/_2$ Stunden im Urin. Eine Verlangsamung der Jodausscheidung oder ein völliges Fehlen derselben sieht FOERSTER als eine Störung des Stoffaustausches zwischen Blut und Liquor an (s. S. 28).

Im Tierversuch wandte ROEDER Thorium B als Testsubstanz an. Er erzielte gute Ergebnisse. Diese Probe darf aber wegen der Verwendung eines radioaktiven Stoffes nur im Tierversuch gebraucht werden.

Hämolysinprobe (WEIL, KAFKA)[2].

Man beginnt mit folgender Versuchsreihe:

Komplement (unverdünnt) . . .	0,2	0,1	0,05	0,03	0,02
0,9%ige NaCl-Lösung	0,3	0,4	0,45	0,47	0,48
5%iges Hammelblut	0,5	0,5	0,5	0,5	0,5

Nach zweistündigem Stehen im Brutschrank bei 37⁰ wird abgelesen und diejenige Komplementmenge für den Hauptversuch benutzt, die als erste keine Hämolyse ergibt. Zum Hauptversuch mischt man 5 ccm Liquor mit 0,5 ccm einer 5%igen Hammelblutkörperchenaufschwemmung in einem Zentrifugenglas und läßt es zwei Stunden bei 37⁰ im Brutschrank stehen. Daneben wird eine Kontrolle angesetzt, die an Stelle des Liquors 5 ccm physiologischer Kochsalzlösung enthält. Es wird dann zentrifugiert und abgelesen. Ist bereits Gelbfärbung der überstehenden Flüssigkeit eingetreten, so ist im Liquor Normalamboceptor und Komplement vorhanden. Ist die überstehende Flüssigkeit klar, so wird sie abgegossen. Die im Gläschen verbleibenden Hammelblutkörperchen werden in 0,5 ccm physiologischer NaCl-Lösung aufgeschwemmt und die im Vorversuch ermittelte Komplementmenge zugesetzt. Nach dreistündigem Stehen im Brutschrank wird die Hämolyse abgelesen.

Durchlässigkeit der Blutliquorschranke für Medikamente.

Bei allen medikamentösen Behandlungsversuchen bei Erkrankungen des Zentralnervensystems interessiert die Frage, wieweit die Medikamente an das Zentralnervensystem herangebracht werden können. Zweifellos ist die Permeabilität kein unbedingter Gradmesser für die Wirksamkeit der Medikamente. Die klinische Erfahrung hat gezeigt, daß wir gute Behandlungserfolge durch Präparate erreichen können wie z. B. Salvarsan bei bestimmten Meningitisformen, ohne daß man das Salvarsan im Liquor nachweisen kann. In diesen Fällen nimmt das Medikament den Weg Blut-Hirn und geht nicht über den Liquor (s. S. 56).

Wir wollen hier nur einige Medikamente besprechen:

Salvarsan. Vielfache Untersuchungen haben gezeigt, daß bei intramuskulärer ohne intravenöser Verabreichung von Arsenpräparaten bei intakter Blutliquorschranke diese nicht in den Liquor übergehen. Auch bei seropositiver oder sero-

---

[1] FOERSTER: Z. Neur **94**, 515 (1925).
[2] WEIL u. KAFKA: Wien. klin. Wschr. **26**, 10 (1911).

negativer Lues, bei Lues des Zentralnervensystems, auch unter Fieberbehandlung ist Arsen im Liquor praktisch nicht nachweisbar (VONKENNEL und KIMMIG). Die gute therapeutische Wirkung spricht dafür, daß die Medikamente den direkten Weg Blut-Hirn nehmen. Ganz anders liegen die Verhältnisse bei veränderter Permeabilität. Hierbei ist aber die Beteiligung nicht nur der Hirnhäute, sondern auch des Plexus chorioideus wie z. B. bei Meningitis von Bedeutung. In so gelagerten Fällen haben VONKENNEL und KIMMIG den Durchtritt von organischen Arsenverbindungen in den Liquor nachweisen können.

Sulfonamide. Die Untersuchungen ergaben einen sehr unterschiedlichen Übertritt der verschiedenen Sulfonamide in den Liquor. Aus einer Übersicht (SCHÖNFELD und KIMMIG) kann man die Verteilung einiger wichtiger Sulfonamide im Blut und im Liquor erschen:

Verteilungsquotient.

	Liquor	Blut
Sulfanilamid	0,7	1
Sulfpyridin	0,6	0,7
Sulfathiazol	0,1	0,4
Sulfanilamidopyrimidin	0,5	0,8
Sulfadimethylpyrimidin		
Sulfamethacin	0,5	0,8
Diacil	0,4	0,5
Elkosin	0,2	0,5
N_1 3,4-Dimethylbenzylsulfanilamid	0,1	0,2

Penicillin. Intramuskulär verabreichtes Penicillin geht im Gegensatz zu den innerlich verabreichten Sulfonamiden *nicht* durch die Blutliquorschranke. Nur bei sehr hohen, intravenös verabreichten Penicillindosen, insbesondere bei entzündlichen Veränderungen an den Hirnhäuten gelingt es, Spuren von Penicillin im Liquor nachzuweisen. Es wird deshalb bei Hirnhautentzündungen die intralumbale cysternale, und ventrikuläre Verabreichung von Penicillin empfohlen (bei Meningokokken-Meningitis 100000 OE. in 10 ccm physiologischer Kochsalzlösung gelöst, intralumbal, unter Umständen tägliche Wiederholung, bis der Liquor zweimal meningokokkenfrei ist). Ein ähnliches Vorgehen wird auch bei Pneumokokken-Staphylo- und Streptokokken-Meningitiden empfohlen. Auch die Anwendung von *Streptomycin* wird in vielen Fällen intralumbal vorzunehmen sein (langsame Injektion, Auflösung in physiologischer Kochsalzlösung oder Liquor). Hierdurch hat man u. a. bei der tuberkulösen Meningitis gute Erfolge erzielt.

Untersuchung der Eiweißkörper im Liquor.

Die Eiweißkörper sind einer der wichtigsten Bestandteile des Liquors. Ihr quantitatives Vorkommen und die qualitative Verteilung einzelner Eiweißformen sind für die Klinik und Forschung von besonderer Wichtigkeit. Im Gegensatz zum Bluteiweißgehalt, der selbst unter pathologischen Bedingungen keine sehr wesentlichen Veränderungen erfährt, kommt es beim Eiweiß des Liquors bis zu extremen Verschiebungen, die diagnostisch verwertet werden können. Die Hauptanteile bilden normalerweise die Albumine, während die Globuline nur geringer vertreten sind. Euglobulin und Fibrinogen sind im normalen Liquor nicht nachweisbar. Bei den Untersuchungsmethoden unterscheiden wir die quantitativen und die qualitativen Bestimmungen. Durch die Feststellung sowohl der quantitativen wie der qualitativen Eiweißverhältnisse werden wir in die Lage versetzt, die Menge des Gesamteiweißes als auch die einzelnen Eiweißfraktionen zu ermitteln.

Vielfach ist es für den Untersucher wichtig, sich rasch zu orientieren, ob der Eiweißgehalt erhöht ist. Hierfür gibt es sehr einfache Methoden, die nach jeder Punktion vom Arzt selbst ausgeführt werden können. Sie erfassen im wesentlichen die Gesamtglobuline, sind aber für eine erste grobe Orientierung sehr geeignet und wichtig.

PANDY-Methode (Globulingrenzreaktion)[1].

Sie ist heute eine der am weitesten verbreiteten und am meisten geübten Reaktionen.

Technik:

Man gießt 1—2 ccm der wasserklaren Carbolsäurelösung in ein Uhrglasschälchen und tropft einige Liquortropfen hinzu. (8—100 Acid. carbol. liquefacti werden mit 1 Liter Aqua dest. kräftig geschüttelt, dann einige Stunden im Brutschrank bei 37⁰ und mehrere Tage bei Zimmertemperatur stehengelassen. Über der öligen Carbolsäure setzt sich die gesättigte Carbolsäurelösung im Wasser ab; sie wird abgegossen und als Reagens benutzt.) Ein normaler Liquor wird durch die wasserklare Flüssigkeit nicht verändert während bei Eiweißvermehrung des Liquors, insbesondere bei einer Vermehrung der Globuline, eine Veränderung sichtbar wird. Kommt es zu einer Veränderung der Flüssigkeit, so spricht es für einen vermehrten Globulingehalt, und man sprich von einem „positiven Pandy" und bezeichnet den Stärkegrad der Veränderungen mit „Opalescenz, +, ++, +++".

Eine sehr ähnliche Methode (Globulingrenzreaktion) ist die

WEICHBRODTsche Sublimatreaktion[2].

Zu 0,7 ccm Liquor werden in einem kleinen Reagensglas 0,3 ccm einer 1%igen frischen und reinen Sublimatlösung zugesetzt und geschüttelt. Die Beurteilung erfolgt wie bei der PANDYschen Reaktion.

Tanninreaktion[3].

1 ccm einer 5%igen Tanninsäurelösung werden auf einen Objektträger gegossen. Vom Rande her läßt man 1 Tropfen Liquor zulaufen. Bei pathologischer Eiweißvermehrung kommt es zu Schleierbildung bzw. Trübung. Die Reaktion erreicht innerhalb 1 Minute ihr Maximum.

NONNE-APELT-SCHUMM-Methode[4].

Es handelt sich um eine reine Globulinreaktion. Sie beruht auf der Reaktion des Liquors auf eine Ammonsulfatlösung. Man bringt 0,5 ccm Liquor mit 0,5 ccm einer gesättigten, frisch filtrierten Ammonsulfatlösung in einem Reagensglas zusammen, schüttelt und beurteilt den Ausfall nach 3 Minuten gegen einen dunklen Hintergrund (85 g Ammonii sulf. purissimi neutr. werden mit 100 g Aqua dest. im Erlenmeyer-Kolben überschüttet und solange gekocht, bis sich der Satz nicht mehr löst. Man läßt diese Lösung vor ihrer Verwendung mehrere Tage bei Zimmertemperatur stehen. Die wasserklare Flüssigkeit wird durch normalen Liquor nicht verändert. Eine Trübung verschiedenen Grades spricht für eine Vermehrung der Globuline. Man spricht dann von einem „positiven Nonne-Apelt-Schumm (+, ++, +++)". (Diese Reaktion nannte man früher Phase I.) Man kann bei dieser Reaktion auch anders vorgehen: Nachdem man 0,5 ccm

---

[1] PANDY: Neur. Zbl. **29**, 915 (1910).
[2] WEICHBRODT: Mschr. Psychiatr. **40**, 349 (1916).
[3] NEWMAN: Lancet **1933** (1938).
[4] NONNE-APELT: Arch. Psychiatr. (D.) **43**, 13 (1917).

Liquor in ein Gläschen gebracht hat, überschichtet man es vorsichtig mit 0,5 ccm der gesättigten Ammonsulfatlösung. Dieses kann in üblicher Weise geschehen oder dadurch, daß man aus einer Pipette tropfenweise das Reagens an der Wand des Gläschens herablaufen läßt. An der Berührungsstelle bildet sich bei Globulinvermehrung ein Ring, der je nach Stärke opalescierend, weißlich-trübe und stärker getrübt sein kann. Diese Methode ist weniger empfindlich als die PANDYsche Reaktion.

Fraktionierte Ammoniumsulfataussalzung (nach KAFKA)[1].

Diese Methode hat sich für Forschungszwecke besonders bewährt.

	(1)	(2)	(3)	(4)	(5)	(6)
					Kontrollen	
Gesättigte Ammoniumsulfatlösung . .	0,28	0,33	0,4	0,5	—	—
Aqua dest.	0,22	0,17	0,1	—	0,5	—
Liquor	0,5	0,5	0,5	0,5	0,5	0,5
0,9% ige NaCl-Lösung	—	—	—	—	—	0,5

Nach Mischung wird geschüttelt und das Resultat nach 3 Minuten abgelesen. Bei Röhrchen 1 (28% ige Fraktion) tritt eine deutliche Reaktion oft erst nach mehreren Stunden (manchmal in Flockenbildung) auf. Es ist daher notwendig, bei Anstellung dieser beiden Proben nach 4 bis 5 Stunden noch einmal abzulesen. Hierauf läßt man die Röhrchen noch 16—24 Stunden bei Zimmertemperatur stehen, überträgt dann den Inhalt in NISSL-Röhrchen und zentrifugiert. Man notiert nun die Anzahl der Teilstriche. Durch Subtraktion der so ermittelten Werte 4—3, 3—2, 2—1 kann man Zahlen für die einzelnen Fraktionen ermitteln, die ein Bild des relativen Verhältnisses dieser zueinander ergeben. Es ist zweckmäßig, bei wenig Liquor mit der Probe 4 zu beginnen; ist sie positiv, dann Probe 3 usw.; ist genügend Liquor vorhanden, so kann man gleich alle 5 Gläschen beschicken. Handelt es sich um trüben (nicht blutigen) Liquor, so muß er erst durch Absetzenlassen oder durch Zentrifugieren geklärt sein, bevor man die Reaktionen anstellt; bleibt der Liquor aber doch trüb, dann darf die Kontrollprobe 5 auf keinen Fall vergessen werden, und es muß bei der Zählung der Teilstriche eventuell die Niederschlagsmenge der Kontrolle abgerechnet werden. Bei Meningitisliquor ist noch eine zweite Kontrolle (6) nötig, wobei man auf die erste (Röhrchen 5) verzichten kann. Sie besteht in der Mischung von 0,5 Liquor und 0,5 ccm 0,9% iger Kochsalzlösung. In solchen Fällen kann nämlich in Röhrchen 5 nach 24 Stunden Trübung entstanden sein.

Salzsäurereaktion nach BRAUN und HUSLER[2].

1 ccm Liquor wird mit 5 ccm n/300-Salzsäure gut durchmischt. Die Ablesung erfolgt nach einer halben Stunde in üblicher Weise. Durch diese Reaktion werden die Globuline nur teilweise gefällt.

Bestimmung des Gesamteiweißgehalts.

Normal: Gesamteiweiß 24 mg-% = 1 Teilstrich.

KAFKA und SAMSON[3] gaben in Anlehnung an die früher übliche, aber ungenügend genaue NISSL-Methode eine heute allgemein angewandte Technik zur Bestimmung des Gesamteiweißes, der Globuline und so eine Errechnungsmöglichkeit der Albumine und des Eiweißquotienten an. Um einwandfreie

---

[1] KAFKA: Dtsch. med. Wschr. **39**, 1874 (1913); Derm. Wschr. **61**, 1091 (1915).
[2] BRAUN u. HUSLER: Dtsch. med. Wschr. **22**, 25 (1912).
[3] KAFKA: Klin. Wschr. **2068** (1926); Z. Neur. **106**, 54 (1926).

Resultate zu erhalten, ist ein exaktes und sauberes Arbeiten mit reinen filtrierten Chemikalien und einwandfreiem Glas notwendig. Das Zentrifugieren soll mit 3000 Umdrehungen eine halbe bis dreiviertel Stunde betragen, wobei Kontrollen der optimalen Zentrifugierdauer notwendig sind. Das Ergebnis dieser Methoden kann natürlich nicht mit einer im chemischen Sinne quantitativ exakt arbeitenden Methode verglichen werden, jedoch genügen die Ergebnisse für die Praxis. Die Umrechnung in mg-$\%$ täuscht eine Exaktheit im chemischen Sinne vor, was aber nicht den Tatsachen entspricht. Jedoch ist diese Bezeichnungsweise allgemein üblich (1 Teilstrich entspricht etwa 24 mg-%).

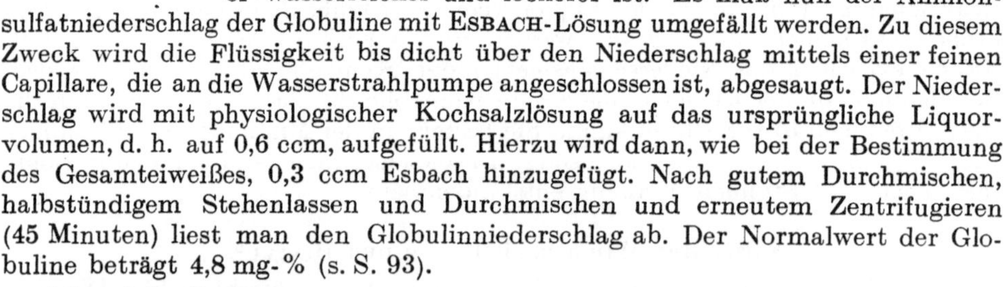

Abb. 43. NISSL-Röhrchen nach KAFKA.

Technik: In einem besonders graduierten Röhrchen werden 0,6 ccm Liquor eingefüllt (Abb. 43). Hierzu werden 0,3 ccm ESBACH-Lösung hinzugetan und beide Lösungen mit einem feinen Stäbchen vermischt. Dann wird nach nochmaligem Stehenlassen von einer $^1/_2$ Stunde noch einmal durchmischt und zentrifugiert (45 Minuten) und die Höhe des Niederschlages wird mit einer Lupe abgelesen. So erhalten wir den Gesamteiweißgehalt, der normalerweise 24 mg-% beträgt (s. S. 61,93,99).

Globulinbestimmung.

Normal: Globulin 4,8 mg-%.

Zur quantitativen Bestimmung der Globuline füllt man in ein gleiches Röhrchen wie bei der Bestimmung des Gesamteiweißes wiederum 0,6 ccm Liquor, wozu man 0,6 ccm einer gesättigten Ammonsulfatlösung hinzutut (wie bei der NONNE-APELT-SCHUMMschen Reaktion). Nach gutem Durchmischen der beiden Flüssigkeiten mit einem Stäbchen und zweistündigem Stehen und nochmaligem Durchmischen wird scharf zentrifugiert. Bei dem jetzt vorhandenen Niederschlag handelt es sich um Globuline. Ein Vergleich mit den mittels der ESBACH-Lösung gewonnenen Gesamteiweißwerten ist noch nicht möglich, da er wasserreicher und lockerer ist. Es muß nun der Ammonsulfatniederschlag der Globuline mit ESBACH-Lösung umgefällt werden. Zu diesem Zweck wird die Flüssigkeit bis dicht über den Niederschlag mittels einer feinen Capillare, die an die Wasserstrahlpumpe angeschlossen ist, abgesaugt. Der Niederschlag wird mit physiologischer Kochsalzlösung auf das ursprüngliche Liquorvolumen, d. h. auf 0,6 ccm, aufgefüllt. Hierzu wird dann, wie bei der Bestimmung des Gesamteiweißes, 0,3 ccm Esbach hinzugefügt. Nach gutem Durchmischen, halbstündigem Stehenlassen und Durchmischen und erneutem Zentrifugieren (45 Minuten) liest man den Globulinniederschlag ab. Der Normalwert der Globuline beträgt 4,8 mg-% (s. S. 93).

Albuminbestimmung.

Normal: 19,2 mg-%.

Die Bestimmung der Albumine erfolgt lediglich rechnerisch.

Ges. Eiweiß — Globuline = Albumine

24 mg% — 4,8 mg-%   = 19,2 mg-%.

Man kann die Albumine auch direkt bestimmen[1], indem man 0,6 ccm der nach Zentrifugieren der Ammoniumsulfatniederschlages überstehenden Flüssigkeit in eine Dialysierhülse bringt und 3 Stunden gegen fließendes Wasser dialysiert. Dann wird das Volumen gemessen, bei mehreren Proben auf das gleiche Volumen gebracht, in das Zentrifugierröhrchen genau eingefüllt, die Hälfte des

---

[1] KAFKA: Taschenbuch der praktischen Untersuchungsmethoden der Körperflüssigkeiten bei Nerven- und Geisteskrankheiten. Basel, New York 1948.

Volumens ESBACH-Lösung hinzugefügt, gemischt und noch $^1/_2$ Stunde zentrifugiert. Dann wird abgelesen. Die Teilstrichzahl multipliziert mit 2 (Verdünnung durch das Ammoniumsulfat) stellt die unter den gegebenen Versuchsbedingungen gültige relative Zahl für Albumine dar (s. S. 93, 99).

Eiweißquotient.

Normal: 0,2—0,45.

Der *Eiweißquotient* stellt das Verhältnis von Globulinen : Albuminen dar.

4,8 mg-% : 19,2 mg-%.

Erbeträgt normalerweise 0,2—0,45.

KAFKA und SAMSON haben für sehr eiweißarmen Liquor ein anderes Modell eines graduierten Röhrchens empfohlen. Es ist nicht auf eine reine ESBACH-Lösung eingestellt, sondern auf ein Gemisch von ESBACH-Lösung und Sulfosalicylsäure (ESBACH-Lösung 15,0 + 10%ige Sulfosalicylsäure 85,0). Hier wird mit einer Lupe auf $^1/_{10}$ Teilstrich abgelesen, was eine gewisse Übung erfordert. Für den klinischen Gebrauch ist die übliche Methode ausreichend genau.

Neben diesen volumetrischen Methoden kennen wir sog. *Reihenmethoden*, die im Ausland vielfach Verwendung finden. Ihr Prinzip beruht darauf, daß fortlaufende Verdünnungsreihen des Liquors hergestellt werden und jede Liquorverdünnung mit einem Fällungsmittel versetzt wird. Es wird der Verdünnungsgrad bestimmt, bei dem eine Eiweißfällung auftritt. Aus dem Verdünnungsgrad, der noch eben gerade eine positive Reaktion ergibt, läßt sich dann der Eiweißgehalt des Liquors errechnen (s. S. 94, 100).

Salpetersäureschichtprobe.

(ROBERTS, STOLLNIKOW-PFAUNDLER-ZALOZIECKI[1].)

Diese Reaktion baut sich auf der Beobachtung auf, daß die HELLERsche Salpetersäure-Schichtprobe noch eben positiv ist, wenn die untersuchte Flüssigkeit $^1/_{30}$% Eiweiß enthält. Eine Reihe fortlaufender Liquorverdünnungen wird mit Salpetersäure unterschichtet und die Verdünnung abgelesen, bei der noch eben eine Ringbildung auftritt.

Technik nach GRAHE.

Herstellung einer Liquorverdünnung 1:10 (0,5 ccm Liquor und 4,5 ccm physiologische Kochsalzlösung) Unterschichtung mit 25%iger Salpetersäure mit einer Capillarpipette. Nach 3 Minuten erfolgt die Ablesung. Die Berechnung erfolgt an Hand einer Tabelle. Diese Methode erfordert wenig Liquor und ist recht genau.

Methode JACOBSTHAL-JOEL.

Technik: 2 ccm Liquor werden in einem Zentrifugierglas mit 2 ccm Ammonsulfatlösung versetzt und nach mehrstündiger Reifungszeit zentrifugiert. Die überstehende Flüssigkeit, die noch Albumine gelöst enthält, wird in ein zweites Glas abgegossen. Der Globulinniederschlag wird durch Umrühren in 4 ccm physiologischer NaCl-Lösung gelöst. Jedes Glas enthält eine Verdünnung 1:2 der Liquor-Eiweißkörper. Von jeder Lösung wird dann eine Verdünnungsreihe von 12 und mehr Gläsern angesetzt. In das erste Gläschen einer jeden Reihe kommen 2 ccm der Globulin- bzw. der Albuminlösung, in jedes zweite 1,33 ccm der Lösung und 0,67 physiologische NaCl-Lösung (Verdünnung 1:3). In jedes folgende Gläschen 1,0 ccm physiologischer NaCl-Lösung. Aus dem ersten Röhr-

---

[1] ZALOZIECKI: Mschr. Psychiatr. **26**, 196 (1909); Dtsch. Z. Nervenhk. **47/48**, 783 (1913).

chen, Verdünnung 1:2, wird nun 1 ccm in das 3. Röhrchen überpipettiert. Man erhält dann eine Lösung 1:4. Von dieser Verdünnung bringt man nach Durchmischung 1 ccm in das 5. Röhrchen und man erhält somit eine Verdünnung 1:8 usw. In gleicher Weise verdünnt man von der Lösung 1:3 (2. Röhrchen) ausgehend die Gläschen 4, 6, 8, 10, 12. Man erhält folgende Verdünnungsreihe: 1:2, 1:3, 1:4 bis 1:32. In jedes Röhrchen gibt man dann 1 Tropfen einer 10%igen Sulfosalicylsäure und liest ab, bis zu welcher Verdünnung eine Trübung eintritt. Man erhält so eine getrennte Globulin-Albumin-Bestimmung. Die Ergebnisse sind aber nicht sehr exakt.

Röhrchen Nr.	Stammlösung Liquorverdünnung 1:10	Physiologische Kochsalzlösung	Entspricht einer Liquorverdünnung von	Nach 3 Minuten eben sichtbarer Ring entspricht einem Eiweißgehalt von	
				%O	mg-%
1	0,50	0,00	1 : 10	$^1/_6$	16
2	0,45	0,09	1 : 12	$^1/_5$	20
3	0,40	0,20	1 : 15	$^1/_4$	25
4	0,30	0,30	1 : 20	$^1/_3$	33
5	0,20	0,40	1 : 30	$^1/_2$	50
6	0,20	0,60	1 : 40	$^2/_3$	67
7	0,10	0,40	1 : 50	$^5/_6$	83
8	0,10	0,50	1 : 60	1	100
9	0,10	0,60	1 : 70	$1^1/_6$	116
10	0,10	0,70	1 : 80	$1^1/_3$	133
11	0,10	0,80	1 : 90	$1^1/_2$	150
12	0,10	0,90	1 :100	$1^2/_3$	167
13	0,10	1,10	1 :120	2	200
14	0,10	1,25	1 :135	$2^1/_4$	225
15	0,10	1,40	1 :150	$2^1/_2$	250
16	0,10	1,55	1 :165	$2^2/_3$	267
17	0,10	1,70	1 :180	3	300

Diaphanometrische und nephelometrische Methoden.

Diese Untersuchungsmethoden ergeben sehr exakte Werte. Sie sind aber für die Klinik an sich noch zu kompliziert. Hierbei werden lichtelektrische Trübungsmessungen oder colorimetrische Messungen mit Hilfe von Photozellen durchgeführt, wodurch die vollkommene Objektivität des Meßergebnisses gewährleistet ist. Bei der Durchführung fortlaufender Bestimmungen, z. B. Trübungsmessungen, sind objektive Messungen wichtig.

Technik (nach ROEDER)[1]. In der Physik und auch in der chemischen Industrie sind seit Jahren Alkaliphotozellen angewandt worden, mit deren Hilfe ausgezeichnete Bestimmungen durchgeführt werden konnten. Diese „objektiven Photometer" fanden keine größere Verbreitung, da die Messungen sehr kompliziert waren und kostspielige Apparate erforderten. Es sind von B. LANGE durch Anwendung der von ihm entwickelten Halbleiterphotozellen so weitgehende Vereinfachungen getroffen worden, daß mit einer einfachen Meßmethode gearbeitet werden kann. Nach SEWIG besteht ein Sperrschichtelement aus zwei metallischen Elektroden, von denen die eine die Zelle trägt, z. B. Kupfer, und die zweite lichtdurchlässig sein muß, also entweder als engmaschiges Gitter oder als durchscheinend dünner Metallüberzug, z. B. aus Silber oder Platin gefertigt ist. Zwischen den beiden Elektroden befindet sich ein Halbleiter, meist Kupferoxydul. Wenn nun durch Absorption von Licht im Oxydul in Nähe der „Sperrschicht" (zwischen Kupfer und Kupferoxydul) Elektronen ausgelöst werden, bildet sich zwischen den Elektroden des Elements eine Potentialdifferenz heraus. Es handelt sich also um eine direkte Umwandlung von Lichtenergie in elektrische

---

[1] ROEDER u. REHM: Die Cerebrospinalflüssigkeit. Berlin 1942.

Energie. Das wesentlichste dieser neuen Photozellen ist, daß sie einen Photostrom liefern, der mehrere Zehnerpotenzen höher ist als bei den früher verwandten
Alkalizellen. Bei Belichtung setzt ein Strom trägheitslos ein; die Anwendung
einer Hilfsspannung ist nicht, wie früher
bei den Alkalizellen, erforderlich.

Die Apparatur (Abb. 44) besteht aus
einer konstanten Lichtquelle (Verwendung
von Akkumulatoren hoher Kapazität), der
Optik, die für parallelen Strahlengang
sorgt, und der Cuvette, in die die zu untersuchenden Lösungsgemische eingefüllt
werden. Als Meßorgan dient die Photozelle. Zur Registrierung des Photostroms
wird ein Spiegelgalvanometer verwandt.
Die Colorimetrie erfordert den Einsatz
zusätzlicher Filter (Abb. 45).

Das eigentliche Prinzip der Messung
ist folgendes: Je nach dem Grad der
Trübung oder Farbintensität der in der
Cuvette enthaltenen Reaktionsflüssigkeit
wird die Photozelle mehr oder weniger
intensiv belichtet. Der Photostrom, den
die Zelle abgibt, ist somit vom vorhandenen Trübungsgrad oder von der Farbstärke abhängig; man kann somit z. B.

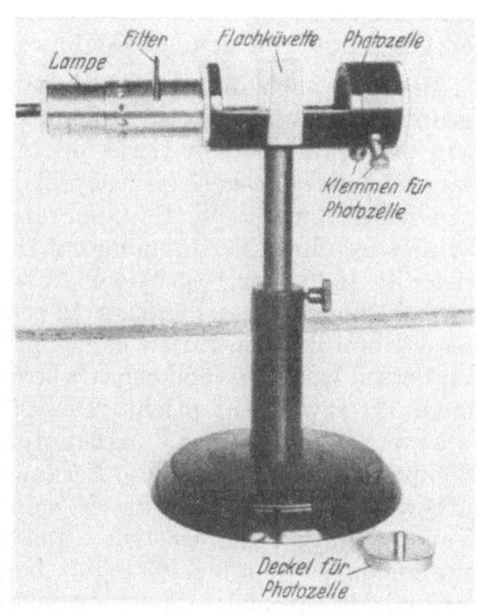

Abb. 44. Apparatur
für lichtelektrische Registrierungen(nach ROEDER).

sagen, wenn es sich um eine Eiweißfällung handelt: Zu jedem Eiweißwert
gehört ein bestimmter lichtelektrischer Impuls.

Methode von DENIS und AYER[1]: Die Standardlösung wird aus Serum hergestellt, indem durch KJELDAHL-Bestimmung der Eiweißgehalt einer Serum-
verdünnung 1:50 mit 15%iger NaCl-Lösung bestimmt wird. Durch weitere
Verdünnung mit 15%iger NaCl-Lösung wird der Eiweißgehalt dieser Serumlösung auf 30 mg-% eingestellt.
Diese Standardlösung kann im
Eisschrank einige Monate aufbewahrt werden.

Für die Untersuchung werden
3 ccm dieser Standardlösung mit
3 ccm 5%iger Sulfosalicylsäure
versetzt. In einem zweiten Glas
wird 1 ccm Liquor mit 1 ccm
5%iger Sulfosalicylsäure vermischt. Die Liquortrübung wird
gegen die Standardlösung in
einem Nephelometer abgelesen

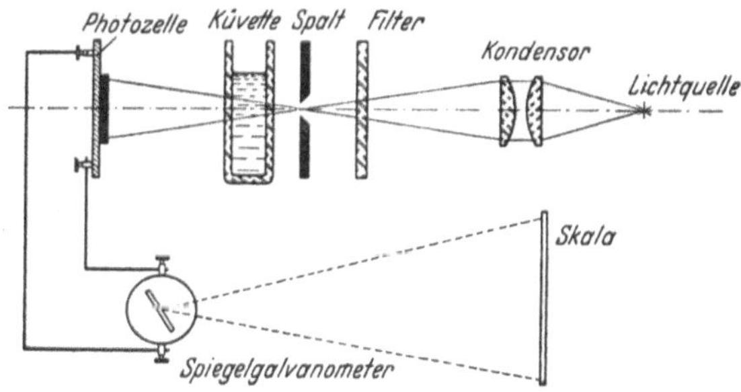

Abb. 45. Der Strahlengang bei lichtelektrischer Registrierung
(nach ROEDER).

und der Eiweißgehalt des Liquors nach folgender Formel berechnet:

$$S_S : S_L = X : 30; \quad x = \frac{S_S \cdot 30}{S_L} \text{ mg-}\%$$

(S_S = Schichtdicke der Standardlösung; S_L = Schichtdicke des Liquors).

Methode nach CUSTER: Diese Methode beruht auf dem Prinzip des Vergleichs
der Trübung des zu untersuchenden Liquors nach Zusatz eines eiweißfällenden
Reagenz (Sulfosalicylsäure) mit Testproben bekannter Eiweißkonzentrationen.

---

[1] DENIS u. AYER: Arch. inter. med. **26**, 4363 (1920).

Man vergleicht die Intensität der in einem UHLENHUTH-Röhrchen angesetzten Liquoreiweißtrübung mit Testproben, die bekannte Eiweißmengen abgestuft enthalten. Die Methode ermöglicht es, neben dem Gesamteiweiß auch das Globulin zu bestimmen. Die Albumine werden dadurch errechnet, daß die Menge der Globuline von dem Gesamteiweiß abgezogen wird.

Methode nach ROEDER[1]: Herstellung der Standardlösungen: Es werden Serumeiweißlösungen von bekanntem Eiweißgehalt hergestellt; man benützt dazu menschliches oder tierisches inaktives Serum; wichtig ist, daß das Serum klar und hell ist. Das Gesamteiweiß des Serums oder Serumgemisches (8—10 ccm) wird refraktometrisch (Eintauchrefraktometer von Zeiß) bestimmt. Aus dem Serum wird durch Verdünnung mit thymolhaltiger Kochsalzlösung (0,5 g Thymol; crist. in 1000 ccm 0,85%iger Natriumchloridlösung heiß gelöst) eine 5%ige Eiweißlösung hergestellt (etwa 12 ccm). Im Refraktometer wird die Richtigkeit dieser Eiweißkonzentration nachgeprüft und solange durch tropfenweisen Zusatz von Serum bzw. Thymolkochsalz korrigiert, bis die abgelesene Refraktometerzahl genau 5% Eiweiß entspricht. Diese 5%ige Lösung wird weiter 10fach verdünnt, und zwar sehr genau mit maßanalytischen Geräten. Man stellt 100 ccm dieser 500 mg-%-Lösung her. Diese Serumeiweißlösung wird 2—3 Tage im Eisschrank aufbewahrt. Wenn nach dieser Zeit keine äußerlich sichtbare Änderung durch Trübung eingetreten ist, wird aus dieser Stammlösung eine Reihe von Verdünnungen von 0,5 bis 400 mg-% hergestellt. Bei Benutzung von thymolhaltiger Kochsalzlösung sind diese Serumeiweißverdünnungen mindestens 3 Monate haltbar. Die Verdünnungen müssen natürlich sorgfältig in mit Gummistopfen versehenen Reagensgläsern im Eisschrank aufbewahrt werden. Trüb gewordene Lösungen sind unbrauchbar.

Verdünnungstabelle.

0,6	ccm	500	mg-%	Serumverd.	+24,4	ccm	Thymol-NaCl	12	mg-%	Eiweißlösung
0,8	,,	500	,,	,,	+24,2	,,	,,	=16	,,	,,
2,3	,,	500	,,	,,	+22,7	,,	,,	=46	,,	,,
3,3	,,	500	,,	,,	+21,7	,,	,,	=66	,,	,,
3,6	,,	500	,,	,,	+21,4	,,	,,	=72	,,	,,
4,0	,,	500	,,	,,	+21,0	,,	,,	=80	,,	,,
4,2	,,	500	,,	,,	+20,8	,,	,,	=84	,,	,,
5,6	,,	500	,,	,,	+19,4	,,	,,	=112	,,	,,
6,0	,,	500	,,	,,	+19,0	,,	,,	=120	,,	,,
9,0	,,	500	,,	,,	+16,0	,,	,,	=180	,,	,,
4,5	,,	500	,,	,,	+ 5,5	,,	,,	=225	,,	,,
12,0	,,	500	,,	,,	+ 8,0	,,	,,	=300	,,	,,
14,0	,,	500	,,	,,	+ 6,0	,,	,,	=350	,,	,,
16,0	,,	500	,,	,,	+ 4,0	,,	,,	=400	,,	,,

Die Zwischenwerte erhält man durch weitere Verdünnungen, die aus den obigen Werten hergestellt werden. Z. B. 10 ccm 12%ige Eiweißlösung werden abgemessen und mit 10 ccm Thymol-NaCl versetzt, das ergibt eine 6%ige Eiweißlösung. 10 ccm dieser 6%igen Eiweißlösung mit 10 ccm Thymol-NaCl verdünnt ergibt eine 3%ige Eiweißlösung. Aus der 16%igen Eiweißlösung stellt man auf die gleiche Weise die 8-, 4-, 2-, 1- und 0,5%ige Eiweißlösung her usw., bis die folgende, vollständige Reihe der Testlösungen zusammengesetzt ist: 0,5; 1,0; 2,0; 3,0; 4,0; 5,0; 6,0; 7,0; 8,0; 9,0; 10,0; 12,0; 14,0; 16,0; 18,0; 20,0; 23,0; 25,0; 28,0; 30,0; 33,0; 36,0; 40,0; 42,0; 46,0; 50,0; 56,0; 60,0; 66,0; 72,0; 75,0; 80,0; 84,0; 90,0; 100,0; 112,0; 120,0; 125,0; 150,0; 175,0; 200,0; 225,0; 250,0; 300,0; 350,0; 400,0; 500,0 mg.

MESTREZAT[2] kocht den Liquor mit Trichloressigsäure und vergleicht ihn dann diaphonometrisch mit Standardlösungen. RAVAUT und BOYER verwenden eine Arg. nitr.-Trübung als Standardlösung, während sie das Liquoreiweiß mit einem

---

[1] ROEDER, F., u. O. REHM: Die Cerebrospinalflüssigkeit. Berlin 1942.
[2] MESTREZAT: Le liquide céphalo-rachidien. Paris 1912.

besonders hergestellten Sulfosalicylsäurereagenz versetzen. Die Farbmethoden von H. WITT, KRAL, STAERY und WINTERNITZ sind technisch für den klinischen Gebrauch zu kompliziert.

Bestimmung des Euglobins[1].

Man vermischt im graduierten Zentrifugierröhrchen 0,6 ccm Liquor mit 0,3 ccm der konzentrierten Ammoniumsulfatlösung und behandelt die Probe wie bei der Globulinbestimmung. Eine Überführung in die ESBACH-Fällung ist nicht notwendig, aber empfehlenswert. Die ermittelte Teilstrichzahl stellt die Euglobinzahl dar.

Bewertung pathologischer Eiweißbefunde.

Eine Vermehrung des Liquoreiweißes deutet immer auf eine organische Erkrankung des Zentralnervensystems hin. Nur selten kann man aus dem Ergebnis der Eiweißuntersuchung eine spezielle differentialdiagnostische Entscheidung treffen. Jedoch ist sie in Verbindung mit den übrigen Liquoruntersuchungen von größter Bedeutung gerade für die spezielle Diagnostik[2].

Autoren	Gesamt-eiweiß	Globulin	Albumin	Eiweiß-quotient
KAFKA, SAMSON	18,2—28,8 (Teilstriche: 0,8—1,2)	2,4—4,8 (Teilstriche: 0,1—0,2)	16,6—24,0 (Teilstriche: 0,7—1,0)	0,25—0,12
HALPERN	20,0—27,5	8,4—13,2	11,5—14,8	0,56—0,91
HEWITT	23	3	20	0,16
STARY, KRAL, WINTERNITZ	28,7	6,7	22	0,3
MENDEL	10,8—24,2	3,2—7,5	8,6—17,0	0,5—1,0

Neben der Variationsbreite der normalen Eiweißwerte und ihrer Relationen liegen weitere Schwierigkeiten darin, daß über die Herkunft der Eiweißkörper im Liquor noch so wenig bekannt ist, wenn auch K. F. und L. SCHEID kataphoretisch die Natur der Eiweißkörper weitgehend klären konnten. Wir wissen, daß die Eiweißkörper bei den verschiedenen Erkrankungen des Zentralnervensystems verschieden geartet sind, aber es ist noch nicht endgültig geklärt, wie weit sie aus dem Gehirn oder aus dem Blut stammen. Wahrscheinlich treten bei erhöhter Durchlässigkeit der Blutliquorschranke unter pathologischen Bedingungen vermehrt Eiweißkörper durch. Vergleichende Untersuchungen über die Beziehungen zwischen dem Eiweißgehalt des Liquors und dem des Bluteiweißes haben keine Klärung gebracht. Um so erstaunlicher ist es, daß die Bestimmungen der Eiweißmengen und ihrer Arten sowie das Verhältnis zueinander für die gesamte Liquordiagnostik eine so große praktische Bedeutung gewonnen haben. Allein die Tatsache einer Eiweißvermehrung (Globuline) durch die ersten orientierenden Untersuchungsmethoden (PANDY und NONNE-APELT-SCHUMM), deuten auf eine organische Erkrankung des Zentralnervensystems hin. Die exakte Bestimmung des Gesamteiweißes und die Differenzierung der Globuline und Albumine und ihr Verhältnis zueinander ist heute eine absolute Selbstverständlichkeit in der Liquordiagnostik. Nicht nur die Trennung organischer von nichtorganischen Erkrankungen ist hierdurch oft möglich, sondern in vielen Fällen gewinnen wir aus der quantitativen und qualitativen Bestimmung der Liquoreiweiße gute Anhaltspunkte für die klinische Differentialdiagnose. Wenn auch

---

[1] KAFKA: Taschenbuch der praktischen Untersuchungsmethoden der Körperflüssigkeiten bei Nerven- und Geisteskrankheiten. Basel, New York 1948.
[2] Eiweißrelation (aus Handbuch der Neurologie Bd. 7, 1, 249).

das Fehlen einer Eiweißvermehrung eine organische Erkrankung nicht ausschließt, so spricht doch eine Eiweißvermehrung immer für das Vorliegen einer
organischen Erkrankung. Die höchsten Eiweißwerte finden wir beim Sperrliquor,
bei akuten Erkrankungen der Hirnhäute u. a. Auch die Eiweißrelationen zeigen
häufig ein charakteristisches Verhalten, so finden wir z. B. bei Lues und Multipler
Sklerose eine Verschiebung zugunsten der Globuline. Eine Erklärung dieses
Phänomens ist bisher nicht gelungen.

Untersuchung weiterer N-haltiger Bestandteile.

Gesamtstickstoff.

Normal: 17—22 mg-%.

Bei diesen Untersuchungen werden sowohl der Eiweißstickstoff als auch der
Reststickstoff erfaßt. Es besteht weder unter physiologischen noch pathologischen Zuständen eine Parallelität zwischen Eiweißstickstoff und Reststick-
stoff, so daß man keine Rückschlüsse auf den Gesamtstickstoff bzw. auf den
Reststickstoff ziehen kann. HALPERN nimmt auf Grund neuerer Untersuchungen
an, daß prozentual immer der größere Teil des Gesamtstickstoffs dem Reststickstoff zufällt. Die höchsten Werte findet man bei Entzündungen der Hirnhäute.
Hier liegen die Werte zwischen 85 und 227 mg-%. Auch bei dieser extremen
Vermehrung besteht keine Parallelität zwischen dem Gesamtstickstoff und dem
Eiweißstickstoff. Niedrige Werte findet man bei Paralyse. Hier liegen die Werte
um 33 mg-%, ihre Höchstwerte bei 58,02. Bei Lues cerebri liegen die Werte im
ganzen etwas höher. In 75% der von HALPERN untersuchten Fälle von Lues
cerebri fand er einen Gesamtstickstoffgehalt von über 35 mg-%. Auch bei den anderen
syphilitischen Erkrankungen des Zentralnervensystems konnte man Erhöhungen
feststellen. Diese Befunde weisen aber keine Spezifität auf. Erhöhungen findet
man auch bei Arteriosklerose, gelegentlich bei Epilepsie usw.

Reststickstoff.

Normal: 11—15 mg-%.

Die Bestimmung des Reststickstoffs hat eine größere Bedeutung als die des
Gesamtstickstoffs. Die stärksten Erhöhungen findet man wieder bei Meningitis
(38—163,61 mg-%). Die nächst höheren findet man bei Lues cerebri, niedrigere
bei Paralyse, bei deren Fieberbehandlung es zu einer weiteren Erhöhung kommt.
Auch bei Tabes fand HALPERN Erhöhungen bis über 40 mg-%. Auch bei Arteriosklerose
und anderen organischen Erkrankungen des Zentralnervensystems ließ sich eine
Erhöhung des Reststickstoffs zeigen. Bei Nephritis und Urämie findet man eine
erhebliche Steigerung des Reststickstoffs im Liquor (Werte bis 282 mg-%). Auch
bei Erkrankungen der Leber, bei Infektoinskrankheiten wie Masern u. a. wird
über eine Erhöhung des Reststickstoffgehalts im Liquor berichtet.

Eiweißabbauprodukte.

Der Untersuchung der Eiweißabbauprodukte (Albumosen, Peptone, Polypeptide und Aminosäuren) kommt praktisch keine Bedeutung zu. Auch hier
liegt u. a. der Grund darin, daß eine Parallelität zu der Erhöhung des Reststickstoffs nicht vorliegt.

Albumosen und Peptone.

Normal: 0 mg-%.

Diese Stoffe werden mittels Eiweißfällung und folgender Sättigung des Ab-
gusses mit Ammonium- oder Magnesiumsulfat nachgewiesen. Die Albumosen
finden sich im Niederschlag, die Peptone im Abguß. Die Bestimmung erfolgt durch

die BIURET-Probe. Nach Untersuchungen von MESTREZAT findet man im normalen Liquor diese Stoffe nicht.

Polypeptide.

Normal: 0—3 mg-%.

Sie wurden bei Leberinsuffizienz, bei Meningitis u. a. im Liquor festgestellt (28 mg-%). Eine Erhöhung findet man neben der Meningitis bei Paralyse und anderen syphilitischen Erkrankungen, bei Encephalitis, Epilepsie, Arteriosklerose. Schließlich bei Nephritis und Urämie und Lebererkrankungen.

Man hat weiter versucht, durch die Ninhydrinreaktion, die Xantoproteinreaktion, den Indicannachweis u. a. die Bestimmung des *Tryptophans* (Methode nach RIEBELING) und *Tyrosins* und die Essigsäureanhydrid-Schwefelsäureprobe (BOLTzsche Reaktion) eine Untersuchung und Bestimmung einzelner Gruppen der Aminosäure zu erschließen, ohne daß man zu praktisch verwertbaren Resultaten gekommen ist. Über das Vorkommen von *Albuminoiden* und *Mucin* liegen keine verwertbaren Ergebnisse vor. Neben den oben besprochenen Eiweißabbauprodukten finden sich im Liquor andere Stickstoffbestandteile wie *Harnstoff, Harnsäure, Kreatin* und *Kreatinin*. Bis heute haben die Untersuchungen dieser Stoffe für die Klinik keine praktische Bedeutung erlangt.

Harnstoff.

Normal: 6—15 mg-%.

Die Werte für Harnstoff unter physiologischen Bedingungen differieren erheblich (20 mg-%, 6—15 mg-%, 7—12 mg-% nach ROEDER 6—15 mg-%) usw. Begreiflicherweise sind auch die Angaben über die Harnstoffwerte bei verschiedenen Erkrankungen außerordentlich variabel und differentialdiagnostisch nicht verwertbar. Es wird über eine Erhöhung bei Paralyse, Encephalitis, Arteriosklerose, Leber- und Nierenerkrankungen berichtet.

Harnsäure.

Normal: 0,3—1,3 mg-%.

Die Angaben über die normalen Werte gehen außerordentlich auseinander. Manche Autoren bezeichnen Werte zwischen 3 und 4 mg-% noch als normal. Eine deutliche Vermehrung findet man bei Meningitis, Urämie, Lebererkrankungen Paralyse usw. Eine praktische Bedeutung kommt der Untersuchung nicht zu.

Kreatin und Kreatinin.

Normal: 1—1,5 mg-%.

Gesamtkreatin bis 4,3 mg-%. Es ist interessant, daß man bei den verschiedensten Nervenkrankheiten niemals eine Vermehrung dieser Stoffe nachweisen konnte, während man bei Leber- und Nierenerkrankung häufig ein vermehrtes Auftreten bemerkt. Hier wurden Werte bis 7,2 mg-% beobachtet.

Ob *Carbaminsäure* und *Trimethylamin* in normalem Liquor vorhanden sind, ist fraglich. *Methylstickstoff* wurde von HILLER bei destruktiven Hirnprozessen gefunden und als Lipoidabbauprodukt aufgefaßt.

Liquorzuckerbestimmung.

Normal: 40—80 mg-%.

Die Untersuchungen über den Glukosegehalt des Liquors sind schon frühzeitig begonnen worden. Man glaubte, hierdurch differentialdiagnostisch weiterzukommen. CLAUDE BERNARD war der Ansicht, daß die früheren Beobachtungen einer reduzierenden Substanz im Liquor im wesentlichen auf Glukose zurückzuführen seien. KELLEY stellte ein Rechts- bzw. Linksdrehungsvermögen der Ebene des polarisierten Lichts dieser reduzierenden Substanz fest. Er konnte noch weitere Eigenschaften dieser Substanz eruieren (Gärung, Zersetzung durch Bakterien, Bildung von Phenylhydracinkrystallen u. a.). Hieraus ergab sich mit Sicherheit, daß es sich bei den reduzierenden Substanzen im wesentlichen um Traubenzucker handelte. Nur 10% andersartiger Substanzen sind unter den reduzierenden vorhanden. Die Angaben über den Normalgehalt des Liquors an Zucker differieren nicht unerheblich. Die Zuckerwerte des Ventrikelliquors liegen höher als die des occipital gewonnenen Liquors und diese wieder höher als die des Lumballiquors. Für die Untersuchung werden üblicherwerse die ersten Kubikzentimeter des lumbalen oder cysternalen Liquors verwendet. Auf diesen Liquor beziehen sich die Zahlenangaben.

(MESTREZAT 55—65, KELLEY 40—59, BECKER und WILLIAMS 56—57, BORBERG 50—75, SERVANTIE 50—65, ESKUCHEN und DIETL 50—75, FONTANEL und LEULIER 60—90, ALPERS, CAMPELL und PRENTISS 50—64, POLONOWSKY und DUHAT 40—53, MUNCH und PETERSEN 45—65, BLUM 48—63, WRIGHT, SIDNEY, HERR und PAUL 43—95, STOWE 60—90, FREMONTH-SMITH und DAILEY 50—80, BACCHICHETTI 48—60, NIINA 50—65, WEIL 46—52, EGERER-SCHAM und NIXON 50—65, RISER und MERIEL im Durchschnitt 60, obere Grenze 80, WITTENGENSTEIN 45—60, LAGERGREEN im Durchschnitt 61, GIORDANO 60—90, LEIPOLD 46—63, DEPICH und RICHTER-QUITTNER 70—80, WIECHMANN 59—68, TRENDTLER 50—80, STRAUBE 40—70 mg-%)[1].

Zur Bestimmung des Liquorzuckers gibt es eine ganze Anzahl von Methoden, die hier nicht alle aufgeführt werden können. Die am häufigsten angewandte Methode und wohl auch die sicherste ist folgende:

Methode HAGEDORN - JENSEN [2].

Sie beruht darauf, daß durch den Zucker im alkalischen Milieu Ferricyanid zu Ferrocyanid reduziert wird.

Technik (DEMME):

Erforderliche Reagenzien:

    I. Verdünnung einer 45%igen Zinksulfatlösung 1:100.

    II. n/10 Natronlauge.

    III. Ferricyanidlösung (1,65 Kaliumferricyanid und 10,6 ausgeglühtes Natriumkarbonat werden in Wasser gelöst und auf 1000 ccm aufgefüllt; aufbewahren in dunkler Flasche!).

    IV. Zinksulfatlösung (10 g Zinksulfat und 50 g NaCl werden unter Erwärmen in 100 ccm Wasser gelöst).

    V. 12,5% Kaliumjodidlösung.

    VI. 3%ige Essigsäurelösung.

    VII. 1%ige Stärkelösung in gesättigter Kochsalzlösung.

    VIII. n/200 Natriumthiosulfatlösung (aus n/10 Lösung bereitet).

    IX. Kaliumjodatlösung: 0,3566 KJO_3 in 2000 ccm Wasser gelöst.

In ein Reagensglas von 15 mm Durchmesser und 120 mm Höhe kommen 5 ccm der verdünnten Zinksulfatlösung (I) und 1 ccm n/10 Natronlauge (II); durchschütteln (flockige Lösung). Hierzu kommt 0,1 ccm Liquor (Pipette außen gut abwischen und nach dem Auslaufen mehrfach durch Auf- und Abziehen mit Zinklaugenlösung nachspülen). In einem Kontrollglas werden Zinksulfat und Natronlauge ohne Liquor angesetzt (Leerbestimmung). Die Gläser kommen für 3 Minuten in ein kochendes Wasserbad (Koagulation des Eiweißes). Dann

---

[1] Nach GEORGI u. FISCHER, Handbuch der Neurologie, Bd. 7, 1, S. 262, Berlin 1935.
[2] HAGEDORN-JENSEN: Biochem. Z. 135, 46 (1923).

wird die Lösung durch ein angefeuchtetes Filter in ein Kochgläschen filtriert;
die Reagensgläser werden 2mal mit je 3 ccm Aq. dest. gewaschen und dieses
Wasser in die Kochgläschen hinzufiltriert. Zu jedem Gläschen werden nunmehr
2 ccm Ferricyanidlösung (III) zugegeben. Hierauf werden die Gläschen für
15 Minuten in ein kochendes Wasserbad gebracht (während des Kochens findet
die Reduktion statt). Nach Abkühlung kommt in jedes Gläschen 2 ccm einer
frisch bereiteten Zinksulfat-Kaliumjodidlösung (4 Teile IV + 1 Teil V) und nach
Umschütteln 2 ccm Essigsäure (VI) und einige Tropfen Stärkelösung (VII)
(Blaugrünfärbung). Dann wird mit der Thiosulfatlösung (VIII) titriert bis Entfärbung eintritt. Die Titrationsergebnisse der Liquorlösung und der Kontrolle
werden notiert.

Der Titerwert der schlecht haltbaren Thiosulfatlösung muß jedesmal gesondert festgestellt werden. Hierzu bringt man in ein Kochglas 2 ccm der Kalium-
jodatlösung (IX), 2 ccm der Mischung von Zinksulfat- und Kaliumjodidlösung
(4 Teile IV und 1 Teil V) und 2 ccm Essigsäure. Nach Zusatz von 2 Tropfen
Stärkelösung wird auch diese Lösung mit der Thiosulfatlösung titriert (Ergebnis
= q). Da für diesen Versuch genau 2,00 ccm der n/200 Natriumthiosulfatlösung
gebraucht werden sollten, muß der im Hauptversuch gewonnene Titrationswert
korrigiert werden, indem man ihn mit dem Wert 2,00/q multipliziert.

Für die so gefundenen korrigierten Werte der Voll- und Leerbestimmung
werden auf der Tabelle (1. Dezimalstelle in der vertikalen, 2. Dezimalstelle in der
horizontalen Reihe) die entsprechenden Glukosewerte aufgesucht. Die Differenz
zwischen Voll- und Leerbestimmung ergibt dann den Liquorzucker in mg-%.

Beispiel:

Titrationsergebnisse der Vollbestimmung: 1,48 ccm, der Leerbestimmung 1,92.
Ergebnisse der Titration der Thiosulfatlösung 2,16 (Sollwert = 2,00). Die korrigierten Titrationsergebnisse sind dann:

$$\text{Vollbestimmung} = \frac{1,48 \cdot 2,00}{2,16} = 1,37 \text{ cm,}$$

$$\text{Leerbestimmung} = \frac{1,92 \cdot 2,00}{2,16} = 1,78.$$

Glukosewerte der Natriumthiosulfattitration nach HAGEDORN und JENSEN.

	ccm n/200 Thiosulfatlösung = mg-% Glukose									
	0	1	2	3	4	5	6	7	8	9
0,0	385	382	379	376	373	370	367	364	361	358
0,1	355	352	350	348	345	343	341	338	336	333
0,2	311	329	327	325	323	321	318	316	314	312
0,3	310	308	306	304	302	300	298	296	294	292
0,4	290	288	286	284	282	280	278	276	274	272
0,5	270	268	266	264	262	260	259	257	255	253
0,6	251	249	247	245	243	241	240	238	236	234
0,7	232	230	228	226	224	222	221	219	217	215
0,8	213	211	209	208	206	204	202	200	199	197
0,9	195	193	191	190	188	186	184	182	181	179
1,0	177	175	173	172	170	168	166	164	163	161
1,1	159	157	155	154	152	150	148	146	145	143
1,2	141	139	138	136	134	132	131	129	127	125
1,3	124	122	120	119	117	115	113	111	110	108
1,4	106	104	102	101	99	97	95	93	92	90
1,5	88	86	84	83	81	79	77	75	74	72
1,g	70	68	66	65	63	61	59	57	5g	54
1,7	52	50	48	47	45	43	41	39	38	36
1,8	34	32	31	29	27	25	24	22	20	19
1,9	17	15	14	12	10	8	7	5	3	2

Der Vollbestimmung von 1,37 entspricht somit nach der Tabelle (vertikale Reihe 1,3, horizontale Reihe 7) ein Glukosewert von 111 mg-%, der Leerbestimmung (vertikale Reihe 1,7, horizontale 8) ein solcher von 38 mg-%. Die Differenz 111 — 38 mg-% = 73 mg-% ergibt den Wert des Liquorzuckers.

Liquorzuckerbestimmung nach CRECELIUS - SEIFERT.

Diese einfache und recht genaue Methode hat sich uns gut bewährt. Ihr Prinzip besteht darin, daß mit Wasser verdünnter Liquor mit Picrinsäure enteiweßt wird und die Picrinsäure nach Zusatz von Natronlauge durch den Liquorzucker nach Erhitzen zu Picraminsäure reduziert wird. Die Menge der entstehenden rotbraunen Picraminsäure wird colorimetrisch gemessen.

Methodik: 0,4 ccm Liquor werden in einem Reagensglas mit 1,6 ccm Aqua dest. vermischt. Man setzt 1 ccm einer 1,2%igen reinsten Picrinsäure hinzu, die man mit heißem destilliertem Wasser hergestellt hat. Nun schüttelt man das Röhrchen kräftig so lange, bis das Eiweiß schlammig ausgefallen ist. Jetzt filtriert man durch einen kleinen Trichter durch Filtrierpapier in ein Reagensglas, das graduiert ist. Dabei erhält man nun meist um 1,5 ccm Filtrat und gibt danach 20%ige Natronlauge im Verhältnis 10:1, also etwa 0,15 ccm hinzu. Nun kommt das Reagensglas für 5 Minuten in ein kochendes Wasserbad, kühlt dann sofort unter fließendem Wasser ab und füllt einen eventuell entstandenen Verdunstungsverlust wieder mit destilliertem Wasser auf.

Jetzt erfolgt die Einfüllung der Lösung in das Vierkantröhrchen des Colorimeters (Zeiß-Ikon) und man stellt den Farbwert bei mittlerer Tageshelle fest. Die Zuckerwerte werden am Colorimeter direkt in mg-% abgelesen.

Methode FOLIN und WU, modifiziert nach NEUBAUER [1,2].

Erforderliche Lösungen:

a) Zum Enteiweißen des Liquors: 5% wolframsaures Natrium, n/3 Schwefelsäure.

b) Vergleichslösung: 20 mg-% Glucose, hergestellt aus einer 2%igen Stammlösung, die man jeweils zum Gebrauch verdünnt. Stammlösung: 2 g Traubenzucker, gelöst in 100 ccm 2,5%iger Benzoesäure.

c) Alkalische Kupfersulfatlösung: 40 g wasserfreies Na_2CO_3 in 400 ccm Aq. dest. in einem 1 l-Meßkolben lösen, dann 7,5 g Weinsäure und 4,5 g kryst. Kupfersulfat zusetzen, lösen, auffüllen auf 1 l.

d) Phosphormolybdän-Wolframsäure: 35 g Molybdänsäure in einem Becherglas von 1 l Inhalt mit 5 g wolframsaurem Natrium, 200 ccm 10%ige Natronlauge und 200 ccm Aq. dest. versetzen, etwa 30 Minuten stark kochen, um Ammoniak zu vertreiben. Nach dem Abkühlen der Lösung mit Aq. dest. auf etwa 350 ccm verdünnen, 125 ccm Phosphorsäure (84%, 1,71 spez. Gew.) dazu und auf 500 ccm auffüllen.

(Außer der 20 mg-%igen Zuckerlösung sind sämtliche Lösungen haltbar.)
Enteiweißen:

Je nach Menge des Zuckers, den man im Liquor erwartet, wird die Verdünnung gewählt.

$$1:2 = 1 \text{ ccm Liquor} + 0,5 \text{ ccm wolframs. Na. } 5\% + 0,5 \text{ ccm n/3 } H_2SO_4$$
$$1:3 = 0,5 \text{ „ „ } + 0,5 \text{ „ „ „ } 5\% + 0,5 \text{ „ „ „}$$
$$1:5 = 0,5 \text{ „ „ } + 1,6 \text{ „ „ „ } 5\% + 0,4 \text{ „ „ „}$$

Im allgemeinen wird die Verdünnung 1:3 genügen. Man benutzt am besten zur Herstellung der Verdünnungen Zentrifugengläser. 10 Minuten zentrifugieren.

—————
[1] Nach ROEDER-REHM: Die Cerebrospinalflüssigkeit. Berlin 1942.
[2] NEUBAUER: J. biol. Chem. (Am.) 4, 357 (1938).

Vergleichslösung:　　　　　　　　　Versuchslösung:
2 ccm 20 mg-% Glukose　　　　　　0,4 ccm Liquor (enteiweißt)
2 ccm alkal. Kupfersvlfatlösung　　　0,4 ccm alkal. Kupfersulfatlösung
　　　　6 Minuten ins kochende Wasserbad.
　　　　3　　,,　　in kaltem Wasser abkühlen.
2 ccm Phosphormolybdän-Wolframsäure　0,4 Phosphormolybdän-Wolframsäure
Sofort durchschütteln!　　　　　　2 Minuten stehenlassen.
10 ccm Aqua dest.　　　　　　　　　2 ccm Aqua dest.

Nach 5 Minuten wird, nach Einfüllen der Vergleichslösung in den Keil, am AUTHENRIED-Colorimeter abgelesen.

Tabelle zur Zuckerbestimmung nach FOLIN-WU bei Vergleichslösung
von 20 mg-% Glukose.

0	22,3	19	18,2	38	14,2	57	10,2	76	6,0
1	22,1	20	18,0	39	14,0	58	10,0	77	5,8
2	21,9	21	17,8	40	13,8	59	9,8	78	5,6
3	21,7	22	17,6	41	13,6	60	9,6	79	5,4
4	21,4	23	17,4	42	13,4	61	9,2	80	5,2
5	21,2	24	17,2	43	13,2	62	9,2	81	5,0
6	20,8	25	17,0	44	13,0	63	9,0	82	4,8
7	20,6	26	16,8	45	12,8	64	8,7	83	4,5
8	20,4	27	16,6	46	12,6	65	8,4	84	4,3
9	20,2	28	16,4	47	12,3	66	8,2	85	4,0
10	20,0	29	16,2	48	12,0	67	8,0	86	3,8
11	19,8	30	15,9	49	11,8	68	7,8	87	3,5
12	19,6	31	15,7	50	11,6	69	7,5	88	3,2
13	19,4	32	15,5	51	11,4	70	7,3	89	2,9
14	19,2	33	15,3	52	11,2	71	7,0	90	2,6
15	19,0	34	15,1	53	11,0	72	6,8		2,3
16	18,8	35	14,8	54	10,8	73	6,6		2,0
17	18,6	36	14,6	55	10,6	74	6,4		1,7
18	18,4	37	14,4	56	10,4	75	6,2		1,3

Berechnung: Abgelesenen Colorimeterwert in der Tabelle aufsuchen. Der ihm entsprechende Zuckerwert muß mit der Verdünnung multipliziert werden; daraus ergibt sich der Glukosewert in mg-%.

Die Bewertung des Liquorzuckers.

Eine Vermehrung des Liquorzuckers bezeichnet man als *Hyperglykorrhachie*, eine Verminderung als *Hypoglykorrhachie*. Als normalen Liquorzuckerwert kann man 40—80 (90) mg-% annehmen. Eine Vermehrung bzw. eine Verminderung der Liquorzuckerwerte ist im Rahmen der gesamten Liquordiagnostik von Bedeutung, wenn die Befunde auch für die klinische Differentialdiagnose nicht entscheidend sind.

Es ist orfordorlich, eine gleichzeitige Untersuchung des Blutzuckers durchzuführen, wozu etwa eine halbe Stunde vor der Punktion der Liquorräume nüchtern Blut entnommen werden muß. Es besteht ein ziemlich konstantes Verhältnis zwischen dem Blut- und Liquorzucker, der etwa 60% des Blutzuckers beträgt. Die Wirkung alimentärer Zuckerzufuhr auf den Liquorzucker ist im Gegensatz zum Einfluß auf den Blutzuckerspiegel nicht sehr bedeutend, und eine Punktion zur Bestimmung des Liquorzuckers ist nicht unbedingt nüchtern durchzuführen. Will man jedoch Blut- und Liquorzucker vergleichen, was an sich notwendig ist, so muß nüchtern punktiert werden.

Das Verhältnis von Blutzucker zu Liquorzucker (Blutliquorzuckerquotient) ist unter pathologischen Verhältnissen nicht konstant. Bei Meningitis kann er erheblich erniedrigt sein. Es ist auch zu bedenken, daß man z. B. beim Diabetes

hohe Liquorzuckerwerte findet. Auch bei Niereninsuffizienz kann es zu einer
Zuckervermehrung im Liquor kommen (RIEBELING). Der Zuckerspiegel liegt
bei Reststickstofferhöhung meist hoch. Weiter findet man Zuckervermehrungen
bei Arteriosklerose, Apoplexien. RIEBELING erklärt diesen Befund aus dem
Umstand, daß die Hirnrinde bei Urämie sich in einem pathologischen Zustand
befände, der eine verminderte Glykolysefähigkeit aufweise. Leichte Steigerungen
des Liquorzuckers sind diagnostisch nicht verwertbar. Im Gegensatz zu allen
übrigen Erkrankungen des Zentralnervensystems findet man bei infektiösen
Meningitiden eine erhebliche Herabsetzung des Liquorzuckers. Man nimmt an,
daß dies Folge eines Zuckerverbrauchs durch die Bakterien, vielleicht auch
durch Liquorzellen hervorgerufen, ist. So kommt der Zuckererniedrigung durchaus
eine differentialdiagnostische Bedeutung zu, z. B. bei der Differentialdiagnose
zwischen Encephalitis und tuberkulöser Meningitis, bei der wir eine besonders
starke Herabsetzung des Liquorzuckers finden.

Ob man auf Grund des Liquorzuckerbefundes differentialdiagnostisch Entscheidungen treffen kann, insbesondere Unterscheidungen verschiedener Meningitisformen, ist zweifelhaft. So fand man bei eitrigen Meningitiden Zuckerwerte,
die unter denen der tuberkulösen Meningitis lagen. Bei aseptischen Meningitiden
finden wir keine Verminderung der Zuckerwerte, was auch nach dem, was wir
oben gesagt haben, zu erwarten war. Während man bei luischen Erkrankungen
normale bis niedrige Liquorzuckerwerte findet, liegen diese bei Encephalitis,
Multipler Sklerose, Arteriosklerose u. a. höher.

Organische Säuren.

Im Liquor findet man außer den stickstoffhaltigen Säuren Milchsäure und
unter pathologischen Zuständen Säuren der Acetongruppe und Fettsäure. (Diese
letzten wollen wir nach dem Vorbild von GEORGI und FISCHER bei den Lipoiden
besprechen, denen sie biologisch näher stehen.)

Milchsäure.

Normal: 6—17 mg-%.

Die sehr unterschiedlichen Angaben über die Menge von Milchsäure, die
normalerweise im Liquor vorkommt, beruht in der Hauptsache auf der verschiedenartigen Methode ihres Nachweises (KILLIAN 8—15 mg-%, OSNATO 6 bis
10 mg-%, ZWEIFEL und SCHELLER 8—15 mg-%, SOTGIU 16 mg-%, GLASER
11—27 mg-% und MARGRETH 16—18 mg-%). SCHELLER führt die Vermehrung
der Milchsäure bei Meningitis auf die Zuckerspaltung durch Bakterien und Eiter
zurück. MESTREZAT fand Höchstwerte bei der tuberkulösen Meningitis(22,5 mg-%).
Auch bei den übrigen Meningitisformen kommt es zum Anstieg des Milchsäure-
gehaltes. Ein dauernd hoher Milchsäurespiegel bei Meningitis wird als ein prognostisch ungünstiges Zeichen aufgefaßt. Bei Encephalitis fand man niedrigere
Werte. Beachtenswert sind die Befunde, daß bei vermehrter Muskelarbeit und
so auch nach Krampfzuständen eine Vermehrung der Milchsäure nachweisbar
ist (Epilepsie, Eklampsie, urämische Krämpfe).

Citronensäure.

Normal: 3—15 mg-%.

Nach BENNI soll Citronensäure normalerweise im Liquor vorkommen, 3 bis
15 mg-%. Nach NITZESCU und GEORGESCU betrug der Wert 7,5—8,0 mg-%.
Der Citronensäurespiegel soll bei Meningitiden, Arteriosklerose und Lues des
Zentralnervensystems vermehrt sein. Eine praktische Bedeutung kommt diesen
Befunden nicht zu.

Säuren der Acetongruppe und Aceton.

Normal-Aceton: 0 mg-%.

Normalerweise lassen sich Acetonkörper im Liquor nicht nachweisen (MES-STREZAT). Bei Diabetes und bei verschiedenen Erkrankungen des Zentralnervensystems sind sie nachweisbar vermehrt, so z. B. bei Meningitis, Lues des Zentralnervensystems, Alkoholvergiftungen, Epilepsie und starker Inanition.

Acetaldehyd.

Normal: 1—2 mg-%.

Die Bestimmung des Acetaldehyds ist praktisch nicht von besonderer Wichtigkeit. Eine Vermehrung beobachtet man bei Diabetes und bei Paralyse.

Lipoide.

ESKUCHEN hat 1919 darauf hingewiesen, daß bei mit Degeneration einhergehenden Erkrankungen Lipoide in den Liquor geraten, deren Nachweis wertvolle Hinweise in diagnostischer Hinsicht bringen könnte. Er war sogar der Ansicht, daß die Lipoiduntersuchung unter Umständen mit der Eiweißbestimmung konkurrieren würde, was ihre Bedeutung für die allgemeine Liquordiagnostik beträfe. Bisher hat sich diese Annahme nicht bestätigt, wobei allerdings die technischen Schwierigkeiten der Methodik der Lipoidbestimmungen einen wesentlichen Grund dafür darstellten. Es ist kein Zweifel, daß das an Lipoiden so reiche Nervenparenchym durch pathologische Vorgänge stark in Mitleidenschaft gezogen werden muß. Die Annahme, daß als Folge eines solchen Geschehens sich der Lipoidgehalt des Liquors verändern würde, war naheliegend und regte zu immer neuen Forschungen an (KNAUER, HEIDRICH und RUDY, SÄUBERLING, LIER, ROEDER). Ältere Methoden brauchten so große Liquormengen, daß sie praktisch für die Klinik kaum zur Anwendung kommen konnten. Erst durch die Methode RIEBELINGs, zur Bestimmung der ätherlöslichen Substanzen des Liquors, der „*Lipoidzahl*", haben wir eine brauchbare Methodik zur Verfügung. Solche Stoffe sind das *Lecithin*, das *Cephalin*, das freie *Cholesterin, Neutralfett, Sphingomyelin* und die *Cholesterinester* (ROEDER).

Bestimmung der „Lipoidzahl" des Liquors (RIEBELING).

RIEBELING[1] geht folgendermaßen vor: 2 bzw. 4 ccm möglichst frischen Liquors werden mit 3 bzw. 6 ccm Äther 1 Minute im Schütteltrichter mit nichtgefettetem Stopfen geschüttelt. Nach völliger Trennung von Äther und Liquor, die nach 2—3 Minuten praktisch erfolgt ist, wird der Liquor abgelassen, soweit er völlig klar ist. Die Grenzschicht, die trübe ist, bleibt im Schütteltrichter. Von ihr wird der Äther abgegossen, was leicht gelingt. Dazu wird der abgetropfte Liquor erneut hinzugegeben, mit einer neuen Portion Äther wiederum 1 Minute geschüttelt und das Verfahren noch ein zweites Mal wiederholt. Damit erzielt man eine sorgfältige Ausschüttelung des Liquors, die eine erschöpfende Extraktion garantiert. Die drei Ätherportionen werden in einem Reagensglas vereinigt und der Äther möglichst schnell (über der Heizung oder Brutschrank) abgedampft. Es empfiehlt sich eine Beschleunigung der Ätherabdampfung, da der Rückstand sich sonst an den Wänden des Reagensglases zu weit verteilt. Wenn die Reagensgläser völlig trocken sind und auch nicht mehr nach Äther riechen, dann gibt man in das Röhrchen 1 ccm einer Lösung von 0,5% Kaliumbichromat in konzentrierter Schwefelsäure. Genau! Eventuell bedient man sich der auch für die Alkoholbestimmung nach WIDMARK angegebenen Spritze! Es wird umge-

---

[1] Nach ROEDER-REHM: Die Cerebrospinalflüssigkeit. Berlin 1942.

schüttelt und mit der Schwefelsäure die ganze Innenfläche des Röhrchens benetzt. Tritt jetzt schon eine Grünfärbung der Bichromatschwefelsäure auf, dann gibt man sofort noch 1 ccm Bichromatschwefelsäure hinzu. Die Oxydation der oxydablen Substanzen durch die Bichromatschwefelsäure erfolgt im Brutschrank, nicht über der Flamme. Nach 2 Stunden Brutschrankaufenthalt wird der Inhalt des Reagensglases mit 20 ccm destillierten Wassers in einem Erlenmeyer-Kolben von 100 ccm überspült und unter Zusatz von 1 ccm 10%iger Kaliumjodidlösung und einigen Tropfen Stärkelösung gegen n/100 Thiosulfat titriert. Es muß bei diesem Verfahren ermittelt werden, wie groß der Reduktionswert aus dem Rückstand reinen Narkoseäthers ist. Er war bei dem angewandten Merckäther nie höher als 0,1 ccm n 100 Thiosulfat pro 1 ccm Äther. Die Differenz zwischen dem Leerwert und dem Titrationsergebnis im Vollversuch, weiter vermindert um den Reduktionswert des reinen Ätherrückstandes, ergibt, dividiert durch die Liquormenge, die angewandt wurde, die „*Lipoidzahl*". Sie ist ein direkter Ausdruck für die oxydablen Substanzen, die im Liquor durch Äther extrahiert sind. Wenn irgend möglich, empfiehlt es sich, Doppelbestimmungen anzustellen, die einen durchschnittlichen Fehler von nicht mehr als 10% ergeben. Dieser Fehler ist, gemessen an dem summarischen Verfahren, gering und insbesondere deswegen unbedeutend, weil uns grobe Differenzen interessieren. Außerdem liegt diese Fehlerzahl sicher niedriger als die Fehlerzahl der meisten sonst für die Lipoidbestimmungen im Liquor angewandten Verfahren. Grobe Fehler entstehen bei ungenügend gereinigten Glaswaren. Wer mit kleinen Substanzmengen arbeiten kann, kommt mit 1,0 ccm Liquor völlig aus.

Die Ermittlung des *Phosphatidgehalts* des Liquors basiert auf der Bestimmung des im Lipoidmolekül enthaltenen *Phosphors* oder auf der Bestimmung des aus dem *Lecithin* abgespaltenen *Cholins*. Hierzu verwandten PAGE und SCHMIDT eine physiologische Prüfungsmethode und errechneten einen Wert von 0,025 mg-%.

Nach ROEDER ist die methodische Möglichkeit zur Erfassung tieferer Abbauprodukte des Lipoidstoffwechsels derartig gering, daß man dazu übergehen müsse, die Lipoide selbst aus dem Liquor zu extrahieren und mit Hilfe geeigneter Methoden zu bestimmen. SEUBERLING und TROPP[1] haben die Mikromethode von KUTTNER für die Lipoidfraktion als auch für den anorganischen sowie den gesamtsäurelöslichen Phosphor für die Liquoruntersuchung modifiziert. Das Prinzip des Verfahrens der P-Bestimmung besteht darin, daß bei der Reduktion der Phosphormolybdänsäure durch Zinnchlorür eine tiefblaue, konstante Farbe entsteht, deren Intensität colorimetrisch gut erfaßt werden kann. Es wird das Stufenphotometer von Zeiß verwandt, eine Maßnahme, die den Vorteil hat, nicht bei jeder neuen Untersuchungsserie gleichzeitig Standardvergleichslösungen ansetzen zu müssen. ROEDER[2] arbeitete eine neue Methode aus, die mit kleinen Liquormengen arbeitet und das Gesamtphosphatit erfaßt.

Methodik.

Prinzip der Methode: Der trockene Liquorrückstand wird nach einer sehr einfachen Extraktionsanordnung mit einem Alkohol-Chloroformgemisch quantitativ extrahiert. Durch die Anwendung des Chloroformzusatzes erfassen wir gleichzeitig auch noch etwa vorhandene alkoholunlösliche Phosphatide. Der Lipoidauszug, der frei von organischen Phosphaten ist, wird eingeengt, dann erfolgt die Veraschung und colorimetrische Bestimmung des Lipoidphosphors.

Zur Durchführung der Bestimmung sind folgende Glasgeräte und Reagenzien erforderlich:

---

[1] TROPP, SEUBERLING u. ECKHARDT: Biochem. Z. **290**, 320 (1937).
[2] Nach ROEDER-REHM: Die Cerebrospinalflüssigkeit. Berlin 1942.

1. a) Geräte: Spitzgläser mit Normalschliff, Durchmesser 1,7 cm, Länge 10 cm, Graduierung bei 3 cm.

b) Graduierte, 10 ccm Zentrifugengläser.

2. Dimroth-Kühler mit Normalschliff, Länge etwa 25 cm.

3. Veraschungsröhrchen aus Jenaer Glas, dickwandig, Länge 10 cm, Durchmesser 1 cm.

4. Uhlenhuth-Röhrchen.

Reagenzien: Die zu den Reaktionen benötigten Reagenzien sind folgende:

1. Absoluter Alkohol (unvergällt).
2. Chloroform, Merck, DAB. 6.
3. Konzentrierte Schwefelsäure pro anal.
4. Wasserstoffsuperoxyd 30 % ig.
5. Normalschwefelsäure.
6. Natronlauge 40 % ig.
7. Phenolphthalein in alkoholischer Lösung 0,1 % ig.
8. Molybdänschwefelsäure-Reagens:

a) 93 ccm Schwefelsäure pro anal. werden in redest. Wasser gegossen und nach dem Erkalten in einem Meßkolben auf 1000 ccm aufgefüllt.

b) 750 g Natriummolybdat pro anal. (Merck) werden in etwas redest. Wasser gelöst und in einem Meßkolben auf 100 ccm aufgefüllt. Kurz vor Gebrauch werden 3 Teile der Lösung a mit einem Teil der Lösung b gemischt.

9. Zinnchlorür. Stammlösung: 10 g Zinnchlorür werden in einem 25 ccm fassenden Meßkölbchen in etwas rauchender Salpetersäure pro anal. gelöst und dann mit dieser bis zur Eichmarke aufgefüllt. Diese Stammlösung ist spätestens nach vier Wochen zu erneuern. Vor Gebrauch wird die Lösung 200fach verdünnt (als weiteres Reduktionsmittel läßt sich ausgezeichnet das Eikonogen verwenden).

10. Phosphorsäurestandardlösung zur Aufstellung der Eichkurve. 0,4394 g primäres Kaliumphosphat pro anal. werden in einem 1000 ccm-Meßkolben mit einem redest. Wasser gelöst und bis zur Eichmarke aufgefüllt. Von dieser Stammlösung wird folgende Standardlösung zur Aufstellung der Eichkurve hergestellt: 5 ccm Stammlösung + 195 ccm redest. Wassers (1 ccm = 0,0025 mg-%P).

Arbeitsgang: Die Extraktion. Für diese wird eine einfache Mikroextraktionsanordnung verwandt. Als Extraktionsgefäße dienen mit Normalschliff versehene zentrifugierbare Spitzgläser von 10 ccm Inhalt. 1 ccm des zentrifugierten Liquors wird in diese Gläser einpipettiert und im Exsiccator über Schwefelsäure getrocknet. Hierzu wird der Exsiccator evakuiert bis zum leichten Aufschäumen des Liquors und anschließend für 48 Stunden in den Brutschrank bei 37° gestellt. Der trockene Liquorrückstand wird dann mit 3 ccm des Extraktionsgemisches (1 Teil Chloroform DAB. 6 + 1 Teil Alk. absolut.) versetzt und mit einem Eisenspatel von der Glaswand entfernt. Die Spitzgläser, die den im Chloroform-Alkoholgemisch aufgenommenen Liquorrückstand enthalten, werden in ein bis zur Hälfte mit Wasser gefülltes Becherglas gestellt und am Dimroth-Kühler angeschlossen. Zuerst wird bis zum Aufkochen des Alkohol-Chloroform-Gemisches erhitzt, dann mit kleiner Sparflamme bei leichtem, aber gleichmäßigem Sieden 2 Stunden lang extrahiert. Die vollständige Extraktion der Phosphatide erfolgt spätestens innerhalb von zwei Stunden. Nach zwei Stunden werden die Dimroth-Kühler abgenommen und das Chloroformgemisch im gleichen Wasserbad bis auf 1 ccm abgedampft. Die Gläser werden 10 Minuten bei 3000 Touren zentrifugiert, der Lipoidauszug jetzt bereits in die Veraschungsröhrchen (3) abgeschüttet. Der Rückstand wird nochmals mit 0,5 ccm des Alkohol-Chloroformgemisches aufgeschüttelt, 5 Minuten zentrifugiert. Dann werden beide Extrakte vereinigt.

Anschließend erfolgt das Einengen des Lipoidauszuges, das über freier Flamme solange durchgeführt wird, bis das Lösungsgemisch auf ein bis zwei Tropfen eingeengt ist. Die Gläser werden hierbei mit einer Siedecapillare versehen, die das Abdampfen erheblich erleichtert. Diese soll lediglich einen Siedeverzug verhindern und wird entfernt, sobald das Alkohol-Chloroformgemisch zum Aufkochen gebracht ist. Vor der Veraschung ist es erforderlich, alle Reste vom organischen Lösungsmittel entfernt zu haben, daher wird jetzt die Trocknung des Extrakts angeschlossen. Die Veraschungsröhrchen (3) kommen dazu zehn Minuten in ein mäßig stark siedendes Wasserbad (100 ccm Becherglas).

Veraschung: Jedem Glas werden 2 Tropfen konzentrierter H_2SO_4 mit Hilfe einer Mikropipette zugesetzt. Über freier Flamme wird dann etwa eine Minute bis zum Auftreten von freiem Kohlenstoff verascht; nach Zusatz von einem Tropfen 30%igem Wasserstoffsuperoxyd erhitzt man bis zur völligen Farblosigkeit weiter (Dauer 3 Minuten). Nach Abkühlen werden die Innenflächen der Röhrchen mit etwas Wasser abgespült, die zugesetzte Wassermenge darf nicht mehr als etwa 0,2 ccm ausmachen, da man sonst beim dritten Erhitzen durch Spritzen Substanzverluste bekommt. Dieses wird nach 2 Minuten durchgeführt, um alle Reste von den im Röhrchen etwa noch vorhandenen Wasserstoff zu zerstören (Gelbfärbung bei der späteren Colorimetrie beruht auf unzerstörten Wasserstoffsuperoxydresten).

Colorimetrische Bestimmung des Lipoidphosphors: Zur Erzielung genauer Resultate müssen die angegebenen Volumenverhältnisse streng eingehalten werden. Der mineralisierte Lipoidauszug wird in Wasser aufgenommen und quantitativ in graduierte Zentrifugengläser von 10 ccm Inhalt überführt. Nach dreimaligem Nachwaschen sollte die zugesetzte Wassermenge 3 ccm nicht überschreiten. Nach Zusatz von 1 Tropfen Phenolphthalein (7) wird mit 40%iger Natronlauge (6) mittels einer Mikrobürette bis zum Umschlag titriert, dann mit Normalschwefelsäure (5) genau neutralisiert.

Farbreaktion: Ansäuern durch Zusatz von 0,5 ccm Schwefelsäure (8a), Auffüllen mit Aqua redest. auf 4 ccm. Danach werden 0,5 ccm des Molybdänschwefelsäurereagens (8) zugesetzt. Dann wird der Inhalt der Zentrifugengläser in 20 ccm-Bechergläser umgegossen und unter stetigem Umschütteln tropfenweise 0,5 ccm der Zinnchlorürlösung (9) zugegeben.

Colorimetrie: Die Ablesung erfolgt nach einer halben Stunde am einfachsten mit Hilfe von Testgläsern. Man stellt hierzu eine Vergleichsreihe von 8 Gläsern auf, die aufsteigend folgende Mengen der Standardlösung (10a) enthalten:

0,08 ccm = 0,02 mg-% P	0,24 ccm = 0,06 mg-% P
0,12 ccm = 0,03 mg-% P	0,32 ccm = 0,08 mg-% P
0,16 ccm = 0,04 mg-% P	0,40 ccm = 0,10 mg-% P.
0,20 ccm = 0,05 mg-% P	

Diese aufsteigenden Mengen der Standardlösung (10a) werden in die graduierten Zentrifugengläser (1b) pipettiert, dann ebenfalls durch Zusatz von 0,5 ccm Schwefelsäure (8a) angesäuert, mit Aqua redest. auf 4 ccm aufgefüllt. Danach werden 0,5 ccm des Molybdänschwefelsäurereagens (8) zugesetzt, der Inhalt der Zentrifugengläser in 20 ccm-Bechergläser umgegossen und tropfenweise 0,5 ccm der Zinnchlorürlösung (9) zugegeben. Zur Ablesung selbst füllt man je 2 ccm sowohl der Eichlösungen als auch der zu bestimmenden Proben in dünnwandige Uhlenhuth-Röhrchen ein und liest auf weißem Untergrund in gerader Durchsicht ab. Mit der angegebenen Eichreihe wird man in den meisten Fällen auskommen. Verarbeitet man Liquores mit sehr hohen Eiweißwerten, so daß auch hohe Lipoidwerte erwartet werden müssen, dann empfiehlt es sich, von höchstens 0,2 Liquor auszugehen und die Eichreihe zu erhöhen, bis etwa 0,8 ccm Standardlösung (10a).

Zur Bestimmung der Farbstärke hat ROEDER unter Beibehaltung der oben angegebenen Arbeitsvorschrift die stufenphotometrische Methode anwenden können bei Verwendung des Filters S 75. Der besondere Vorteil besteht darin, daß keine Eichproben mehr angesetzt zu werden brauchen, sobald eine Eichkurve einmal aufgenommen ist. Gute Übereinstimmungen ergab die objektive Colorimetrie mit Hilfe von Sperrschichtphotozellen.

Hirnlipoidreaktion (LEHMANN-FACIUS)[1].

Diese Reaktion hat sich klinisch bisher nicht bewährt. In letzter Zeit hat NIELSEN[2] eine Modifikation ausgearbeitet.

Cholesterin.

Normal: 0,05—0,22 mg-%.

Es gibt kaum einen organischen Hirnprozeß, bei dem nicht eine Vermehrung des Cholesteringehaltes festgestellt werden konnte (Hirnblutung, Paralyse, Meningitiden, Tumoren, multiple Sklerose, luische Erkrankungen des Zentralnervensystems, Neuritiden u. a.). Der Cholesteringehalt erreicht bei Tumoren oft 0,6 mg-%, während man solche Werte bei anderen organischen Prozessen kaum sieht. Die Bestimmung des Cholesterins erfolgt durch verschiedene Methoden. SELBACH und TRAPPE[3] beschreiben eine adsorptionsanalytische Methode zum quantitativen Nachweis des Cholesterins im Liquor. Sie bestimmten neben dem Gesamtcholesterin auch die freien und veresterten Anteile fraktioniert. PRUCKNER bestimmte den Cholesteringehalt mit Hilfe des Stufenphotometers. Hierzu wurden 2 ccm als Ausgangsmaterial benötigt. Da das zur Verfügung stehende Ausgangsmaterial nur sehr gering ist, muß zu den Messungen eine Mikrokuvette von 20 mm Schichtdicke verwandt werden, die etwa 0,5 ccm der Lösung zur Füllung erfordert. Weitere Methoden bestehen in der gravimetrischen Bestimmung nach Fällung mit Digitonin (WINDAUS). Schließlich haben wir in der Methode von RUDY[4] ein verhältnismäßig einfaches und für die Klinik gut brauchbares Verfahren zur Extraktion des Cholesterins aus sehr geringen Mengen Liquor (1 ccm).

Fettsäuren.

Normal: 3,0—6,3 mg-%.

Über das Vorkommen von Fettsäuren im Liquor ist bisher wenig bekannt. Eine Vermehrung fand man bei Epilepsie, Hydrocephalus, Encephalitis, Tumoren, Arteriosklerose u. a.

Gesamtkohlenstoff.

Normal: 102—109 mg-%.

Der Gesamtkohlenstoffgehalt ist von der Summe aller organischen Stoffe abhängig. Der Normalgehalt beträgt 102—109 mg-%. Er soll bei Paralyse auf 117—131 und bei multipler Sklerose auf 131—135 erhöht sein.

Der Versuch, das **Reduktionsvermögen des Liquors** zu ermitteln und für differentialdiagnostische Erwägungen zu verwerten, hat bisher kaum eine praktische Bedeutung erlangt (Methoden nach MAYRHOFER, BOVERI, FLAMBERTI und RIZZATTI sowie BENEDEK und v. THURZO).

---

[1] LEHMANN-FACIUS: Z. Neur. **158**, 109 (1937).
[2] NIELSEN: Acta psych. et neur. **1947**.
[3] SELBACH u. TRAPPE: Arch. Psychiatr. (D.) **117**, 541 (1944).
[4] PLAUT u. RUDY: Z. Neur. **146**, 229 (1933).

Farbstoffe.

Wir sind bei der Besprechung der makroskopischen Beschaffenheit des Liquors schon auf die Verfärbung der physiologischerweise klaren Flüssigkeit eingegangen (s. S. 29).

Bluthaltiger Liquor.

Erythrochromie. Sie wird durch das Vorhandensein einer größeren Zahl von roten Blutkörperchen bedingt. Der Liquor ist rosa bis rot. Nach Stehenlassen oder Zentrifugieren sintern die Blutkörperchen auf den Boden des Röhrchens ab. Die darüberstehende Flüssigkeit wird farblos. Ein Rückschluß auf die Menge und Stärke der Blutbeimengung oder ihre Herkunft kann man hieraus nicht ziehen. Die Auswertung solcher Liquoren erfordert besondere Vorkehrungen. Ein pathologischer Ausfall verschiedener Reaktionen, z. B. der Eiweißreaktion bei bluthaltigem Liquor ist nicht in üblichem Sinne zu verwerten. Diesem Umstand muß bei der Bewertung der Befunde bluthaltigen Liquors stets Rechnung getragen werden (s. S. 101). Ein negativer bzw. schwach positiver Ausfall des Fibrinogennachweises bei einer positiven NONNEschen Reaktion weist auf eine Blutung hin.

Hämolytischer Liquor.

Eine Rosafärbung des klaren Liquors spricht für eine Blutung in die Liquorräume, wobei in solchen Fällen eine nachträgliche Hämolyse in vivo eintritt, wobei der Blutfarbstoff zunächst unverändert bleibt. Durch die *Benzidin*probe kann der Nachweis von Blutfarbstoffen auch im klaren Liquor erfolgen.

Eine *Pigmenterythrocytose* (HEILIG) beobachtet man bei chronisch entzündlichen Prozessen und Tumoren. Der Liquor enthält Hämoglobin und Erythrocytentrümmer.

Xantochromer Liquor.

Der Liquor weist eine leicht gelbliche bis citronengelbe Verfärbung auf. Er ist klar und zeigt auch nach Stehenlassen keinen Bodensatz. Die Färbung ist Folge des Blutabbaues (Forme haemorrhagique nach MESTREZAT). Diese Verfärbung beobachtet man hauptsächlich bei älteren Blutungen (frühestens 30 Stunden nach erfolgter Blutung, oft aber erst nach 5 Tagen). Sie wird gelegentlich beobachtet nach epileptischen Anfällen, bei Tumoren und Blutungen anderer Genese. Man findet einen xantochromen Liquor weiter beim Sperrsyndrom, und er gilt geradezu als charakteristisch beim FROIN-NONNEschen Syndrom. Selten findet man ihn bei entzündlichen Veränderungen des Gehirns oder seiner Häute, bei Polyneuritis, beim LANDRYschen Symptomenkomplex, hier vielleicht als Folge von Gefäßkompression. Die Genese der xantochromen Veränderungen ist nicht restlos geklärt. FROIN u. a. fassen hier die Xantochromie als Folge von Blutaustritt infolge von Gefäßschädigungen auf. Der Abbau des Hämoglobins soll nach LINCKINT durch die Endothelzellen erfolgen. KAFKA glaubt nicht an den Ursprung des Farbstoffs durch Übertritt aus dem Blut. Er hält es für sehr fraglich, ob er dem Hämoglobin entstammt. Andere glauben wieder, daß ein Übertritt von Serumfarbstoffen solchen Xantochromieformen zu Grunde liegt (MESTREZAT u. a.). DAVOS nennt ihn Lipochrom. Unter physiologischen Bedingungen wird eine Xantochromie bei Neugeborenen beobachtet. Hierfür wird die größere Durchlässigkeit der Blutliquorschranke verantwortlich gemacht. Gelegentlich fand man auch Bilirubin im Liquor (s. S. 178).

Gallenfarbstoffe.
(Bilirubin und Urobilin.)
Diese Farbstoffe werden gelegentlich in Fällen von schwerem Ikterus im Liquor angetroffen; wobei die Ätiologie des Ikterus nicht ausschlaggebend ist. So fand ESKUCHEN Bilirubin bei Carcinom der Gallenwege, bei Lebercirrhose, akuter gelber Leberatrophie u. a. MESTREZAT bezeichnet diese Farbveränderung als Forme ictérique der Xantochromie (s. S. 170)

Pigmente.
Eine schwarzbraune Verfärbung finden wir bei pigmenthaltigen Neubildungen und ihren Absiedelungen, so beim Melanosarkom, insbesondere bei der Melanosarkomatose des Gehirns und seiner Häute.

Flavin.
Über das Vorkommen von Flavin liegen nur vereinzelt Angaben vor. So fand man bei einer schweren tuberkulösen Meningitis eine Gelbfärbung mit starker Fluorescenz. Die Prüfung des Farbstoffs ergab, daß es sich um einen Farbstoff der Flavingruppe handelte.

Es würde im Rahmen dieses Buches zu weit führen, wollte man die Frage der Herkunft aller organischen Stoffe im Liquor weiter erörtern. Drei Möglichkeiten spielen hierbei eine Rolle: Die Herkunft aus Stoffen des Blutes, aus dem Zentralnervensystem, und schließlich kann unter Umständen eine Umwandlung vorhandener Stoffe in andere im Liquor selbst erfolgen. Diese verschiedenen Herkunftsmöglichkeiten werden häufig gemeinsam für das Auftreten solcher organischen Stoffe im Liquor verantwortlich zu machen sein.

Fermente.
Dieses Forschungsgebiet, das erst in den letzten Jahren an Bedeutung gewonnen hat, ist in der Liquordiagnostik noch kaum zu praktisch verwertbaren Resultaten gekommen. Die Rolle, die den Fermenten im Liquor unter normalen und pathologischen Verhältnissen zukommt, ist noch nicht geklärt. Es ist gelungen, eiweiß-, kohlenhydratspaltende und oxydative Fermente oft unter physiologischen und immer unter pathologischen Verhältnissen im Liquor nachzuweisen.

Proteasen.
Diese eiweißspaltenden Fermente werden im normalen Liquor nicht angetroffen, während es gelang, pepsinähnliche Fermente nach Nahrungsaufnahme zu beobachten. Unter pathologischen Verhältnissen gelang der Nachweis von Proteasen und Trypsin z. B. bei Meningitis und Tumoren. Die Angaben über das Vorkommen dieser Fermente bei Paralytikern gehen noch sehr auseinander. Ihr Herkunftsort soll bei erhöhter Permeabilität das Blut sein oder auch mit den interferierenden Leukocyten zusammenhängen.

Peptidasen.
Diese peptolytischen Fermente, die die Eiweißabbauprodukte spalten, finden sich nicht im normalen Liquor, jedoch gelang der Nachweis bei den verschiedenen Erkrankungen des Zentralnervensystems, so bei Meningitis und Paralyse. LENK und POLLAK u. a. glaubten, daß den glycyltryptophanspaltenden Peptidasen eine differentialdiagnostische Bedeutung zukäme, so z. T. für die Meningitis tuberculosa. Diese Annahme bestätigte sich nicht. KAFKA nimmt an, daß der Liquor sowohl Gesunder wie Kranker eine gleiche antitryptische Wirkung habe.

Nur dem paralytischen Liquor soll nach KAFKA eine höhere antitryptische Fähigkeit zukommen. Andere Forscher konnten aber auch bei weiteren Erkrankungen des Zentralnervensystems, die mit einer Eiweißvermehrung einhergehen, einen erhöhten antitryptischen Titer nachweisen.

Kohlenhydratspaltende Fermente.

Diastase und Amylase. Die Herkunft kohlenhydratspaltender Fermente soll nach KAFKA u. a. im wesentlichen auf der Anwesenheit von Leukocyten beruhen, während WOHLGEMUTH und SZÉCSI eine Hämatogenese annehmen. Im normalen Liquor findet man Amylase. Eine starke, quantitative Veränderung des diastatischen Fermentes findet man bei unbehandelter Progressiver Paralyse, dann bei Tabes, Lues cerebri und auch bei Meningitis und Hydrocephalus. Die normalen Werte liegen bei 11—40 mg-% (in Glykose ausgedrückt).

Dagegen findet man *glykosespaltende* Fermente nicht im normalen Liquor. Man glaubte, daß das rasche Verschwinden des Zuckers aus dem Liquor auf das normale Vorkommen der Fermente zurückzuführen sei, was aber nach den Versuchen an sterilen und zentrifugierten Liquoren sich nicht bestätigt, da sich hier der Zuckergehalt konstant hält. Die üblich zu beobachtende Zuckerabnahme ist sicherlich an die Anwesenheit von Zellen und Bakterien gebunden.

Hexosephosphatase fand DEMUTH in normalem Liquor und beobachtete eine Steigerung bei Meningitis.

Fettspaltende Fermente.

Die Untersuchungen über Esterasen und Lipasen haben bisher zu keinem praktisch verwertbaren Ergebnis geführt. Ob im normalen Liquor diese Fermente vorhanden sind, ist noch nicht endgültig entschieden. Bisher ließen sich diese Fermente nicht immer nachweisen, obwohl sie gelegentlich beobachtet werden. Manche Autoren behaupten, daß Liquoren mit positiver Wa.R. Lipasen enthalten. Die Herkunft dieser Fermente ist bisher ungeklärt geblieben. Die BERGELsche Regel, daß sie aus den Lymphocyten stammen, ist vielfach bestritten. Andere Autoren glauben an ihre Herkunft aus den Leukocyten. Auch die Annahme, daß sie aus dem Blut stammen, ist nicht entschieden. SEUBERLING fand beim Gesunden eine starke Streuung der Werte. Auch bei verschiedenen Erkrankungen lagen die Werte noch im Bereich der normalen Streuungsbreite. Der Lipasegehalt in den verschiedenen Höhen der Liquorräume war gleich. SEUBERLING schloß daraus, daß die Fermente im Bereich des Plexus in den Liquor übertreten. Erhöhte Lipasewerte fand man bei erhöhter Permeabilität (HILLER).

Die Störung des Lipoidstoffwechsels spielt bei zahlreichen neurologischen Erkrankungen eine gewisse Rolle. Die Frage aber, ob es auch pathologische Veränderungen des Lipasegehaltes des Liquors gibt, ist nicht beantwortet (Methode SEUBERLING nach RONA, LASNITZKY mit Hilfe der Warburgschen Apparatur).

Oxydationsfermente.

Oxydase. Im normalen Liquor findet man keine Oxydase. Nur eine besondere Form der Oxydase, die Cerebrospinase, wird nach CAVAZZANI im normalen Liquor angetroffen. Im pathologischen Liquor findet man starke Schwankungen der Oxydasewerte, z. B. bei Paralyse. Die Herkunft dieses Fermentes ist unklar.

Peroxydasen und *Katalasen* lassen sich ebenfalls nicht im normalen Liquor nachweisen. Ihr Vorkommen ist wahrscheinlich an die Anwesenheit von Zellen gebunden. Das ABDERHALDENsche *Ferment* wurde bei Verwendung großer

Liquormengen zur Untersuchung nachgewiesen. Die Untersuchungen über das Vorkommen eines *autolytischen* Fermenfs und einer *neurolytischen* Kraft des Liquors sind noch nicht diskutierbar.

Hormone.

Hypophysenhinterlappenhormon.

TRENDELENBURG konnte feststellen, daß vom Hinterlappen der Hypophyse eine biologisch wirksame Substanz in den 3. Ventrikel abgegeben wird, ein Vorgang, der nach Entfernung der Hypophyse aufhört. Die Konzentration läßt mit Zunahme der Entfernung vom Produktionsort nach. Prüfungen am Uteruspräparat ergeben mit Liquor des 4. Ventrikels einen starken Effekt, mit Zysternenliquor einen eindeutig schwächeren, und mit Lumballiquor konnte nur noch selten eine Wirkung erzielt werden. Schon früher hatte man durch Injektion von konzentriertem Liquor eine Blutdruckerhöhung (Vasopressin), eine Verminderung der Blutzuckertoleranz und eine Reizung der Herztätigkeit feststellen können. Auch die Beobachtungen MACCINIs, der eine pupillenerweiternde Substanz im Liquor nachweisen konnte, sprachen in gleicher Richtung. Experimentell gelang es, eine gesteigerte Hormonabgabe zu erzielen und parallel hierzu stärkere Effekte auszulösen. So gelang es z. B. KARPLUS und PECZENIK, durch elektrische Reizung des Hypothalamus eine Steigerung des Hormonspiegels zu erreichen. Unter physiologischen Bedingungen findet man einen hohen Hormonspiegel bei Gebärenden. Ihr Liquor soll wehenerregend wirken (MAYER). Andere Autoren nehmen eine Steigerung erst für den 2.—4. Wochenbettstag an. Auch am ersten Tage der Menstruation wird eine Steigerung beobachtet.

Neuere Untersuchungen konnten auch geringe Mengen von Hypophysenhinterlappenhormon im Liquor Gesunder nachweisen (Oxytoxin). Die Hormonmenge 1 ccm Lumballiquors entspricht 0,00058 mg frischer Hypophysenhinterlappensubstanz. Die Werte für den Occipital- und Ventrikelliquor liegen im ganzen etwas höher. Im Anschluß an die FOERSTERsche Annahme, daß u. a. die Hypophyse die Krampfbereitschaft vermindere, untersuchte man den Liquor Epileptischer auf ihren Hormongehalt und konnte tatsächlich nur in 50% der Epilepsiefälle Hormon nachweisen. Sicher ist, daß der größte Teil des Hormons durch direkte Sekretion in die Liquorräume gelangt. Ob das im Blut nachweisbare Hormon vom Liquor ins Blut oder direkt in die Blutbahn sezerniert wird, ist nicht geklärt. Auch die Möglichkeit, daß es primär ins Blut ausgeschüttet wird und erst sekundär in den Liquor gelangt, steht noch offen.

Hypophysenvorderlappenhormon.

Im Gegensatz zum Hinterlappenhormon ist im normalen Liquor das gonadotrope Hormon des Vorderlappens nicht nachweisbar. Man fand es aber bei Graviden, bei Blasenmole, Chorionepitheliom und anderen Tumoren. Auch hier ist es unbekannt, welchen Weg das Hormon von der Hypophyse bis zum Blut und Liquor wählt.

Cholin.

Die Untersuchungen über das Vorkommen von Cholin im Liquor haben noch keine eindeutigen Ergebnisse gebracht. HILLER fand bei Gesunden Werte von 0,089—0,21 mg, JUKKY 0,5 p. T. Man fand eine Erhöhung bei degenerativen und entzündlichen Erkrankungen bis auf das Dreifache des Normalwertes. Andere Autoren bezweifeln das Vorkommen von Cholin im Liquor.

Vitamine.

Vitamin C.

Die Ascorbinsäure findet sich im Liquor ausschließlich in reduzierter Form. Die Arbeiten Bülows haben uns die grundlegenden Tatsachen vermittelt. Die Ascorbinsäure wird durch Titration gegen das Tillmannsche Reagens nach einer Modifikation von L. J. Harress und J. N. Ray in stark saurer Lösung (p_H 2,5) bestimmt. Versuche am Menschen zeigten, daß bei unzureichender Vitamin-C-Aufnahme (Malariafieber, Thyreotoxikose u. a.) der Vitamin-C-Spiegel im Liquor stark absinkt, während im Blut stärkere Schwankungen nicht nachweisbar waren. Bei gewöhnlicher Ernährung werden vom Menschen mit hohem oder niedrigem Vitamin-C-Gehalt im Liquor ungefähr die gleichen Mengen Ascorbin durch den Urin ausgeschieden. Gab man aber täglich 600 mg Ascorbinsäure neben der Nahrung, so schieden die Patienten, die einen hohen Vitamin-C-Gehalt des Liquors aufwiesen, vermehrt Ascorbinsäure aus, während die Versuchspersonen mit niedrigen Ascorbinwerten nur verzögert oder vermindert ausschieden. Bei hohem Vitamin-C-Gehalt des Liquors liegt nach Bülow augenscheinlich eine Sättigung des Organismus mit Vitamin C vor. Der normale Ascorbinsäuregehalt beträgt 1,5—2 mg-%. Im Ventrikelliquor liegen die Werte etwas höher. Bei degenerativen Erkrankungen, akuten Psychosen, Lues des Zentralnervensystems, Tumoren, Multipler Sklerose, bei Spasmophilie sind die Werte herabgesetzt, während bei verschiedenen diencephalohypophysären Störungen und akuten Infektionen die Vitamin-C-Werte erhöht sind (z. B. Encephalitis, Hirnblutungen, Mikrocephalus, Toxikosen im Säuglingsalter, bei Neugeborenen u. a.). Bei Meningitiden findet man normale Werte. Eine befriedigende Erklärung hierfür ist nicht bekannt. Ins Blut injiziertes Vitamin C gelangt nur schwer in den Liquor.

Vitamin B_1 und B_2.

Vitamine B_1 und B_2 gelangen überhaupt nicht in den Liquor, aber sehr leicht in den Urin. In die Liquorräume injiziertes Vitamin C ist nach 24 Stunden bis zu 60% im Urin ausgeschieden, B_1 zu 11—14%. Vitamin B diffundiert nicht in die höher gelegenen Liquorräume. Es wird rasch in die Blutbahn resorbiert. Der Aneuringehalt des Liquors ist vom Aneurinspiegel im Blut und vom Verhalten der Blutliquorschranke unabhängig. Intralumbale Injektionen von Aneurin führen zu einem raschen Abgang ins Blut. Einzelne Autoren haben experimentell Aneurin im Liquor nachweisen können, z. B. Casahara und Mori fanden Aneurin im Liquor, das sie mit Hilfe der Thiochrommethode nachwiesen. Sie fanden beim Kaninchen unter normalen Verhältnissen einen Gehalt von 0,0150—0,0220 mg-%. Auch in biologischen Versuchen an Beri-Beri-kranken Tauben gelang der Nachweis minimaler Mengen von Vitamin B.

Die Untersuchungen über die *biologische Wirksamkeit* des menschlichen Liquors sind noch in den Anfängen. Bisher liegen nur Einzelergebnisse vor. So fand man z. B., daß unverdünnter Liquor das Sprossen von Keimlingen der Gartenkresse hemmt u. a. m.

Toxizität.

Die Untersuchungen über die Toxizität des Liquors, die früher Gegenstand eingehender Forschung waren, sind noch nicht zum Abschluß gekommen. Der Grund dafür liegt in der großen Zahl der Fehlerquellen, die sich selbst beim exaktesten Versuch nicht vermeiden lassen. Die bisherigen Angaben sind außerordentlich different. Einige Autoren sprechen von einer Toxizität des paralytischen Liquors, andere fanden den Paralyseliquor nicht toxisch. Das gleiche gilt über die Angaben des Verhaltens des Liquors von Epileptikern. Eingehende experimentelle Untersuchungen von Ganter und Krahl glaubten eine Toxizität des Liquors Schizophrener festgestellt zu haben, während Scheid bei der Überprüfung eine Toxizität nicht nachweisen konnte.

Immunbiologie.

Die immunbiologischen Untersuchungen des Liquors sind ein verhältnismäßig neuer Zweig der Liquorforschung, der aber schon heute interessante und bedeutungsvolle Ergebnisse gefördert hat. Sie sind für die Betrachtung der pathophysiologischen Vorgänge im Liquor wichtig.

Seit Entdeckung der Wassermannschen Reaktion und ihrer großen praktischen Bedeutung für die Klinik ist ein Teil dieses komplizierten Wissensgebietes in den Mittelpunkt des allgemeinen Interesses gerückt. Es ist inzwischen gelungen, die Theorie der Luesreaktionen und weitere immunbiologische Probleme wie die Fragen des Aufbaues des Liquors, das Problem der Blutliquorschranke, das Antigenvermögen der Liquoreiweißkörper, die Frage nach dem Komplement, dem Normalantikörpergehalt und die Frage nach der Herkunft dieser Stoffe anzugehen und zum Teil bereits zu lösen.

Antigeneigenschaften der Liquoreiweißkörper.

Eine der grundlegenden Fragen ist, ob die Eiweißkörper des Liquors mit den Serumeiweißen genetisch identisch sind. Maruyana stellte 1913 einen Anaphylaxieversuch an, indem er Kaninchen mit menschlichem Serum sensibilisierte und dann den Anaphylaxieversuch durch Nachinjektion verschiedener Liquoren durchführte. Hierbei zeigte es sich, daß der paralytische Liquor im Gegensatz zum normalen Liquor einen anaphylaktischen Schock auslöst. Er führte diesen Effekt auf den Eiweißreichtum des paralytischen Liquors zurück.

Dutrot sowie Mocinesco fanden ebenfalls einen anaphylaktischen Schock nur bei Reinjektion von eiweißreichem Liquor bzw. bei Reinjektion von menschlichem Serum. Wenn auch die Ergebnisse dieses Anaphylaxieversuches für die Identität der Serum- und Liquoreiweiße sprachen, so konnte man doch aus dem anaphylaktischen Versuch eine quantitative Auswertung nicht ermöglichen. Neymann und Hektoen konnten mit dem Präcipitationsverfahren zeigen, daß das Immunserum von Kaninchen, die mit Serumalbumin vorbehandelt waren, vor allem mit dem Liquor von Meningitis-Poliomyelitiskranken in Reaktion trat, während das Serum von mit Serumglobulin vorbehandelten Kaninchen im Präcipitationsversuch vornehmlich mit dem Paralyseliquor reagierte. Der Normalliquor zeigte dagegen nur einen geringen Titer. Diese Versuche erbrachten den Beweis, daß z. B. bei Meningitis und Poliomyelitis vor allen Dingen die Albumine, bei Paralyse dagegen die Globuline an der Eiweißvermehrung in besonderem Maße beteiligt sind. Auch die Versuche Ellingers sprachen in gleicher Richtung. Antisera mit Paralyseliquor vorbehandelter Kaninchen reagierten im Präcipitations- und Komplementbindungsversuch stärker mit wassermannpositiven als mit -negativen Liquoren. Die Untersuchung durch Normalliquor führt zu keiner Antikörperbildung, was zweifellos mit der Eiweißarmut zusammenhängt. Diese Differenzierung gelang nicht, wenn mit wassermannpositivem oder -negativem Serum immunisiert wurde.

Aus den Kafkaschen Präcipitationsversuchen mit verschiedenen Fraktionen (*Euglobulin,* Pseudoglobulin, Globulin) von wassermannegativen Seren und mit Fraktionen mit wassermannpositiven Seren ergab sich, daß die Antisera gegen wassermannpositives Globulin mit Normalliquor und Paralyse negativ, mit

Meningitisliquor positiv reagieren. Die Antisera führen gegen wassermannegatives Pseudoglobulin bereits mit Normalliquor, in stärkerem Ausmaß mit Paralyse- und vor allem Meningitisliquor zu positiven Reaktionen. Immunserum, das durch die Globulinfraktion wassermannegativer Sera erzielt wurde, erregt mit Normal-liquor eine schwache, mit Paralyseliquor eine stärkere und mit Meningitisliquor eine sehr ·starke Reaktion. Weitere Untersuchungen konnten zeigen, daß es vor allem die Pseudoglobuline sind, die der Liquor mit dem Serum gemeinsam hat. Soweit die Untersuchungen ein Ergebnis erzielt haben, zeigt sich, daß die Liquor-eiweißkörper ein besonderes Gepräge aufweisen.

Komplement.

Der normale Liquor zeigt weder in seinen Reaktionen noch in seinen Bestand-teilen Eigenschaften, die dem Komplement des Serums gleichen. Nach bisher vorliegenden Untersuchungen (KAFKA und GLÖCKEL) besitzt der Liquor jedoch das Komplementmittelstück. Eine Koagulation sensibilisierter roter Blutkörper-chen nach Liquorzusatz ist wahrscheinlich auf die Sensibilisation zurückzuführen. Im Gegensatz zu den Befunden am normalen Liquor findet man bei allen Krank-heitszuständen, die mit einer erhöhten Permeabilität der Blutliquorschranke einhergehen, Komplement (bei Paralyse, Meningitis u. a.). In solchen Fällen ist auch die *trypanocide Substanz* nachzuweisen. Sehr ähnlich liegen die Ver-hältnisse bei den Normalhämolysinen, die nur bei Zuständen erhöhter Permeabili-tät nachweisbar werden.

Bactericide Fähigkeit des Liquors.

Die Untersuchungen über diese vielfach diskutierte Fähigkeit sind im Er-gebnis noch nicht einheitlich. JEMMA lehnte 1896 die bactericide Eigenschaft des Liquors ab. Nachuntersuchungen kamen zu einem anderen Ergebnis. IKEGAMI konnte keine bactericide Wirkung gegenüber Pneumokokken nachweisen. Er konnte aber eine solche bei Impfung mit Streptococcus haemolyticus auch dann nachweisen, wenn der Liquor durch ein Bacterienfilter filtriert, dialysiert oder mit Äther extrahiert war. Das bactericide Verhalten war sogar stärker, wenn der Liquor auch über 90° erhitzt war. Diese Eigenschaft schwand aber nach Neutralisation oder Ansäuerung. Das alkalische Milieu ist von großer Be-deutung. Auch gegen Staphylokokken, Milzbrandbacillen, gramnegative Bak-terien u. a. ist eine bactericide Wirkung nicht nachweisbar gewesen.

Alle biologischen Untersuchungsmethoden setzen eine hohe Erfahrung des Ausführenden und Beurteilenden voraus. Ihre Technik ist so kompliziert, daß sie für die Klinik kaum in Frage kommt. Wir wollen aus diesen Gründen uns darauf beschränken, über das Prinzip zu berichten und die Technik selbst nur für einige Methoden ausführlich wiedergeben. Wir verweisen auf Einzelheiten, insbesondere der Technik, auf die Handbücher der biologischen Arbeitsmethoden und die Spezialliteratur.

Die Syphilisreaktionen.

WASSERMANN und PLAUT haben 1906 das Komplementbindungsverfahren, das sie für die Serumuntersuchungen mit größtem Erfolg herausgebracht hatten, für die Untersuchungen im Liquor modifiziert. Aber erst durch die Ergänzungen von HAUPTMANN und HÖSSLI[1] und die Verfeinerung gelangte diese heute der Klinik unentbehrliche Methode in der Luesdiagnose zu ihrer entscheidenden Bedeutung.

---

[1] HAUPTMANN u. HÖSSLI: Münch. med. Wschr. **57**, 1581 (1910).

Das *Auswertungsverfahren von* HAUPTMANN *und* HÖSSLI beruht darauf, daß die Wa.R. auch mit 1 ccm unverdünntem Liquor und in 4 Verdünnungsgraden (0,8; 0,6; 0,4; 0,2; ad 1,0 physiologischer Kochsalzlösung) angesetzt wird. (In der Praxis kann mit $^1/_4$ Dosen mit späterer Multiplikation gearbeitet werden). Durch diese Modifikation hat man eine spezielle Untersuchungstechnik gewonnen, die praktisch jede syphilitische Erkrankung des Zentralnervensystems erfaßt. Darüber hinaus ist man durch sie in die Lage versetzt, in vielen Fällen eine differentialdiagnostische Unterscheidung einzelner syphilitischer Erkrankungsformen des Zentralnervensystems vorzunehmen und schließlich die Erfolge unserer therapeutischen Bemühung zu überprüfen.

Der Liquor eines unbehandelten Paralytikers zeigt meist eine sehr starke positive Reaktion schon bei 0,2, während nach Behandlung sich ein Zurückgehen der Liquorbefunde dokumentiert. So findet man nach Malariabehandlung nur noch bei schwächeren Verdünnungen 0,4—1,0 einen positiven, ja unter Umständen bereits einen negativen Ausfall der Reaktion.

Die klinische Erfahrung zeigt jedoch, daß der Krankheitsverlauf nicht mit dem Ausfall der Wa.R. parallel zu gehen braucht. Trotz positiver Wa.R. kann es zum Stillstand des Prozesses kommen oder umgekehrt, trotz Besserung der Liquorbefunde kann klinisch der Prozeß im Fortschreiten begriffen sein. Diese Vorkommnisse stellen jedoch eine Ausnahme dar, wie wir in der speziellen Diagnostik ausführlich zu besprechen haben werden (s. S. 112).

Wenn auch in vielen Fällen aus der Art des Ausfalls der Wa.R. Rückschlüsse auf den speziellen Charakter der Lues des Zentralnervensystems gewonnen werden können (Wa.R. bei 0,2 positiv bei Paralyse, positiv bei 0,4—0,6 bei Tabes, positiv erst bei höheren Konzentrationen typisch für Lues cerebri), so trifft dieses nicht immer zu, wie wir später sehen werden.

In Anlehnung an das gelegentliche Vorkommen einer positiven Wa.R. im Serum bei nichtsyphilitischen Erkrankungen (Malaria, Recurrens, Trypanosomiasis u. a.) glaubte man die Ergebnisse der Wa.R. im Liquor in gleicher Weise beurteilen zu müssen. Dieses Vorkommnis, das sich in der Blutdiagnostik störend bemerkbar macht, kommt im Liquor nur außerordentlich selten zur Erscheinung. Gelegentlich findet man eine positive Wa.R. bei Tumoren, Meningitis, Lepra, niemals aber bei normalen Liquoren. Bedacht werden müssen auch seltene Fälle, bei denen ein positiver Liquorbefund bei einem syphilitischen Patienten nicht unbedingt für eine luische Erkrankung des Zentralnervensystems spricht. Es kann z. B. bei Meningitis vorkommen, daß durch erhöhte Durchlässigkeit die Reagine aus dem Blut in den Liquor übertreten und so eine syphilitische Meningitis vortäuschen. Die Frage, ob die Wa.R. im ventrikulären, occipitalen oder lumbalen Liquor verschieden stark ausfällt, ist unterschiedlich beantwortet. Für die Praxis ist mit einem wesentlichen Differieren nicht zu rechnen. Es sind jedoch Fälle bekannt, bei denen man im Ventrikelliquor einen negativen Ausfall der Wa.R. fand, während im cysternalen ein schwach positiver Befund vorlag und der Lumballiquor eindeutig positive Ergebnisse zeigte. Eine solche Differenz gehört zu den größten Seltenheiten und spielt praktisch bei der Diagnostik neurologischer Erkrankungen keine Rolle. In zweifelhaften Fällen sollte stets der Lumballiquor untersucht werden.

Wassermannsche Reaktion.

Das Prinzip der Wa.R. beruht auf dem Phänomen der Komplementablenkung. Bei Lues des Zentralnervensystems treten im Liquor Antikörper auf, die die Fähigkeit besitzen, freies Komplement zu fixieren. Als Indicator für die Stärke der Komplementbindung durch die Antikörper dient ein hämolytisches System (hämolytisches Immunserum, Hammelblutkörperchen, Komplement). Das Immunserum gewinnt man, indem man Kaninchen durch intravenöse Injektionen von Hammelblutkörperchen vorbehandelt, bis ihr Serum genügend Antikörper gebildet hat, um im Reagensglas Hammelblutkörperchen aufzulösen. Dies tritt nur bei Anwesenheit von Komplement ein. Um die Wirkung des eigenen Komplements auszuschalten, wird das hämolysierende Serum durch Erhitzen inaktiviert. Erst nach Zusatz von Komplement kann nun eine Hämolyse eintreten. Bei der Wa.R. wird das hämolytische System ohne Komplement angesetzt.

Die Ausführung der Wa.R. nach der Originaltechnik ist in Deutschland nach dem 11. Juli 1919 obligatorisch. Es existieren darüber ausführliche Ausführungsbestimmungen, so daß sich hier eine Wiedergabe der Methodik erübrigt[1,2].

Im Laufe der Jahre sind eine Reihe Änderungen der Laboratoriumstechnik erprobt worden, die sich gut bewährt haben (KAFKA, WENZLAU-ROEDER u. a.).

Flockungsreaktionen.

Diese Reaktionen, die im Serum mit gutem Erfolg zur Anwendung kommen, sind auch auf die Liquordiagnostik angewandt worden. Sie sind jedoch nicht in der Lage, die Wa.R. zu ersetzen, stellen aber eine Bereicherung und Ergänzung der Diagnostik dar. Sie beruhen auch auf einer Antigen-Antikörperreaktion.

Methode SACHS-GEORGI [3].

Die Flockungsreaktion nach SACHS-GEORGI (SGR.) im Liquor wird am besten mit steigenden Liquormengen angesetzt. In je 1 Reagensglas kommen 0,5, 1,0 und 1,5 ccm inaktivierten unverdünnten Liquors; dazu je 0,75 ccm der Extraktverdünnung (mehrfach mit 0,85% iger NaCl-Lösung verdünnter alkoholischer cholesterinisierter Rinderherzextrakt). Die Röhrchen werden durchgeschüttelt, kommen für zwei Stunden in den Brutschrank und stehen dann über Nacht bei Zimmertemperatur. Die Flockung wird im Agglutinoskop abgelesen.

MEINICKES Klärungsreaktion[4].

Man verwendet die gleiche, ohne Soda bereitete nachgereifte Extraktverdünnung wie für die Hauptserie der Serumversuche. Im ersten Versuchsröhrchen gibt man zu 0,25 ccm des aktiven Liquors 0,05 ccm Extraktverdünnung, im zweiten zu 0,1 ccm Liquor 0,2 ccm der Extraktverdünnung. Nach dem Einpipettieren werden die Versuchsgestelle gut durchgeschüttelt und bleiben, wie es bei der Klärungsprobe beschrieben ist, über Nacht stehen. Am anderen Tage sieht man die gebildeten Sedimente von unten her an.

MÜLLERS Ballungsreaktion[5].

Bei der Ballungsreaktion nach R. MÜLLER (MBR.) muß mit besonders sorgfältig gereinigtem Glasmaterial und genauestens nach den Originalvorschriften gearbeitet werden. Der käufliche Stammextrakt (Scherings Ballungsreagens, ein cholesterinisierter Rinderherzextrakt) wird für den Versuch in folgender

---

[1] BAUMGÄRTEL, T.: Die staatlichen Bestimmungen über die Ausführung der Wa.R. München 1919.

[2] Serumdiagnose der Syphilis. Im Ministerialblatt f. d. Preuß. innere Verwaltung 1361 (1934).

[3] SACHS u. GEORGI: Med. Klin. 14, 805 (1912); Münch. med. Wschr. 66, 440 (1919). Nach DEMME: Die Liquordiagnostik. München 1935.

[4] MEINICKE: Dtsch. med. Wschr. 48, 384 (1922). Nach ROEDER u. REHM: Die Cerebrospinalis. Berlin 1942.

[5] PETERSEN: Z. Neur. 139, 193 (1932). Nach DEMME: Die Liquordiagnostik. München 1935.

Weise verdünnt: 8 ccm Reagens werden in einem mäßig hohen verkorkten Reagensglas $^1/_2$ Stunde bei 56° im Wasserbad erwärmt. Unterdessen gibt man in ein kleines Becherglas von 45 mm Durchmesser 5 ccm und in ein zweites von 50 mm Durchmesser 50 ccm 0,9% ige NaCl-Lösung. Beide Gläser werden auf genau 17° erwärmt. Dann wird der Extrakt sturzartig in das erste Becherglas gegossen und zu dieser Lösung in $1^1/_2$—2 Sekunden der Inhalt des zweiten Becherglases zugegeben. Der fertige Extrakt wird in Reagensgläsern von 18 mm Durchmesser und 0,75 mm Wandstärke für 18—24 Stunden bei 56° im Brutschrank stehengelassen. Das nun gebrauchsfertige Antigen ist im Dunkeln bei Zimmertemperatur einige Tage haltbar (treten Ausfällungen auf, ist der Extrakt unbrauchbar). Der zu untersuchende Liquor wird inaktiviert ($^1/_2$ Stunde bis 56°) und in steigender Menge in Widal-Röhrchen mit dem Extrakt angesetzt, gut gemischt, für 7—9 Stunden in den Brutschrank bei 37° gesetzt und nach weiteren 9—15 Stunden Aufenthalt in Zimmertemperatur abgelesen. Die Dosierung von Liquor und Antigen erfolgt nach folgendem Schema:

	I	II	III	IV	V	VI
Liquor	0,05 (1 gtt)	0,1 (2 gtt)	0,15 (3 gtt)	0,3 (6 gtt)	0,45 (9 gtt)	0,3 (6 gtt)
Antigen	0,3	0,3	0,3	0,3	0,3	0,1 ccm

Bei positivem Ausfall findet eine Ballung statt, die in 4 Stärkegraden abgelesen wird (I—IV).

Kahnsche Reaktion[1].

Die Reaktion wird mit dem durch Halbsättigung mit Ammonsulfat isolierten Liquorglobulin durchgeführt. Als Antigen findet ein cholesterinisierter Rinderherzextrakt Verwendung.

Das Antigen behält, bei Zimmertemperatur — nicht im Eisschrank — unter Lichtabschluß aufbewahrt, seinen Titer unverändert. Die Flasche soll stets durch einen in Stanniol eingewickelten Stopfen verschlossen sein, damit durch den Alkohol keine die Reaktion störenden Stoffe aus dem unbedeckten Stopfen extrahiert werden. In der Kälte können Cholesterinflocken ausfallen, die sich aber nach kurzer Zeit durch leichtes Umschwenken im Wasserbad von 56° wieder restlos auflösen lassen.

Alle für die Reaktion benutzten Glasgefäße müssen nicht steril, aber chemisch rein sein. Es empfiehlt sich, die Glassachen von Zeit zu Zeit mit Bichromat-Schwefelsäure zu reinigen.

Ausführung: Zunächst werden in einem Zentrifugierröhrchen zu 1,5 ccm zentrifugierten Liquors 1,5 ccm chemisch reine, gesättigte Ammonsulfatlösung hinzugesetzt, das Ganze nach kräftigem Umschütteln 15 Minuten lang in ein Wasserbad von 56° gestellt und dann scharf zentrifugiert. Die überstehende Flüssigkeit wird abgegossen und aus den umgekehrt gehaltenen Röhrchen mit Fließpapierstreifen möglichst restlos abgesogen. Das Sediment wird nun in 0,15 cm physiologischer Kochsalzlösung aufgenommen und diese Globulinlösung zu 0,01 ccm des nach dem Titer mit Kochsalz verdünnten und 10 Minuten lang gereiften Antigens hinzugefügt. Nach 3 Minuten langem Schütteln kommen noch 0,5 ccm Kochsalzlösung hinzu, und nach weiterem Umschütteln wird das Resultat abgelesen.

Die Ablesung erfolgt zunächst mit dem bloßen Auge; alle so erkennbare Flockungen gelten ohne Rücksicht darauf, ob sie grob oder ganz fein sind, als + + + +. Schwächere Flockungsgrade werden mit Hilfe einer 6fachen Lupe

---

[1] Roeder u. Rehm: Die Cerebrospinalflüssigkeit. Berlin 1942.

erkannt und entsprechend vom $+ + +$ bis $+$ bewertet. Negative Reaktionen weisen keinerlei Flockung auf.

Citochol-Reaktion (nach H. Sachs und E. Witebski)[1].

1. Der Liquor muß blutfrei und klar sein; er ist durch halbstündiges Erhitzen auf 5° zu inaktivieren.

2. Der besondere Liquor-Citochol-Extrakt wird mit gleichen Teilen 0,9 %iger Kochsalzlösung rasch verdünnt und ist nach 1 Minute langem Reifen gebrauchsfertig.

3. Zur Citocholreaktion werden je 0,5 ccm des inaktivierten Liquors mit 0,1 bzw. 0,05 bzw. 0,025 der Extraktverdünnung gemischt. Bei Materialmangel können die Mengen auf die Hälfte vermindert werden. Die Gemische werden 1 Minute lang gründlich geschüttelt. Ablesung erfolgt sofort, evtl. nochmals nach mehrstündigem Aufenthalt bei Zimmertemperatur. In zweifelhaften Fällen dient das Agglutinoskop als Hilfsmittel.

Boventer-Chediak-Methode.

In Anlehnung an die Chediak-Methode im Blut, die aus der Meinicke-Methode entwickelt wurde, gab Boventer eine entsprechende Mikro- und Schnellreaktion mit MKR.-II-Extrakt für Liquoruntersuchungen auf Lues an. Ein Tropfen Liquor wird mit dem Extraktsgemisch der Meinicke- Klärungsreaktion vermengt. Das Resultat ergibt sich nach einstündigem Verweilen des Objektträgers in einer feuchten Kammer. Es ist jedoch ratsam, 2—5 Stunden bis zur Notierung des Ergebnisses zu warten. Die Methode ist wohl empfindlicher als die MKR., sie ist aber weniger spezifisch. Sie kann höchstens zur ersten Orientierung dienen. Sie hat sich bisher nicht durchsetzen können, wohl insbesondere deshalb, weil die Zeitspanne von 2—3 Stunden und die zu große Empfindlichkeit für eine Schnelldiagnose einer Lues des Zentralnervensystems noch ungeeignet ist.

Antikörperbildung gegen Krankheitserreger.

Neben dem Nachweis von Reaginen für die Syphilis ist es gelungen, weitere Antikörper bei verschiedenen Infektionskrankheiten im Liquor nachzuweisen. So fand man Tetanusantitoxin, wenn auch nur in sehr geringen Mengen. Bei Typhus gelang ebenfalls der Nachweis, jedoch erst bei einem Bluttiter von 1:1000. Bei Fleckfieber fand man eine positive Weil-Felixsche Reaktion im Liquor. Agglutinine fand man weiter bei tuberkulöser Meningitis, und auch bei epidemischer Meningitis gelang es, Antigenkörper zu eruieren. Echinokokken- und Cysticerkenerkrankungen lassen sich mittels der Komplementbindung diagnostizieren.

Die Untersuchung über die Bildungsstätte der Antikörper kann erst dann zum Abschluß kommen, wenn es experimentell gelingt, das Zentralnervensystem primär zur Bildung von Antikörpern anzuregen, die dann zuerst im Liquor und sekundär im Blut nachweisbar werden müßten (Plaut und Grabow).

Die Liquordiagnostik.

Die notwendigen Untersuchungsmethoden für Klinik und Praxis.

Aus der Fülle der Laboratoriumsmethoden, die wir im ersten Teil dieses Buches einer ausführlichen Besprechung unterzogen haben, wollen wir hier die Methoden zusammenstellen, die sich für die klinische Liquordiagnostik seit Jahren

---

[1] Nach Roeder u. Rehm: Die Cerebrospinalflüssigkeit. Berlin 1942.

bewährt haben und deren Ausführung zu einer vollständigen Liquoruntersuchung nach dem heutigen Stand der Wissenschaft gehören.

Für eine komplette Liquoruntersuchung, wie sie in jedem Falle zu fordern ist, werden ca. 8—10 ccm Liquor benötigt. (Unnötig viel Liquor abzunehmen, ist sinnlos und vermehrt u. U. die subjektiven Beschwerden und kann zu bleibenden Schäden führen.)

Liquorentnahme: Lumbalpunktion, u. U. Occipitalpunktion (s. S. 15, 19).

Liquordruckmessung: (evtl. QUECKENSTEDTscher Versuch [s. S. 26]).

Beurteilung der Liquorfarbe und Beschaffenheit (s. S. 29).

Zellzählung: (FUCHS-ROSENTHALsche Zählkammer [s. S. 30]).

Zelldifferenzierung: (im Ausstrich [s. S. 31]).

Orientierende Eiweißproben (Globulin): PANDY, NONNE-APELT-SCHUMM-Reaktionen (s. S. 60).

Gesamteiweißbestimmung: (Methode KAFKA-SAMSON) (s. S. 61).

Globulinbestimmung: (Methode KAFKA-SAMSON) (s. S. 62).

Albuminbestimmung: (Gesamteiweiß-Globuline = Albumin) (s. S. 62).

Eiweißquotient: Verhältnis von Globulin zu Albumin (s. S. 63).

Kolloidreaktionen: Goldsol- und Normo-Mastix-Reaktion, evtl. Salzsäure-Collargol-Reaktion (s. S. 41, 45, 51).

Reaktionen auf Lues: (Wa.R. und 1—2 Nebenreaktionen) (s. S. 86).

Für den praktisch-klinischen Gebrauch genügt diese verhältnismäßig geringe Zahl von Untersuchungsmethoden.

Die Bestimmung des *Zuckers* (HAGEDORN-JENSEN, CRECELIUS-SEIFERT) in Verbindung mit einer Blutzuckerbestimmung und die Untersuchung der *Chloride* (Methode nach NITSCHKE) sind wertvolle Ergänzungen, die aber nicht immer notwendig sind und auf Sonderfälle beschränkt bleiben können.

Die übrigen zahlreichen Untersuchungsmethoden sind für die Forschung und für besondere klinische Fragestellungen erforderlich.

Bestandteile des normalen Liquors.

Liquormenge	120—180 ccm (beim Erwachsenen)
Farbe und Beschaffenheit	wasserklar, farblos ...
Druck	75—180 mm H_2O
Zellzahl	0—8/3
Zellart	kleine und große Lymphocyten
Gesamteiweiß	24 mg-% (19—26 mg-%)
Globuline	4,8 mg-% (2,5—9 mg-%)
Albumin	19,2 mg-% (15—25 mg-%)
Eiweißquotient:	0,2—0,45
Zucker	40—80 mg-%
Milchsäure	6—17 mg-%
Chloride	720—750 mg-%
Gesamt-N	17—22 mg-%
Rest-N	11—15 mg-%
Aminosäure	bis 1 mg-%
Harnstoff	6—12 mg-%
Harnsäure	0,3—1,3 mg-%
Kreatinin	1—1,5 mg-%
Cholesterin	Spuren
Phosphor	1,5—2,7 mg-%
Nitrate	Spuren

Kalium . . . . 10—18 mg-%
Natrium . . . . 257—331 mg-%
Calcium . . . . 4,4—6,8 mg-%
Magnesium . . . . 1,62—1,3 mg-%
Eisen . . . . Spuren
Spez. Gew. . . . . 1006—1009
Reaktion (p_H) . . . . 7,35—7,8
$\varDelta$ . . . . —0,56° bis —0,57°
Refraktometerindex . . . . 1,33494—1,33510
Interferometerindex . . . . 1360—1380
Viskosität . . . . 1,01—1,06

Der normale Liquor.

Die Grundlage der gesamten Liquordiagnostik bildet die Kenntnis der normalen Liquorbeschaffenheit, wobei die Breite der physiologischen Schwankung eine besondere Beachtung verdient. Es ist immer zu bedenken, daß eine scharfe Grenzziehung zwischen normal und pathologisch nicht existiert. Der körperliche Allgemeinstand, evtl. andere körperliche Erkrankungen des Patienten, das Lebensalter, Schwangerschaft, Wochenbett u. a. sind zu berücksichtigen (s. S. 95). Auch der Ort der Liquorentnahme ist für die Bewertung der Ergebnisse bedeutungsvoll (s. S. 95). Trotz dieser Komplizierung in der Bewertung der Ergebnisse wollen wir aufzuzeigen versuchen, welche Befunde einzelner Liquoruntersuchungen und welche Bewertung des Gesamtliquorbefundes als sicher normal oder als sicher pathologisch zu betrachten sind. Einzelheiten hierüber sind in den vorhergehenden Kapiteln ausführlich besprochen.

Liquordruck.

Normal: 75—180 mm H_2O (s. S. 26, 97). Die Angaben über die Spannungsbreite des normalen Liquordrucks differieren sehr. Praktisch interessiert die obere und die untere, noch als normal anzusehende Grenze. Wir haben gesehen, daß eine exakte Technik eine absolute Notwendigkeit darstellt. Eine entspannte horizontale Lage, kein Liquorabfluß vor der Druckmessung, die Berücksichtigung des venösen und arteriellen Drucks und andere Faktoren sind wichtig.

Heute sind sich die meisten Autoren darüber einig, daß Werte bis 180 mm H_2O bei normalem übrigen Liquorbefund noch als normal anzusehen sind. Manche Autoren lassen auch noch Werte bis 300 mm, andere Werte zwischen 150 und 160 als obere Grenzwerte des Normalen gelten. Es ergibt sich aus diesen Differenzen, daß die Beurteilung des Liquordrucks zu diagnostischen Zwecken mit größter Reserve vollzogen werden muß. Höhere Werte, auch solche über 200, dürfen bei sonst normalem Liquorbefund nicht unbedingt als pathologisch gewertet werden. Eine Herabsetzung des Liquordrucks unter 70 mm deutet auf eine Störung der Liquorbildung oder der Zirkulation hin. Häufig sind es auch technische Fehler bei der Druckmessung, die so niedrige Werte bedingen.

Aussehen und Beschaffenheit.

Normal: wasserklar, farblos (s. S. 29, 97). Das Aussehen des normalen Liquors ist wasserklar. Jede Veränderung, Trübung, Verfärbung u. a. gilt als sicher pathologisches Zeichen. Ebenso ist das Auftreten von Gerinnseln, Niederschlägen sw. als pathologisch zu werten. Eine leichte blutige Verfärbung des Liquors ^uann durch eine Blutung bei der Entnahme hervorgerufen sein und ist dia-^knostisch genau zu beachten und entsprechend zu beurteilen.

Zellgehalt.

Normal: 0/3—8/3. Der normale Zellgehalt des Liquors liegt zwischen 0/3 und 8/3 Zellen im Kubikmillimeter. Die Angaben der älteren Autoren über den normalen Zellgehalt lagen meist sehr viel höher, was hauptsächlich daran lag, daß es sich nicht um Material von nach heutigen Begriffen wirklich Gesunden handelte. Der normale Liquor ist so zellarm, daß man in zahlreichen Liquoren in der Zählkammer keine Zellen nachweisen kann. DEMME fand in 86% der „Normalfälle" nicht mehr als $^4/_3$ Zellen und nur selten $^6/_3$—$^8/_3$ Zellen. Die Erfahrung hat gezeigt, daß es nicht den Tatsachen entspricht, wenn man, wie LEEL u. a. es wollten, bereits Zellwerte über $^1/_3$ Zellen als verdächtig auf einen krankhaften Zustand des Zentralnervensystems betrachtet. Man ist sogar u. U. berechtigt, Zellwerte bis $^{12}/_3$ als normal anzusehen, wenn die übrigen Liquorergebnisse keinerlei Abweichung von der Norm aufzeigen. Diese Zellwerte müssen aber den Beurteilenden zu besonderer Aufmerksamkeit anregen und sie sind auf alle Fälle verdächtig für eine Erkrankung des Zentralnervensystems oder seiner Häute. In solchen Fällen muß man eine zweite und dritte Zellzählung an verschiedenen Portionen des gleichen Liquors durchführen.

Normalerweise handelt es sich bei den Zellen, die im Liquor Gesunder nachweisbar sind, um kleine Lymphocyten. Vereinzelt findet man Gefäßwandelemente oder neutrophile Leukocyten, während Eosinophile fast nie im normalen Liquor angetroffen werden (s. S. 30, 98).

Eiweißgehalt.

Der normale Liquor enthält immer Eiweiß. In der PANDY- und NONNE-APELT-SCHUMM-Reaktion, die eine Vermehrung, insbesondere der Globuline aufzeigen, besitzen wir eine sehr geeignete Methode zur Orientierung über eine etwaige Vermehrung des Eiweißes. Im normalen Liquor fallen diese Proben negativ aus, d. h. es tritt keinerlei Veränderung der klaren Untersuchungsflüssigkeit ein. Ein positiver Ausfall dieser Reaktion, stärkere Opalescenz, Trübung oder Fällung zeigt immer eine pathologische Vermehrung der Globuline an und ist immer beachtenswert. Da durch diese Methode im wesentlichen nur die Vermehrung der Globuline festgestellt wird, ist die quantitative und die qualitative Bestimmung des Eiweißgehaltes notwendig (s. S. 59, 67, 99).

Der Gesamteiweißgehalt.

Normal: 19—26 mg-% (s. S. 61). Die Eiweißgrenzwerte, die von den verschiedenen Autoren als physiologisch angegeben werden, differieren nicht unerheblich. Sie liegen meist zwischen 10—30 mg-%. Nach der Methode von KAFKA und SAMSON, durch die wir verhältnismäßig genaue Werte erhalten, müssen Eiweißwerte über 28 mg-% und unter 16 mg-% als sicher pathologisch angesehen werden.

Globulingehalt.

Normal: 2,5—9 mg-% (s. S. 62, 99). Er beträgt in der Norm 4,8 mg-%. Die obere Grenze wird mit 9,6, die untere mit 2,4 angegeben. Ein Überschreiten dieser Grenzwerte kann als sicher krankhaft bezeichnet werden. Ein Unterschreiten dieser Werte, was nur außerordentlich selten vorkommt, kann nicht absolut pathologisch gelten, weil der technische Fehler bei niedrigen Eiweißwerten zu groß ist.

Albumingehalt.

Normal: 15—25 mg-% (s. S. 62, 99). Durch Subtraktion des Globulingehalts vom Gesamteiweiß erhalten wir den Albumingehalt, dessen Grenze zwischen 14,5 und 26,5 liegt, deren Überschreitung stets als pathologisch zu werten ist

Eiweißquotient.

Normal: 0,2—0,45. (s. S. 63, 100). Aus dem Verhältnis von Globulin zu Albumin erhält man den Eiweißquotienten, der zwischen 0,2 und 0,45 liegt und der nur in gemeinschaftlicher Bewertung der Eiweißwerte von Bedeutung ist. Seine Höhe richtet sich nach dem Verhältnis der Globulin- bzw. der Albuminerhöhung oder -erniedrigung.

Kolloidreaktionen.

Wir sind bei der Besprechung der Technik auf die Beurteilung der Kolloidreaktionen bereits ausführlich eingegangen, weil es dort zum Verständnis erforderlich war. Wir können uns deshalb hier auf das Wesentlichste beschränken.

Der normale Liquor bewirkt bei den Kolloidreaktionen keine oder nur eine sehr geringfügige Veränderung. Bei der *Goldsol-Reaktion* sind bei den empfindlichen Traubenzuckersolen erst Farbveränderungen bis blauviolett bei mindestens zwei aufeinanderfolgenden Röhrchen als pathologisch zu werten. Bei dem weniger empfindlichen Formol-Goldsol sind schon weniger starke Veränderungen als pathologisch anzusprechen (s. S. 50, 94).

Ähnlich liegen die Verhältnisse bei der *Normo-Mastix*-Reaktion, bei der man häufig eine leichte Trübung in den ersten Röhrchen beobachtet. Eine geringe Veränderung, die das Maximum in den ersten vier Röhrchen hat, ist nicht pathologisch, während eine Flockung immer als krankhaft zu bezeichnen ist.

Während man bei der *Paraffin*-Reaktion (s. S. 49) in normalen Fällen keine oder nur angedeutete Veränderungen in den ersten Röhrchen zu verzeichnen hat, findet man bei der *Benzoe*-Reaktion (s. S. 48) auch beim gesunden Liquor eine bestimmte Flockungszone im 6., 7.—8. Röhrchen. Die Bewertung der *Salzsäure-Collargol*-Reaktion haben wir ausführlich besprochen (s. S. 51).

Zuckergehalt.

Normal: 40—80 mg-% (s. S. 73). Das Verhältnis von Blutzucker zu Liquorzucker sollte stets untersucht werden, es beträgt 0,45—0,65. Die Angaben über den Zuckergehalt des normalen Liquors differieren nicht unwesentlich. Die noch als normal anzusehenden Grenzwerte liegen zwischen 40 und 80 mg-%. Aus einzelnen Zuckerwerten, seien sie zu hoch oder zu niedrig, dürfen keine diagnostischen Rückschlüsse gezogen werden (s. S. 95, 96, 101).

Chloride.

Normal: 720—750 mg-% (s. S. 55, 101). Gemessen an dem Kochsalzgehalt liegt der Gehalt der Chloride zwischen 720—750 mg-% im gesunden Liquor. Auch hier ist die ausschlaggebende Bewertung von Einzelwerten, die außerhalb dieser Schwankungsbreite liegen, nicht zulässig, da der Gehalt an Liquorchloriden vom Kochsalzgehalt des Blutes weitgehend abhängig ist.

Wassermannsche Reaktion.

Normal: Wassermann und Nebenreaktionen negativ. Im normalen Liquor fällt die Wa.R. negativ aus. Ist der Eiweißgehalt normal, so ist ein positiver Ausfall praktisch stets als pathologisch zu werten. Das Gleiche gilt für die Nebenreaktionen. Einzelne Ausnahmen sind praktisch kaum von Bedeutung (s. S. 86, 100).

Der Ausfall der anderen Untersuchungsmethoden beim normalen Liquor ist bei der Besprechung der Technik ausführlich erwähnt.

Die Bedeutung physiologischer Schwankungen auf die Zusammensetzung des Liquors.

Die Bedeutung des *Lebensalters* für die Liquorbefunde ist nicht unerheblich und muß bei der Beurteilung der Untersuchungsergebnisse bedacht werden. Der Liquor Neugeborener, der in den ersten 12 Stunden meist klar und farblos ist, färbt sich durch Bilirubin gelblich, was mit dem erhöhten Bilirubingehalt des Serums in Zusammenhang steht. Die Zellzahl des Neugeborenen-Liquors ist leicht erhöht (normal bis 20/3 Zellen). Auch der Gesamteiweißgehalt, die Globuline und Albumine, zeigen meist höhere Werte. Die Mastixreaktion weist keine Veränderungen bei dem Neugeborenenliquor auf, während es bei der Goldsolreaktion gelegentlich zur Ausbildung einer leichten Linkszacke kommt. Der Zucker- und Chloridgehalt weist stärkere Schwankungen auf und liegt im ganzen niedriger als beim Erwachsenen. Frühgeborene Kinder zeigen einen erhöhten Zellgehalt bis 30/3, höhere Eiweißwerte und eine gesteigerte Permeabilität. Der Ausgleich erfolgt langsamer als beim reifgeborenen Kinde. Durch die Untersuchung von SAMSON und WAITZ haben wir genauere Kenntnis über die Liquorbefunde beim Kind (s. S. 178). Wir haben eine erhöhte Permeabilität der Blutliquorschranke, wodurch die häufig beobachtete Mitbeteiligung des Zentralnervensystems der Kinder u. a. bei akuten Infektionskrankheiten ihre Erklärung findet. Auch der Nachweis von Fibringlobulin bei Kindern spricht für eine erhöhte Permeabilität. Vom 6. Lebensmonat an gleicht sich der Liquor dem der Erwachsenen an und über das mittlere Lebensalter halten sich die Befunde in der normalen Schwankungsbreite. Im höheren Lebensalter sind normalerweise kaum Liquorveränderungen zu verzeichnen. Im Senium liegen die Eiweißwerte niedrig, und auch das spezifische Gewicht und der Brechungsindex sind herabgesetzt. Bei stärkerer Arteriosclerosis cerebri und anderen senilen Veränderungen beobachtet man häufiger eine leichte Globulin- und Albuminvermehrung.

Liquorveränderungen bei *Menstruation* und *Wochenbett* werden von einzelnen Untersuchern erwähnt. Diese sind aber so inkonstant und so gering, daß sie praktisch für die Bewertung der Liquorbefunde außer acht gelassen werden können. Im Beginn der Gravidität kommt es zu einem Anstieg des Blutzuckers, später zu einem Absinken bis zum 5. Monat, dann erfolgt eine Normalisierung bis zum 7.—8. Monat. Der Liquorzucker verhält sich ähnlich, nur liegen die Zuckerwerte des Liquors im Durchschnitt etwas höher (71—72 mg-%).

Die Zusammensetzung des Liquors in den verschiedenen Teilen der Liquorräume.

Ein Umstand, der bei der Beurteilung von Liquorbefunden immer wieder vergessen wird, ist die Tatsache, daß die Zusammensetzung des Liquors in den verschiedenen Höhen der Liquorräume differiert. Es ist nicht gleichgültig, ob wir es mit einem Liquor zu tun haben, der direkt aus dem Ventrikel entnommen ist, oder mit einem „Occipital- oder Lumballiquor". Dies ist sowohl unter physiologischen als auch unter pathologischen Zuständen bedeutungsvoll. Es liegen zahlreiche Untersuchungen vor, die zeigen, daß die Werte für Eiweiß, der Zellgehalt und das spezifische Gewicht vom Ventrikelliquor über die Werte des Cysternen-Liquors zum Lumballiquor ansteigen. Hierbei fällt auf, daß die Differenz zwischen Ventrikel- und Cysternenliquor beträchtlicher ist als die zwischen dem cysternalen und lumbalen Liquor. Im Ventrikelliquor finden wir meist keine Zellen und sehr geringe Globulinwerte. Statt dessen ist der Zuckergehalt im Ventrikelliquor am höchsten. Die Kolloidreaktionen sind im

Ventrikelliquor eindeutig negativ, während sie, wie wir gehört haben, im Lumballiquor auch unter normalen Bedingungen eine leichte Veränderung aufzeigen können. Ein Grund für diese Befunde hat sich bisher nicht recht finden lassen. Es ist kein Zweifel, daß dieses Differieren mit dem Ort der Entstehung der einzelnen Bestandteile im Zusammenhang steht. KAFKA und DEMME nehmen an, daß der Liquor in dem Ventrikel vom Plexus gebildet wird und daß die Abbauprodukte des Zentralnervensystems erst später hinzutreten. Ob, wie WALTER annimmt, efferente Teile der Hirnlymphe hinzukommen, und ob resorptive Vorgänge hierbei von Bedeutung sind, muß noch offen bleiben.

Daß der Zellgehalt des lumbalen Liquors mitunter höher liegt (insbesondere unter pathologischen Zuständen) als im Occipitalliquor, erklärt sich wohl aus der Sedimentierung im Lumbalsack, während die Verminderung des Zuckergehalts lumbalwärts auf eine Glykolyse, vielleicht auch auf einen Zuckerverbrauch des Zentralnervensystems beruht. Auch die Oberflächenspannung des Liquors im lumbalen Anteil ist höher als in den anderen Teilen.

Sehr viel deutlicher sind diese Unterschiede unter pathologischen Verhältnissen. Hierbei lassen sich im Lumballiquor nicht selten, insbesondere in quantitativem Maße, stärkere Veränderungen nachweisen als im Liquor, der aus höher gelegenen Orten entnommen wurde. Wir haben bei der Besprechung der Wa.R. bereits darauf hingewiesen, daß immer wieder einmal berichtet wird, daß bei einem negativen Ausfall der Wa.R. im Ventrikelliquor man eine schwach positive Reaktion im cysternalen und eine eindeutig positive im Lumballiquor hat finden können.

Dieses gehört aber zu den größten Seltenheiten und ist praktisch für die Diagnose der Neurolues nicht von Bedeutung.

Anders und wohl verständlich liegen die Verhältnisse insbesondere bei den umschriebenen entzündlichen und anderen Prozessen am Zentralnervensystem, bei denen man bei der Entnahme von Liquor die stärksten Veränderungen dort finden wird, wo man den Liquor aus möglichster Nähe des Krankheitsherdes entnommen hat. So gelingt z. B. der Bakteriennachweis bei basaler Meningitis im cysternalen Liquor leichter als im lumbalen. Bei Passagehindernissen in den Liquorräumen findet man oberhalb bzw. unterhalb der Sperrung eine andere Liquorzusammensetzung, worauf wir beim Sperrliquor zu sprechen kommen werden (s. S. 102, 144).

Die Bewertung pathologischer Liquorbefunde.

Die praktisch-klinische Auswertung eines Liquorbefundes für einen Krankheitsfall setzt die Kenntnis der pathologischen Befunde und ihrer Bewertung im Rahmen der gesamten Liquordiagnostik voraus. Ausgehend von Liquorbefunden bei verschiedenen Erkrankungen versuchte man spezifische „Liquorsyndrome" für einzelne Krankheitszustände oder Krankheitsgruppen herauszuarbeiten. Zweifellos war dieses ein Weg, um die Liquordiagnostik in die praktische Diagnose am Krankenbett einzubeziehen und zu verwerten. Die klinische Erfahrung hat jedoch gezeigt, daß es nur sehr wenige Liquorsyndrome gibt, die diagnostisch verwertbar sind (s. S. 101). Dagegen sind einzelne pathologische Befunde für die Beurteilung des Krankheitsfalles oft von ausschlaggebender Bedeutung.

Was wir in der Einleitung über die Bedeutung der Liquordiagnostik sagten, soll hier noch einmal mit Nachdruck betont werden. Wenn auch die Liquordiagnostik heute zu den unentbehrlichen klinischen Untersuchungsmethoden gehört, so ist sie aber nur eine von vielen, die dem Arzt zur Verfügung stehen, und leistet nur Wertvolles im Rahmen der übrigen Untersuchungsmethoden, die von uns zur Erfassung körperlicher oder geistiger Erkrankungen angewandt werden.

Nur selten wird das Ergebnis einer einzelnen Liquorreaktion eine Diagnosenstellung ermöglichen. Sogar eine vollständige Liquoruntersuchung wird vielfach eine klinische Diagnosenstellung nicht zulassen. Sie wird uns aber wertvolle diagnostische Hinweise an die Hand geben und oft die differentialdiagnostischen Bemühungen in der einen oder anderen Weise leiten oder zur Entscheidung bringen. Nur im Rahmen der allgemeinen klinischen Diagnostik wird die Liquordiagnostik imstande sein, Wertvolles zu leisten.

Diese Tatsache müssen wir uns immer vor Augen halten, wenn wir uns nun im folgenden mit der Bedeutung und Bewertung pathologischer Liquorbefunde auseinandersetzen wollen. Manches darüber haben wir bereits in einem anderen Zusammenhang in früheren Kapiteln besprochen.

Liquordruck.

Wir haben bereits erwähnt, daß der Liquordruckmessung nur eine beschränkte diagnostische Bedeutung zukommt. Eine Steigerung des exakt gemessenen Drucks über 200 mm H_2O deutet auf einen erhöhten Schädelinnendruck (raumbeschränkender Prozeß verschiedener Genese oder Schwellung und Ödem des Zentralnervensystems bei Entzündungen, Traumen usw.) hin. Liquordrucksteigerung kann auch bei einem Passagehindernis auftreten und schließlich bei vermehrter Liquorproduktion, die als besonderes Krankheitsbild bekannt ist. Solche Hypersekretionszustände findet man mitunter bei traumatischen Schädigungen. Ihr Auftreten ist jedoch eine Seltenheit im Gegensatz zum Auftreten eines Überdrucks bei raumbeschränkenden Prozessen verschiedenster Art. Aus dem Fehlen eines erhöhten Drucks darf man aber nicht den Rückschluß ziehen, daß kein raumbeschränkender Prozeß vorliegt.

Ein pathologisch niedriger Liquordruckwert unter 70 mm H_2O deutet auf eine Störung der Liquorproduktion (Hypoliquorrhoe und Aliquorrhoe) oder auf eine Störung der Liquorzirkulation hin, wie wir sie bei entzündlichen Verklebungen und Verwachsungen u. a. beobachten können (s. S. 26, 92).

Aussehen und Beschaffenheit des Liquors.

Ein wasserklarer, farbloser Liquor, den wir bei der Punktion gewinnen, läßt keinerlei diagnostische Rückschlüsse zu. Zellvermehrungen bis 400/3 Zellen, Eiweißvermehrungen u. a. verändern das Aussehen des Liquors nicht. Jede noch so geringe Trübung oder Verfärbung des normalerweise wasserklaren, farblosen Liquors ist also pathologisch zu werten. Geringe Blutbeimengungen können eine leichte Trübung oder eine gelblich-rötliche Verfärbung bewirken. Stärkere Blutungen sind an der rötlichen bis blutigen Farbe des Liquors erkennbar, ohne daß sie einen Rückschluß auf die Ätiologie der Blutung zulassen. Immer müssen Anamnese, Befund und ergänzende Untersuchung die Frage zu klären versuchen, ob es sich um eine frische, bei der Punktion entstandene Blutung, oder ob es sich um Blutungen in die Ventrikel, wie man sie z. B. bei Tumoren, bei Hirnblutungen aller Art, bei geplatzten Aneurysmen, bei Pachymeningitis, Hämangiomen u. a. findet, handelt.

Ist die Verfärbung gelblich-braun bis rötlich (xantochrom), so spricht es für eine ältere Blutung nach Traumen u. a. Bei schwerem chronischen allgemeinen Ikterus kann es zu einer gallig-gelben Verfärbung des Liquors kommen. Schließlich findet man eine schwarzbraune Verfärbung bei Melanosarkomatose u. a.

Bei einer Zellvermehrung über 400—600/3 Zellen bei entzündlichen Erkrankungen des ZNS., insbesondere seiner Häute, kommt es zu einer weißlichen
bis weißlich-gelben Verfärbung. Bei den stärksten entzündlichen Veränderungen
finden wir eine gelblich-grüne bis eitrige Farbe und Beschaffenheit. Auch hier muß
immer daran gedacht werden, daß ein klarer Liquor schon eine sehr erhebliche
Zellvermehrung aufweisen kann, ohne daß es makroskopisch sichtbar ist. Bei
eitrigen Meningitiden mit hohem Zellgehalt setzt sich nach kurzem Stehenlassen
ein weißlich-gelber Bodensatz ab. Die Ausbildung von Gerinnseln (Spinnwebs-
gerinnseln) nach mehrstündigem Stehenlassen beobachtet man häufig bei menin-
gitischem Liquor. Sie sind nicht spezifisch für die tuberkulöse Meningitis. Hiervon
haben wir die Koagulationserscheinungen abzutrennen, wie wir sie bei sehr
eiweißreichem, oft xantochromem Liquor bei nicht entzündlichen Erkrankungen
beobachten können. Differentialdiagnostische Schlüsse können aus dem Auftreten dieser Veränderungen niemals gezogen werden (s. S. 29, 92).

Zellgehalt.

Der Zellgehalt des Liquors ist für die Diagnose und Differentialdiagnose
sehr bedeutungsvoll. Dabei muß daran gedacht werden, daß jeder Reiz am
ZNS. eine Zellvermehrung hervorrufen kann, so z. B. nach leichten Traumen,
bei Infektionskrankheiten u. a. Die stärksten Zellerhöhungen findet man bei
akuten bakteriellen Entzündungen der Hirnhäute, während man bei subakuten
und chronischen Entzündungen nur geringere Werte findet. Auch ohne Bakterien-
verschleppung kann es bei Entzündungsprozessen außerhalb des Zentralnervensystems zu sympathischen Reaktionen mit Zellwerten bis 1000/3 kommen. Bei
Hirnabscessen, Encephalitiden verschiedener Genese u. a. finden wir Zellwerte,
die erheblich niedriger liegen als die bei entzündlichen Erkrankungen der
Meningen. Zellvermehrung bei allgemeinen Infektionskrankheiten weisen Werte
nicht über 20—50/3 auf. Die Werte bei syphilitischen Erkrankungen liegen kaum
je über 200/3. Auch bei der Multiplen Sklerose finden wir, wenn überhaupt,
nur geringe Zellerhöhungen (s. S. 30, 93).

Aus dem Gesagten ersehen wir, daß eine Zellvermehrung schwachen Grades
kein Beweis für eine selbständige Erkrankung des Zentralnervensystems ist und
daß ein stärkerer Zellgehalt auch kein Beweis für eine bakteriell hervorgerufene
Erkrankung darstellt.

Wir kennen weiter Zellvermehrungen nach Punktion der Liquorräume,
nach Encephalographien und Myelographien, nach Seruminjektionen, Blutungen,
Traumen u. a. Wir wissen ferner, daß fast alle Erkrankungen des Zentralnervensystems, insbesondere der Meningen, Zellvermehrung bewirken können. Bei
raumbeschränkenden Prozessen, bei Gefäßerkrankungen verschiedener Ätiologie,
bei Hirnverletzungen und nach epileptischen Anfällen werden Zellvermehrungen
beobachtet.

Ein normaler Zellgehalt ist kein Beweis, daß keine organische Erkrankung
des Zentralnervensystems vorliegt. In ganz besonderer Weise wird das durch den
Zellgehalt subakuter und chronisch-luischen Erkrankungen des Zentralnervensystems demonstriert, bei denen der Zellgehalt u. U. völlig normal sein kann.
Selten findet man bei umschriebenen bakteriellen Entzündungen, die durch
Verklebung der Häute gegen die Umgebung abgeriegelt sind, bei der Liquoruntersuchung normale Zellwerte, was leicht zu diagnostischen Fehlschlüssen
führen kann.

Wie wir bereits erwähnten, ist aber nicht nur der Zellgehalt, sondern auch die
qualitative Zusammensetzung der Zellen wichtig. Nur selten gelingt eine Differenzierung bereits in der Zählkammer. Ganz allgemein kann man sagen, daß

man bei akut entzündlichen Prozessen auch nicht bakterieller Natur vorwiegend polynucleäre Leukocyten findet, während man bei subakuten bis chronischen Stadien ein zunehmendes Überwiegen der Lymphocyten zu verzeichnen hat. Plasmazellen findet man häufig bei luischen Erkrankungen, Gitterzellen bei Tuberkulose u. a. Eine Eosinophilie beobachtet man bei parasitären Erkrankungen und unreife Zellen bei leukämischen Bluterkrankungen.

Eiweißgehalt.

Der Eiweißgehalt des Liquors spielt in der speziellen Diagnostik eine große Rolle. Der differentialdiagnostischen Auswertung pathologischer Eiweißwerte sind enge Grenzen gesetzt. Das betrifft sowohl das quantitative Auftreten, als auch die qualitative Verteilung. Hinzu kommt vielleicht eine gewisse Abhängigkeit von körperlichen Allgemeinerscheinungen u. a. Die Eiweißvermehrung gehört mit der Zellvermehrung zu den häufigsten Liquorveränderungen. Aber aus der Tatsache einer Eiweißvermehrung allein vermag man nur eine Erkrankung des Zentralnervensystems oder eine Mitbeteiligung abzuleiten. Mehr auszusagen ist man nicht berechtigt. Dagegen spricht ein normaler Eiweißgehalt in qualitativer und quantitativer Hinsicht nicht absolut gegen das Vorliegen einer organischen Erkrankung des Zentralnervensystems. Etwas günstiger sind die Beurteilungsmöglichkeiten einer Eiweißvermehrung, wenn wir über die orientierende Globulinreaktion (PANDY, NONNE-APELT-SCHUMM) hinaus eine quantitative Bestimmung der Globuline und der Albumine durchführen, was heute immer erfolgen sollte, wenn man nicht Gefahr laufen will, wichtige diagnostische Hinweise unbeachtet zu lassen. Hierbei ist die Aktivität des Krankheitsprozesses in Rechnung zu stellen. Es ist von Bedeutung, ob wir es mit einem akuten oder chronischen Zustand zu tun haben, z. B. bei der Poliomyelitis ist es wichtig zu wissen, an welchem Tag nach Beginn der Erkrankung der Liquor gewonnen wurde.

Die akuten entzündlichen Erkrankungen der Häute gehen mit einer erheblichen Eiweißvermehrung einher, aber auch entzündliche Erkrankungen des Hirnparenchyms selbst führen zu einer Eiweißvermehrung. Dabei ist insbesondere die Lokalisation (Nähe der Ventrikelräume), die Beteiligung des Plexus und der Meningen wichtig. Je akuter der Zustand ist, desto höher liegen im allgemeinen die Eiweißwerte. Hierbei beobachtet man oft, daß bei akuten, nicht bakteriellen Erkrankungen des Gehirns, z. B. Encephalitis lethargica, der Eiweißgehalt geringer ist als den Zellwerten entsprechen würde (*cyto-globulinische Dissoziation*). Ist der Krankheitsprozeß im Abklingen begriffen, so gehen die Eiweißwerte zurück. Diesen Vorgang finden wir auch bei den syphilitischen Erkrankungen. Bei zum Stillstand gekommener Lues cerebri und Tabes finden wir häufig normale Eiweißwerte, was aber bei der unbehandelten Paralyse kaum je der Fall ist.

Die Störung der Zirkulation hat auf den Eiweißgehalt großen Einfluß. Schon frischere Verklebungen und Verwachsungen, die zum Passagehindernis führen, können den Eiweißgehalt verändern. Die höchsten Eiweißwerte finden wir u. a. beim Sperrliquor, insbesondere bei raumbeschränkenden Prozessen im Bereich des Rückenmarks, und hier um so erheblicher, je tiefer das Passagehindernis sitzt. Der Eiweißgehalt wird bei völliger Absperrung auf 300 mg-% und mehr vermehrt gefunden. Höchstwerte kommen nur selten zur Beobachtung, so z. B. bei der Meningopathia serofibrinosa (SCHALTENBRAND) (s. S. 59, 67, 93).

Eiweißquotient.

Was das Verhältnis Globulin zu Albumin (Eiweißquotient) betrifft, so ist dieses bei chronischen Entzündungen, bei Lues, bei Multipler Sklerose u. a. zugunsten der Globuline verschoben, d. h. es ist erhöht. Bei akut entzündlichen Erkrankungen, bei Tumoren, ist der Eiweißquotient meist normal. Besonders charakteristisch finden wir solche Veränderungen bei unbehandelter Progressiver Paralyse, bei der wir durch relative Globulinvermehrung eine Erhöhung des Eiweißquotienten oft über 1,0 finden. Einen hohen Eiweißquotienten findet man weiter bei Meningitis sympathica, bei Pachymeningitis haemorrhagica und bei längerem Bestehen einer Meningitis epidemica. Ein umgekehrtes Verhalten ist differentialdiagnostisch weniger bedeutungsvoll (s. S. 94, 63).

Kolloidkurven.

Die Bewertung pathologischer Kolloidkurven ist eine wichtige Ergänzung der übrigen Untersuchungen (s. S. 50, 94). Die Flockung bzw. der Farbumschlag wird im wesentlichen durch die Globuline bewirkt, wobei verschiedene Globulinarten verschieden stark ausflocken. Der Ausfall der verschiedenen Kolloidkurven ähnelt einander sehr (mit Ausnahme der Salzsäure-Collargol-Reaktion) Wir finden Kurven im linken Anteil bzw. im mittleren bis rechten Anteil, wonach die Bezeichnung „Linkskurve" bzw. „Rechtskurve" gewählt wurde. Wenn diese charakteristischen Kurvenbilder auch nicht spezifisch für einzelne Erkrankungen sind, so kommen sie bei bestimmten Erkrankungen mitunter gehäuft vor.

Wir finden Linkskurven bei luischen Erkrankungen, am stärksten ist der Ausfall bei der Paralyse, geringer bei der Tabes und Lues cerebri. Diese Linkskurven treffen wir aber nicht nur bei den syphilitischen Erkrankungen, sondern auch bei Multipler Sklerose, bei Tumoren, Arteriosclerosis cerebri, Encephalitis, Poliomyelitis, Neuritiden, Echinokokkenerkrankungen, Blutungen, Lepra u. a. Im Gegensatz hierzu liegen die Kurven der entzündlichen Hirnhauterkrankungen verschiedenster Ätiologie im rechten bis mittleren Anteil. Auch bei Blutbeimengungen finden wir nicht selten eine Rechtskurve.

Zwischen diesen Extremen findet man nun alle Varianten. Aus dem Ausfall der Kolloidkurve allein ist eine Diagnosenstellung nicht möglich. Man hat die Veränderungen wie folgt zusammengefaßt: „eine quantitative Änderung des Eiweißgehalts bewirkt eine Verschiebung des Ausfalls nach re. oder li., während eine qualitative Änderung Verschiebungen von oben nach unten bewirken".

Wir finden bei gleichen Eiweißwerten verschiedene Kolloidkurven und umgekehrt bei gleichen Kolloidkurven verschiedene Eiweißwerte. Auch können bei normalen Kolloidkurven pathologische Eiweißwerte vorliegen (Albuminvermehrung). Andererseits können normale Eiweißwerte pathologische Ausfälle in den Kolloidreaktionen hervorrufen, was allerdings selten ist und für eine qualitative Eiweißkörperveränderung spricht.

Wassermann-Reaktion.

Eine positive Wa.R. ist im Liquor weitgehend spezifisch. Nur selten finden wir eine positive Reaktion bei Lepra, Frambösie, Trypanosomiasis, Tumoren der hinteren Schädelgrube nach Injektion artfremden Serums und bei tuberkulöser und eitriger Meningitis. Auch beobachtet man bei eiweißreichen Liquoren eine positive Reaktion bei geringen Liquorkonzentrationen und eine negative Reaktion bei stärkerer Konzentration (paradoxe Wa.R.). Nur bei erhöhter Durchlässigkeit der Blutliquorschranke, z. B. bei akuten Meningitiden können Wassermann-Reagine von Syphilitikern aus dem Blut in den Liquor übertreten. Eine negative Wa.R. spricht nicht gegen eine syphilitische Erkrankung am Zentralnervensystem, insbesondere dann nicht, wenn mit den üblichen Liquormengen gearbeitet wird (s. S. 86, 100).

Zucker.

Die Auswertung pathologischer Zuckerwerte im Liquor hat nur beschränkte Bedeutung. Eine gleichzeitige Bestimmung des Blutzuckers ist stets erforderlich. Eine Verminderung finden wir bei Meningitiden, insbesondere bei tuberkulöser Meningitis. Leichte Vermehrungen haben keinen diagnostischen Wert. Stärkere Vermehrungen findet man insbesondere bei epidemischer Encephalitis (s. S. 73, 94, 95, 96).

Chloride.

Die Bewertung einzelner, vom Normalen abweichender Chloridwerte, hat kaum eine diagnostische Bedeutung. Bei Meningitis findet man eine Herabsetzung der Chloride unter 0,60 mg-%.

Die Ergebnisse und die Bewertung zahlreicher übriger Liquoruntersuchungen haben kaum je eine klinische Bedeutung und sollen deshalb in diesem Rahmen nicht besprochen werden. Sie sind, soweit sie von Wichtigkeit sein können, bei der Untersuchung auf die einzelnen Bestandteile des Liquors erwähnt worden (s. S. 55, 94).

Liquorsyndrome.

Wenn wir nun im folgenden unter der Überschrift „Syndrome" einige charakteristische Liquorbefunde herausstellen wollen, so sind wir uns bewußt, daß die Bezeichnung „Syndrom" nur für einzelne dieser Gruppen berechtigt ist, so z. B. für das Syndrom des bluthaltigen Liquors, des Sperrliquors oder des GUILLAIN-BARRÉschen Syndroms. Bei den anderen Gruppen, die wir im Rahmen dieses Kapitels erwähnen, handelt es sich mehr um charakteristische Liquorbefunde, die für bestimmte Krankheitsgruppen eigentümlich sind.

Bluthaltiger Liquor.

Die Beurteilung eines bluthaltigen Liquors ist für die Diagnose und Differentialdiagnose von ganz besonderer Bedeutung. Die Frage, woher das Blut stammt, ist dabei für die Bewertung entscheidend (s. S. 35, 80, 160).

Trotz einwandfreier Punktionstechnik läßt es sich nicht immer vermeiden, daß bei der Liquorentnahme durch Verletzung eines kleinen, meningealen Gefäßes u. a. Blut in den Liquor gelangt. Dabei kann der Blutgehalt so geringfügig sein, daß er makroskopisch nicht wahrgenommen werden kann. Es ist wohl verständlich, daß es für die Diagnostik von Bedeutung ist zu entscheiden, ob es sich um eine artifizielle Blutbeimengung (durch die Punktion) oder um eine mit der Erkrankung im Zusammenhang stehende Blutung handelt. Wir beobachten solche pathologische Blutungen bei Traumen, Gefäßrupturen verschiedener Ätiologie, bei Pachymeningitis, Meningitiden, Apoplexie mit Durchbruch in die liquorführenden Raume u. a.

Bei einer pathologischen Blutbeimengung ist der Grad der Verfärbung in den verschiedenen Portionen, die bei der Entnahme abfließen, nahezu gleich, während man bei der artifiziellen Blutung eine verschieden starke Verfärbung in den einzelnen Liquorportionen findet. Das rührt daher, daß sich der Liquor während der Punktion nicht so rasch mit dem einfließenden Blut vermischen kann. Häufig sind auch nur die ersten Portionen blutig oder nach anfänglich klarem Liquor wird er plötzlich rosa gefärbt (z. B. durch Verschiebung der Nadel). Ein artifiziell mit Blut vermengter Liquor bleibt nach Abstehenlassen oder Zentrifugieren wasserklar, während im pathologisch-blutigen Liquor durch Zerstörung der Erythrocyten und Abbau des Blutfarbstoffes eine gelblich-rötliche Verfärbung des Liquors auch nach dem Zentrifugieren bestehen bleibt. Ist die

Blutbeimengung nur gering, so kann man in der überstehenden Flüssigkeit die Benzidinprobe machen, deren positiver Ausfall für eine pathologische Blutung spricht.

Handelt es sich um eine solche pathologische Blutung, so findet man in der Zählkammer geschrumpfte Erythrocyten (Stechapfelform) und ausgelaugte Erythrocyten, wobei man daran denken muß, daß man u. U. auch bei artifizieller Blutung Stechapfelformen auffinden kann. Bei pathologischen Blutungen findet man als Ausdruck des Reizes, den die Blutung ausübt, auch Makrophagen, die aber bei ganz frischer Blutung fehlen können. Auch der Nachweis von Hämosiderinkrystallen (Zucker) ist für den Nachweis einer Blutung und ihr Alter diagnostisch wichtig.

Zur weiteren Bearbeitung des Liquors ist es erforderlich, daß man sich über die Stärke der Blutbeimengung ein ungefähres Bild verschafft. Die Zählung, die gleich nach der Entnahme ohne Zusatz von Zählflüssigkeit zu erfolgen hat, wird in der FUCHS-ROSENTHALschen Zählkammer durchgeführt. Bei starker Blutbeimengung kann man sich auf das Auszählen der dreifach gestreiften Zwischenfelder der Zählkammer beschränken. Die weißen Zellen zählt man später in üblicher Weise. Normalerweise kommt ein weißes Blutkörperchen auf 500—1000 rote, d. h. 1000/3 auf 1/3—2/3 weiße Zellen. Die Zahl der weißen Blutkörperchen muß von der der Erythrocyten abgezogen werden. Durch diese Zellzählung erhalten wir einen ungefähren Anhalt über das Maß der Blutung. Bis 12000/3 Zellen finden wir keinen wesentlichen Einfluß auf den Ausfall der Globulinreaktion. Quantitative Eiweißbestimmungen bleiben durch Erythrocytenwerte von 6000/3 Zellen noch unbeeinflußt, und bei den Kolloidreaktionen bewirken Erythrocytenzahlen bis 50000/3 Zellen keine Änderungen.

SAMSON beurteilt einen bluthaltigen Liquor dann als pathologisch, wenn
a) Erythrocytenzahl und Eiweißwerte einander entsprechen, aber,
   1. die Mastixzacke stärker ist als der Eiweißrelation entspricht,
   2. die Mastixzacke den höchsten Ausfällungsgrad erreicht,
   3. die Mastixzacke bei hohem Eiweißgehalt nach links verlagert ist,
b) Erythrocytenzahl und Mastixkurve einander entsprechen, aber
   1. die Eiweißwerte über dem angegebenen Wert liegen,
   2. das Globulin einen höheren Wert ergibt als das Albumin (Eiweißquotient über 1).

Im bluthaltigen Liquor gefundene Zuckerwerte sind nur beschränkt zu verwerten, da der Blutzucker höher als der des Liquors ist. Ist der Blutgehalt des Liquors so groß, daß er im Gläschen gerinnt, so kann bei positiver Wa.R. im Blut die Liquor-Wa.R. durch Übertritt von Reaginen ebenfalls positiv werden und zu falschen Diagnosen führen.

Sperrliquor.

In allen Teilen der liquorführenden Räume, besonders aber im Bereich des Spinalkanals, kann es durch Absperrung der Liquorzirkulation zur Ausbildung eines von NONNE-FROIN beschriebenen charakteristischen Liquorbefundes kommen. Über die Natur des Prozesses, der zur Unterbrechung der Liquorzirkulation führte, kann die Liquoruntersuchung kaum je etwas aussagen. Gliomatöse Neubildungen, Geschwülste der Hirn- und Rückenmarkshäute, komprimierende Knochenveränderungen, Abscesse, Gummen, Tuberkel, können das gleiche Bild der Liquorveränderung hervorrufen. Wir haben in der speziellen Diagnostik Einzelheiten beschrieben (s. S. 145, 147, 150).

Man erklärt sich das Zustandekommen der Liquorveränderungen durch die Wirkung auf die gestauten Venen in der Umgebung des komprimierenden Prozesses. Die Unterbrechung der Liquorzirkulation selbst bewirkt an sich kaum eine Liquorveränderung.

Unterhalb einer Sperrung findet man ein typisches Liquorsyndrom:

Druck: oft stark erhöht,
Farbe: xantochrom,
Zellzahl: nicht erhöht,
Eiweißgehalt: stark erhöht,
Kolloidreaktionen: Rechtskurven (Abb. 46, 47),
QUECKENSTEDTscher Versuch: negativ.

Sehr typisch ist die hier zu beobachtende *albumino-cytologische Dissoziation*.

Oberhalb der Sperrung findet man meist verhältnismäßig normale Liquorbilder. Gerade diese Differenz ist ein wichtiges Diagnostikum. Dicht oberhalb

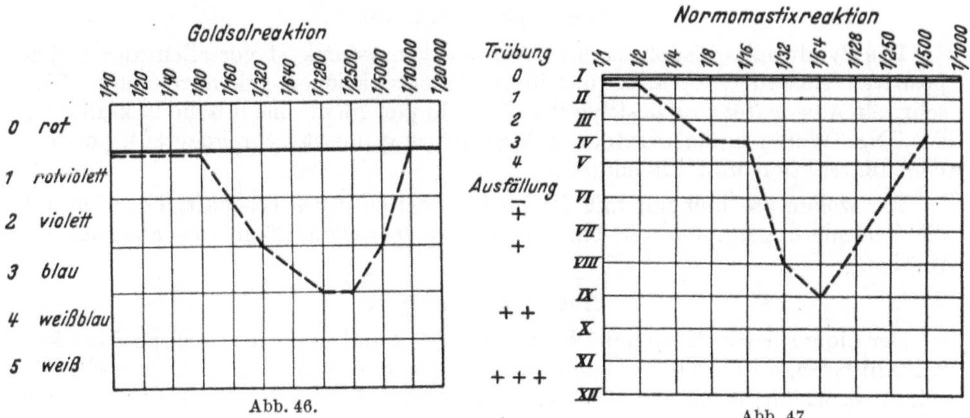

Abb. 46.

Abb. 47.

Abb. 46 u. 47. Kurven bei Sperrliquor. —— Suboccipitalliquor — — — Lumballiquor.

des komprimierenden Prozesses findet man nach BANNWARTH ebenfalls stark erhöhté Eiweißwerte. Bei unvollständiger Unterbrechung und mäßiger Kompression der Venen findet man ein ähnliches, nur weniger extremes Bild.

GUILLAIN-BARRÉSCHES Syndrom.

Bei Polyneuritiden verschiedener Genese, insbesondere bei Polyradikulitis beobachten wir ein sehr typisches Liquorsyndrom, das von GUILLAIN-BARRÉ angegeben wurde.

Druck: normal,
Aussehen: gelegentlich xantochrom, Neigung zu Koagulation,
Zellzahl: normal bis leicht erhöht,
Eiweißgehalt: stark erhöht,
Kolloidreaktionen: Links- bis Mittelkurven.

Charakteristisch ist vor allen Dingen die *albumino-cytologische Dissoziation*.

Der Liquor bei entzündlichen Erkrankungen der Hirn- und Rückenmarkshäute.

Die nun folgenden Liquorbefunde sind charakteristisch für einzelne Krankheitsgruppen, denen ein ähnliches pathologisches Geschehen zugrunde liegt.

Hier zeichnet sich der Liquor durch Pleocytose, Eiweißvermehrung und Rechtskurven aus. Dazu finden wir häufig Drucksteigerung und Gerinnselbildung. Die Permeabilität der Blutliquorschranke ist gesteigert. Der Zuckergehalt und der Chloridspiegel ist deutlich erniedrigt, mitunter ist der meningitische Liquor xantochrom. Der Liquorbefund hängt von der Aktivität des Prozesses, seiner Ausdehnung usw. ab.

Liquor bei Entzündungen des Gehirns und des Rückenmarks.

Die Liquorveränderungen bei entzündlichen Vorgängen im Parenchym des Zentralnervensystems sind recht unterschiedlich. Sie sind abhängig von der topographischen Lage, d. h. von der Lage der Entzündungsherde zu den liquorführenden Räumen, von der Ausdehnung, von der Aktivität, von der Mitbeteiligung der Häute u. a. Am charakteristischsten sind die Veränderungen bei der Encephalitis epidemica.

Wir finden leichte Eiweißvermehrung, geringe Zellvermehrung, der Druck ist erhöht. Zucker und Chloridgehalt ist gesteigert. Die Kolloidreaktionen zeigen meist Linkskurven. Die Permeabilität ist herabgesetzt. Im mehr chronischen Stadium finden wir wenig ausgeprägte Globulinreaktionen und untypische Kolloidkurvenbildungen.

Das Syphilissyndrom.

Das Syndrom bei Syphilis des Zentralnervensystems ist vor allem durch den positiven Ausfall der Wa.R. und ihrer Nebenreaktionen gekennzeichnet. Nur sehr selten bedeutet eine positive Wa.R. im Liquor nicht eine luische Erkrankung des ZNS. Weiter findet man eine Zellvermehrung (meist Lymphocyten), positive Globulinreaktion und Linkskurven.

Wir wollen uns hier nur mit der unbehandelten Form beschäftigen, während die Veränderungen nach der Therapie in der speziellen Diagnostik abgehandelt werden.

Progressive Paralyse.

Der Liquordruck ist erhöht, Wa.R. ist bei 0,2 und darunter stark positiv. Die Zellzahl beträgt 10—200/3. Globulinreaktionen sind positiv. Der Gesamteiweißgehalt ist erhöht, wobei die Globuline stärker beteiligt sind. Hierdurch liegt der Eiweißquotient hoch, d. h. über 1. Die Kolloidreaktionen zeigen in den höheren Konzentrationen die stärkste Ausfällung (Linkskurven). Die Hämolysinreaktion ist in 80—90% der Fälle positiv.

Tabes.

Die Wa.R. ist nicht in allen Fällen positiv, bei Verdünnungen von 0,2 nur in 20% der Fälle. Der Gesamteiweißgehalt ist geringer vermehrt als bei der Paralyse. Auch die Zellerhöhung liegt niedriger, etwa bei 30—60/3 (kleine Lymphocyten). Die Kolloidkurven liegen auch im linken Anteil, aber sind nur schwächer ausgeprägt, und es kommt nur selten zu einer völligen Entfärbung bzw. Ausflockung.

Lues cerebrospinalis.

Diese Krankheitsgruppe umfaßt so verschiedene Erkrankungsformen, daß es wohl verständlich ist, daß wir auch sehr verschiedenartige Liquorbilder zu sehen bekommen, die aber u. U. für die einzelne Form wieder eigentümlich sind.

Menigitische Form. Der Liquor ist klar, die Zellzahl stark erhöht, 100/3 bis 1000/3, Globulinreaktion positiv, der Gesamteiweißgehalt ist vermehrt, Linkskurven, Wa.R. positiv bei 0,4—0,6.

Arteriitische Form. Bei der arteriitischen Form ist die Wa.R. häufig negativ, die Zellzahlen liegen niedriger, die Globulinreaktionen sind positiv, der Gesamteiweißgehalt ist vermehrt, die Kolloidreaktionen zeigen wiederum Linkskurven.

Gummöse Form. Die Wa.R. ist oft positiv. Man findet häufig keine Zellvermehrung, jedoch sind die Globulinreaktionen oft positiv. Der Gesamteiweißgehalt ist vermehrt. Bei den Kolloidreaktionen wiederum Linkskurven.

Spezielle Diagnostik.
Der Liquor bei syphilitischen Erkrankungen.

Die Diagnostik und Differentialdiagnostik der syphilitischen Erkrankungen des ZNS. haben durch die spezielle Liquoruntersuchung einen entscheidenden Aufschwung genommen. Die Liquoruntersuchung der luischen Erkrankungen des ZNS. ist heute zu einer nicht mehr fortzudenkenden Untersuchungsmethode geworden. Durch sie gelingt es nicht nur, diese spezifische Infektion des ZNS. aufzudecken und in vielen Fällen eine spezielle Diagnose der Art dieser Erkrankung zu stellen, sondern die Liquoruntersuchung gibt uns darüber hinaus die Möglichkeit, die Wirksamkeit einer Behandlung zu kontrollieren und therapeutische Folgerungen daraus zu ziehen.

Es muß vorausgeschickt werden, daß die Bewertung körperlicher und psychischer Ausfälle und Veränderungen, d. h. das klinische Gesamtbild die diagnostische Entscheidung zu fällen und die therapeutischen Folgerungen festzulegen hat.

Den Eckpfeiler der modernen Diagnostik der Syphilis des ZNS. bilden die von NONNE angegebenen vier Reaktionen (Phase I, Zellzählung, Wa.R. im Blut und Wa.R. im Liquor). Hierzu kommen heute eine Reihe wichtiger Reaktionen, die sich praktisch schon als unentbehrlich gezeigt haben. In erster Linie handelt es sich dabei um die Kolloidreaktionen, um die Bestimmung des Gesamteiweißes, der Albumine und Globuline.

Besteht der Verdacht auf eine syphilitische Erkrankung des ZNS., so sind folgende Untersuchungen auszuführen:

Im Blut: Die Wa.R. und 1 bis 2 Nebenreaktionen.

Im Liquor: Wa.R. (ausgewertet 0,2—1,0) und 1—2 Nebenreaktionen. Globulinreaktionen (PANDY, NONNE-APELT-SCHUMM) Gesamteiweißgehalt und die Bestimmung der Globuline und Albumine.

Kolloidreaktionen (Goldsol und Normo-Mastix). Hierzu müssen ergänzend weitere Reaktionen von Fall zu Fall herangezogen werden, so die Zelldifferenzierung, die Hämolysinreaktion, Permeabilitätsprüfung u. a.

Die Grundfrage, die bei jedem Verdacht auf einen syphilitischen Krankheitsprozeß am ZNS. zuerst zu beantworten ist, ist die Frage, ob eine Lues vorliegt.

Wir haben in der Wa.R. eine Untersuchungsmethode an der Hand, die uns in vielen Fällen eine rasche Entscheidung dieser Frage ermöglicht. Ein positiver Ausfall der Wa.R. sagt uns mit seltenen Ausnahmen (Frambösie, Malaria, Scharlach u. a.), daß eine Lues vorliegt. Das trifft nicht nur bei einem positiven Ausfall der Wa.R. im Blut zu, sondern in ganz besonderem Maße bei einem positiven Ausfall im Liquor. Eine negative Reaktion allein sagt dagegen nichts gegen das Bestehen einer syphilitischen Erkrankung.

Bei Tabes und Lues cerebri finden wir in einem nicht geringen Prozentsatz eine negative Wa.R. und negative Nebenreaktionen in Blut und Liquor. Dies trifft insbesondere bei alten, wenig aktiven Prozessen häufig zu und darf unser diagnostisches Bemühen nicht von der richtigen Fährte abbringen. Alle übrigen Teilergebnisse einer Liquoruntersuchung sind nicht spezifisch für eine syphilitische Erkrankung. Ihnen kommt nur in der kompletten Liquorbeurteilung eines Krankheitsfalles eine wichtige Rolle zu.

Dieses tritt besonders klar bei den Kolloidkurven zutage. Man glaubte, Veränderungen im linken Anteil, insbesondere maximale Ausfälle und Verfärbungen in den ersten Röhrchen als spezifisch für eine Lues des ZNS. oder gar typisch

für eine Progressive Paralyse ansprechen zu dürfen. Erst die praktisch-klinische
Erfahrung zeigt, daß dieses nicht der Fall ist und daß wir solche, früher als
„Lues- oder Paralysekurve" bezeichneten Linkskurven nicht selten auch bei
anderen organischen Hirnkrankheiten beobachten. Sehr ähnlich verhält es sich
mit den Ergebnissen der übrigen Liquoruntersuchung, wie der Zellzahl, den
quantitativen und qualitativen Eiweißbestimmungen u. a. m.

Ist durch die positive Wa.R. in Blut oder Liquor die Frage einer syphilitischen
Infizierung des Kranken gesichert, so ist die weitere Frage, die zu entscheiden
ist, ob das gebotene Krankheitsbild auf die syphilitische Erkrankung zurückzuführen ist. Eine positive Wa.R. im Liquor deutet schon mit größter Wahr-
scheinlichkeit darauf hin, daß die neurologischen und psychischen Veränderungen
Ausdruck einer luischen Erkrankung des ZNS. sind. Hierbei sind jedoch
zwei Dinge zu bedenken: Erstens kann das gebotene Zustandsbild trotz positivem Liquorbefund u. U. der Ausdruck einer nichtsyphilitischen Erkrankung
sein und zweitens kann durch eine organische Nervenkrankheit die Durchlässigkeit
der Blutliquorschranke erhöht sein, wodurch der Durchtritt von Wassermann-
reagin aus dem Blut ermöglicht wird. Immer muß dem klinischen Gesamtbild
die letzte Entscheidung vorbehalten bleiben. Es kommt immer wieder einmal
vor, daß trotz sorgfältigster Bewertung der Laboratoriumsuntersuchungen, des
Zustandsbildes und der Vorgeschichte die Entscheidung, ob es sich um eine
luische Erkrankung handelt oder nicht, offenbleiben muß. In seltenen Fällen
kann sogar die pathologisch-anatomische Untersuchung die Lösung, d. h. die
Frage syphilitisch oder nichtsyphilitisch nicht entscheiden.

Obwohl die verschiedenen Formen der Syphilis des ZNS. häufig sehr charakteristische Befunde in Blut und Liquor aufzeigen, so kommen Abweichungen
nicht so selten vor. Lues cerebri und Tabes können mitunter Liquorbefunde
zeigen, die der der Progressiven Paralyse gleichen oder ähneln. Dies beobachtet
man gelegentlich bei akut verlaufenden Fällen. Eine Entscheidung ist auch kaum
möglich. Dabei wäre sie wegen der einzuschlagenden Therapie von besonderer
Bedeutung. Besteht der Verdacht auf eine beginnende Progressive Paralyse,
so wird man immer gut daran tun, sich wegen der Therapie (Malariakur) für
eine Progressive Paralyse zu entscheiden.

Eine Differentialdiagnose zwischen Tabes und Lues cerebri allein auf
Grund der Liquoruntersuchung ist weniger leicht möglich als eine Trennung
zwischen einer Progressiven Paralyse und diesen Erkrankungen. Zweifellos haben
wir in den humoralen Befunden wichtige Hilfsmittel, aber die klinische Untersuchung fällt die Entscheidung.

Aber nicht nur für die Diagnostik dieser Krankheitsgruppe ist die Liquoruntersuchung von Bedeutung, sondern sie gibt uns ein gutes Bild über die Aktivität des Prozesses und über seinen Verlauf sowie eine Kontrollmöglichkeit
unserer therapeutischen Bemühungen.

Die Liquoruntersuchungen an luischen Kranken werden nun bereits 3 Jahr-
zehnte ausgeführt, und auf dem Boden dieser großen Erfahrungen haben wir
heute gute Unterlagen für die Bewertung pathologischer Liquorbefunde bei den
syphilitischen Erkrankungen der ZNS.

Progressive Paralyse.

Seit wir in der Malaria-Fieberbehandlung eine erfolgreiche Therapie dieses
früher infaust verlaufenden Leidens an der Hand haben, ist die Liquordiagnostik
bei der Erfassung der frühen Krankheitsstadien von ganz besonderem Wert.
Gelingt es doch nicht so selten, bereits eine beginnende Progressive Paralyse
zu erfassen, ehe sie zu den ausgesprochen charakteristischen psychischen und

neurologischen Veränderungen geführt hat. Dieses ist von besonderer Bedeutung weil wir wissen, daß unsere Therapie, je früher sie einsetzt, desto bessere Erfolgsaussichten bietet.

Weiter sind wir durch die Liquorkontrolluntersuchungen in die Lage versetzt, die Resultate, d. h. die Erfolge bzw. das Versagen einer von uns durch-

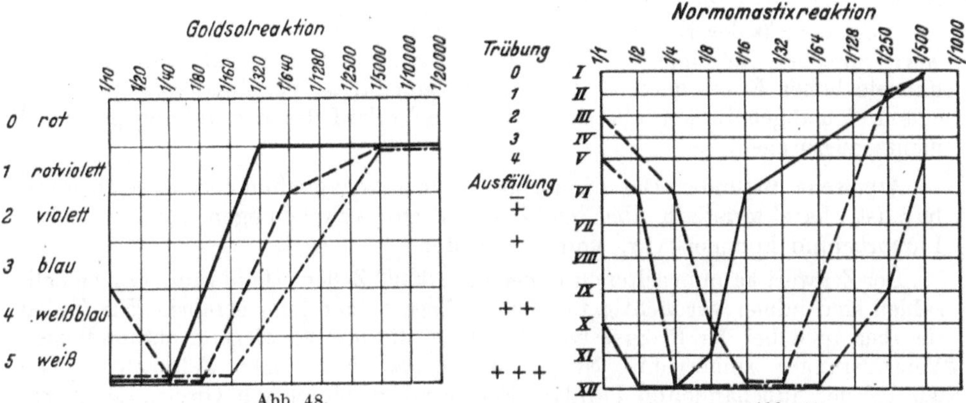

Abb. 48. Abb. 49.

Abb. 48 u. 49. Kurvenformen bei unbehandelter Progr. Paralyse.

geführten Behandlung zu kontrollieren. Durch die Fieberbehandlung tritt oft eine Besserung der Liquorverhältnisse ein, oft eine völlige Sanierung, was auch prognostisch wichtig ist (s. S. 104).

Die unbehandelte Progressive Paralyse. Der Liquor einer Progressiven Paralyse weist sehr charakteristische Befunde auf, die aber nicht spezifisch für diese Erkrankungen sind.

Der Druck ist normal. Das Aussehen ist klar.

Die Zellen sind auf 15—300/3 vermehrt. Es handelt sich vorwiegend um kleine Lymphocyten, aber auch um große Lymphocyten, Plasmazellen, Gitterzellen, polynucleäre Leukocyten und Makrophagen. Globulinreaktionen fallen stark positiv aus.

Das Gesamteiweiß ist auf das Zwei- bis Dreifache vermehrt. Die Globuline sind stärker vermehrt, wodurch der Eiweißquotient stark erhöht ist und über 1 liegt.

Die Kolloidkurven zeigen eine maximale Linkskurve, d. h. das Maximum der Veränderungen liegt in den ersten Röhrchen (Abb. 48, 49). Dieses charakteristische Verhalten der Kolloidkurven führte

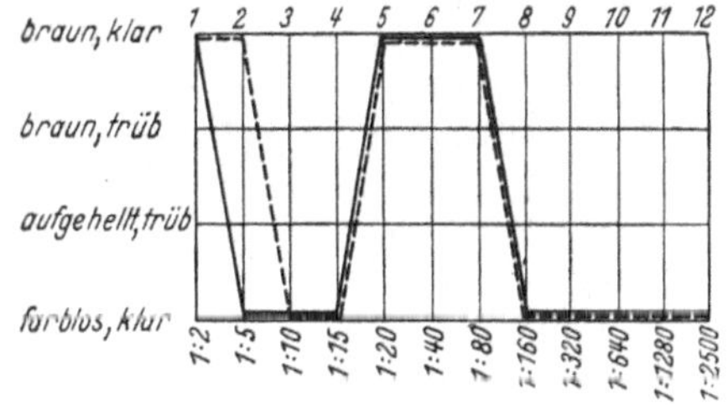

Abb. 50. Kurven bei unbehandelter Progr. Paralyse (Salzsäure-Collargol-Reaktion).

zu der Bezeichnung dieses Kurventyps als „Paralysekurve". Diese Bezeichnung ist aber irreführend, da dieselbe Kurvenform auch bei anderen Nervenkrankheiten, z. B. bei der Multiplen Sklerose vorkommt. Während bei der Goldsol-Reaktion die totale Entfärbung bereits im ersten Gläschen eintritt, findet bei der Normo-Mastix-Reaktion die maximale Veränderung im zweiten oder dritten Röhrchen statt, um über das 4. und 5. Röhrchen maximal verändert zu bleiben.

Die Salzsäure-Collargolreaktion ergibt typische Kurvenformen bei der unbehandelten Progressiven Paralyse (Abb. 50).

Die Wa.R. im Liquor ist schon in Frühfällen bei der Auswertung von 0,2—1,0 praktisch immer stark positiv. (Die Wa.R. im Blut ist in 90% der Fälle stark positiv).

Die Permeabilität der Blutliquorschranke ist in 83% der Fälle stark gesteigert.

Die Hämolysinreaktion ist in 80% der Fälle positiv. Der Eisengehalt erreichte Werte von 32—55,8 mg%. Zucker- und Chloridgehalt ist meist normal.

Die Aktivität der Erkrankung spiegelt sich in der Zellzahl wider; hohe Zellwerte sprechen für einen akut entzündlichen Prozeß, während niedrige Werte und ein hoher Eiweißquotient für mehr degenerative Vorgänge sprechen. Aus einem einmaligen Liquorbefund ist über den Verlauf der Erkrankung praktisch nichts auszusagen.

Atypische Befunde. Das Liquorbild einer unbehandelten Progressiven Paralyse ist charakteristisch aber nicht spezifisch, Abweichungen vom typischen Liquorbefund kommen vor, sind aber selten.

Der Zellwert kann in seltenen Fällen auf 1000/3 Zellen erhöht sein. Solche Zellzahlen sind immer verdächtig für das Vorliegen einer Lues cerebri. Wir finden sie aber auch bei der Progressiven Paralyse, die mit vorwiegend entzündlichen Veränderungen einhergeht. Noch seltener als diese hohen Zellwerte treffen wir bei der unbehandelten Paralyse Zellwerte an der oberen Grenze der Norm 6—8/3.

Die Globulinreaktionen sind nur selten negativ und normale Gesamteiweißwerte gehören zu den seltensten Ausnahmen. Statt dessen findet man häufiger einmal stärkere Vermehrung des Gesamteiweißes auf das Vier- bis Sechsfache.

Während die Globulinwerte praktisch immer erhöht sind, verzeichnet man mitunter nicht nur einen geringen Anstieg der Albumine, sondern sogar ein Absinken der Albumine. RIEBELING berichtet sogar über ein völliges Verschwinden der Albumine.

Der charakteristische Ausfall der Kolloidreaktion bei unbehandelter Paralyse mit der maximalen Veränderung im linken Anteil kann mehr oder weniger atypisch sein. So kann die Kurve weiter nach rechts verlagert sein oder es werden nicht die maximalen Veränderungen beobachtet. Eine Rechtsverlagerung der Kurve finden wir hauptsächlich bei gleichzeitigen Vorkommen von hohen Zellwerten, wobei dann der Eiweißquotient unter 1,0 liegt. Solche sog. unvollständigen Linkskurven findet man nicht selten im Frühstadium.

Die Wa.R. im Liquor ist nur in seltenen Fällen bei Verdünnungen von 0,1 bis 0,2 negativ, während ein negativer Ausfall bei höheren Werten bei der Paralyse praktisch nicht vorkommt. Dagegen findet man etwa in 3% von Progressiver Paralyse eine negative Wa.R. im Blut.

Progressive Paralyse nach spezifischer Behandlung. Die Erfahrung hat gezeigt, daß eine noch so intensiv durchgeführte spezifische Behandlung der Syphilis mit den üblichen Mitteln wie Salvarsan, Quecksilber, Wismut und Jod praktisch kaum eine Änderung der Liquorbefunde bei einer später in Erscheinung tretenden Paralyse bewirkt. Die Wa.R. im Blut kann negativ werden und auch im Liquor ist sie in solchen Fällen bei 0,1—0,2 häufiger einmal negativ bei spezifisch behandelter Lues als bei einer unbehandelten Lues. Wir selbst beobachteten eine klinisch einwandfreie Progressive Paralyse, die nach ausgiebiger spezifischer Behandlung einen fast sanierten Liquor zeigte. Auch DEMME beobachtete einen Fall mit völlig normalen Eiweißwerten bei einer Progressiven Paralyse, die früher spezifisch behandelt wurde.

Der Liquor zeigt nach Penicillinbehandlung eine weitgehende Besserung bzw. Sanierung. Zuerst gehen die Zellwerte und die Mastixkurven zurück, später die Eiweißvermehrung und die Wa.R.

Im ganzen finden wir nach spezifischer Behandlung häufiger Atypien, wie wir sie oben besprochen haben, als bei unbehandelten Fällen. So kann nach spezifischer Behandlung der Eiweißquotient unter 1,0 sein, die Kolloidkurve mehr zur Mitte verlagert werden und keine maximalen Ausfälle aufweisen. Eine Sanierung des paralytischen Liquors durch spezifische Behandlung oder spontan, gehört zu den größten Raritäten.

Progressive Paralyse nach Fieberbehandlung. In der Liquorkontrolle nach Fieberbehandlung haben wir ein außerordentlich wertvolles Hilfsmittel an der Hand, das die nicht immer gleichguten Erfolge unserer therapeutischen Bemühungen aufzeigt. Darüber hinaus sind wir in solchen Fällen in der Lage, gewisse prognostische Angaben zu machen bzw. weitere therapeutische Ratschläge zu geben.

Seit Einführung der Malaria-Fieberbehandlung durch WAGNER V. JAUREGG (1922) liegen so viele Jahre zurück, daß wir heute durchaus in der Lage sind, die Veränderungen des Liquors, die durch die Fieberbehandlung hervorgerufen werden, mit einiger Sicherheit zu beurteilen. In Deutschland wird zur Bekämpfung der Progressiven Paralyse an erster Stelle die Malaria-Fieberbehandlung durchgeführt. Andere Fieberbehandlungen wie PYRIFER, SODOKU u. a. treten gegen sie sehr zurück.

Nach der Fieberbehandlung bemerken wir als erste Liquorveränderung einen Rückgang der Zellzahl. Es ist die rascheste und eindrucksvollste Veränderung, die sich nach der Behandlung einstellt. Oft sind bereits nach Beendigung der Fieberbehandlung die Zellwerte zur Norm zurückgegangen bzw. fast normal. Plasmazellen, große Lymphocyten, Gitterzellen, polynucleäre Leukocyten sind verschwunden, und man findet nur noch kleine Lymphocyten.

Bei dem allmählichen Rückgang der pathologischen Liquorveränderungen zur Norm folgt der Normalisierung der Zellwerte die langsame Rückbildung der Kolloidkurven (Abb. 51—62). Sie tritt ebenfalls verhältnismäßig frühzeitig ein. Der Ausfall in der Goldsol- oder Normo-Mastixreaktion erreicht nicht mehr die maximalen Werte. Dies kann bereits wenige Wochen nach der Fieberbehandlung eintreten, kann aber auch Monate und Jahre auf sich warten lassen. Eine völlige Rückbildung der Kolloidkurven geht meist ganz allmählich über mehrere Jahre vor sich. In vielen Fällen bleibt eine leichte Zackenbildung immer bestehen.

Es ist eine merkwürdige Erscheinung, daß die Wa.R. im Liquor nach der Fieberbehandlung rascher negativ wird als im Blut. Auch dieser Vorgang geht allmählich vor sich. Man findet dann bei niedrigen Liquorkonzentrationen zuerst eine negative Reaktion, während bei hohen Konzentrationen die Wa.R. oft noch längere Zeit positiv ausfällt. Die Wa.R. im Serum bleibt durch die Fieberbehandlung häufig unbeeinflußt.

Als letzte der pathologischen Liquorveränderungen bilden sich die abnormen Eiweißwerte zurück. Hierbei gehen nicht nur die Gesamteiweißwerte zur Norm, sondern auch die Eiweißrelation stellt sich allmählich wieder her. Noch lange kann man einen leicht erhöhten Eiweißquotienten durch relative Vermehrung der Globuline finden. Mitunter kommt es auch zu einer Albuminvermehrung.

Die bei der Paralyse fast stets erhöhte Permeabilität der Blutliquorschranke steigt unter der Fieberbehandlung weiter an. Mit der Beendigung der Fieberkur sinkt sie allmählich zur Norm ab.

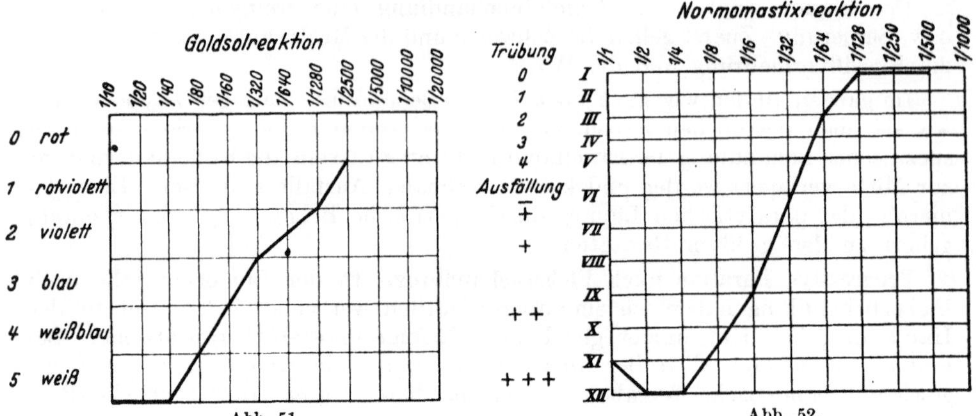

Abb. 51.   Abb. 52.

Abb. 51 u. 52. Kurve bei unbehandelter Progr. Paralyse.

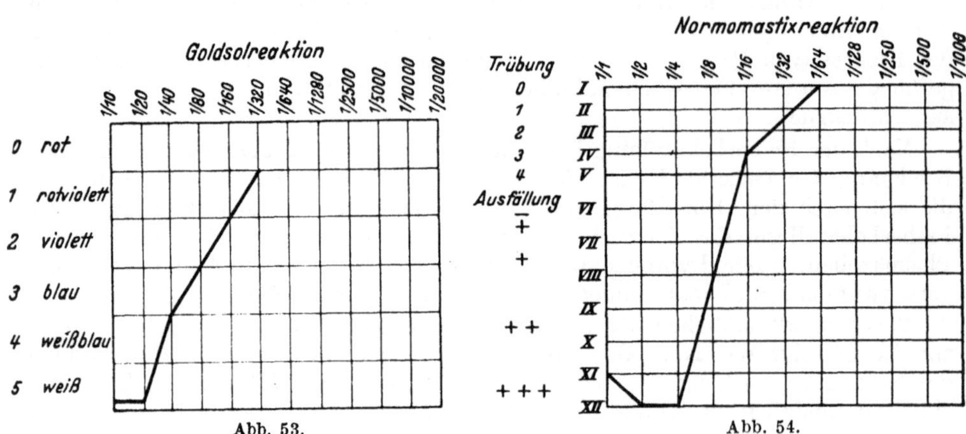

Abb. 53.   Abb. 54.

Abb. 53 u. 54. Kurve bei Progr. Paralyse 14 Tage nach Beendigung der Malariakur.

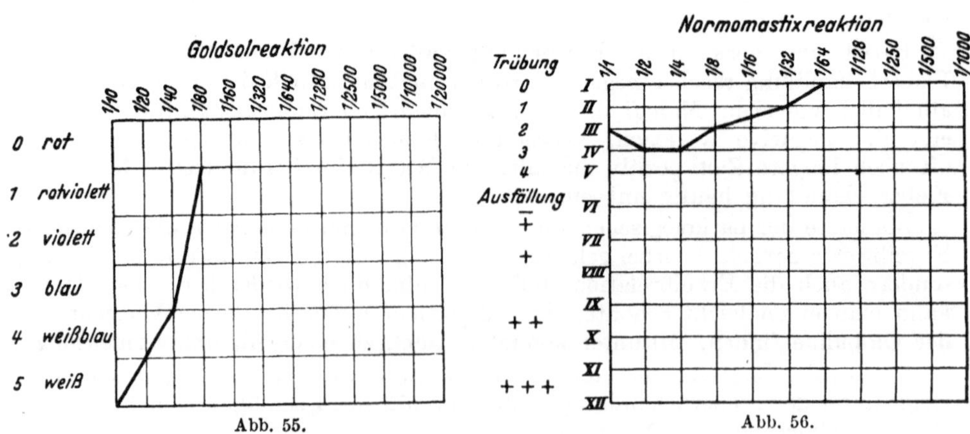

Abb. 55.   Abb. 56.

Abb. 55 u. 56. Kurve bei Progr. Paralyse ½ Jahr nach Malariakur. (Gute Remission.)

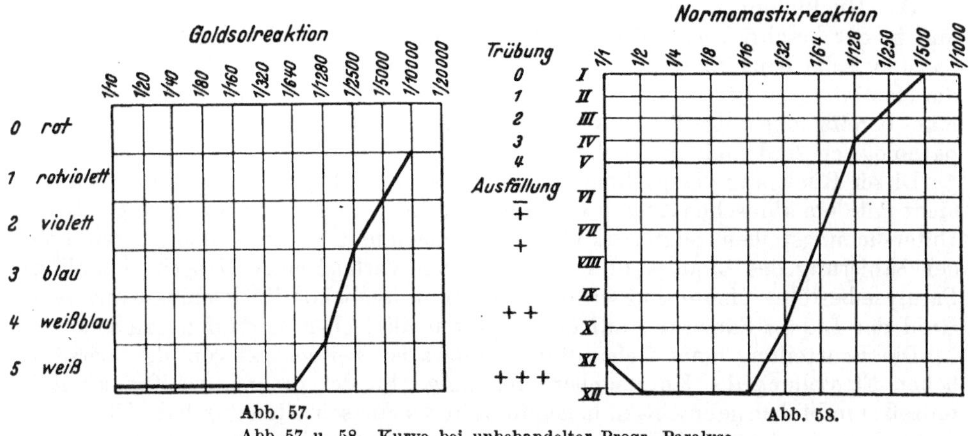

Abb. 57.

Abb. 58.

Abb. 57 u. 58. Kurve bei unbehandelter Progr. Paralyse.

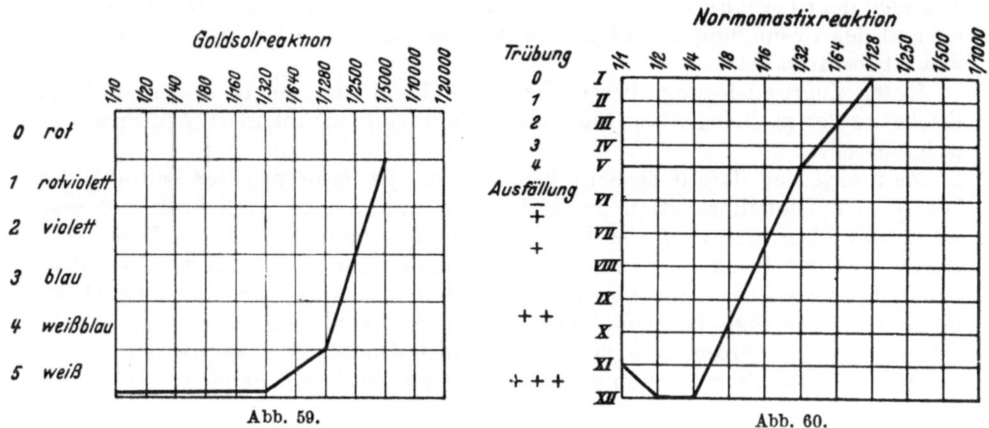

Abb. 59.

Abb. 60.

Abb. 59 u. 60. Kurve bei Progr. Paralyse 4 Wochen nach Malariakur.

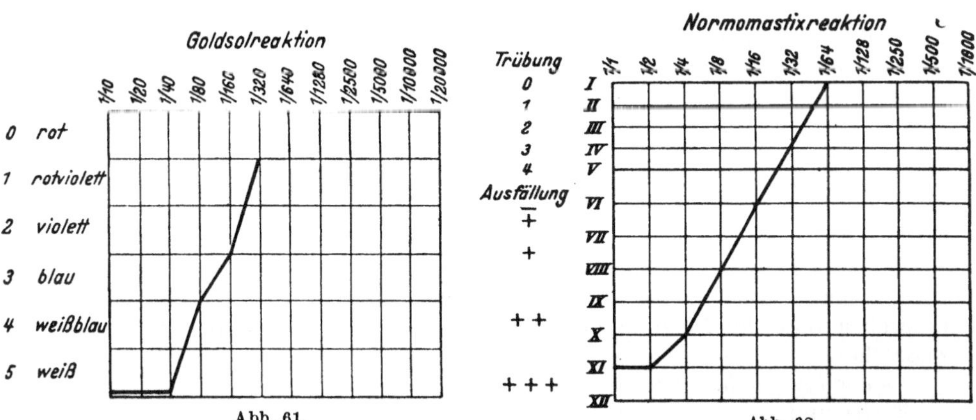

Abb. 61.

Abb. 62.

Abb. 61 u. 62. Kurve bei Progr. Paralyse ½ Jahr nach Malariakur und 1 spez. Spritzkur. (Mangelhafte Remission.)

Die Rückbildungsvorgänge brauchen nicht immer in gleicher Reihenfolge und in der beschriebenen Weise vor sich gehen. Man findet nicht selten noch pathologische Kolloidkurven bei schon normalen Eiweißwerten. Auch bilden sich die Mastixkurven häufig schneller zurück als die Goldsolkurven. Mitunter findet man bereits eine negative Wa.R., wenn Eiweißwerte und Kolloidkurve noch pathologisch sind und umgekehrt.

Dieser Rückgang der pathologischen Liquorwerte bis zur Norm schien zuerst nicht mit dem klinischen Zustand parallel zu gehen. Erst die Verwertung größerer Untersuchungsreihen zeigte, daß eine weitgehende Übereinstimmung zwischen der Sanierung des Liquors und dem weiteren Verlauf einer fieberbehandelten Paralyse besteht. Heute sind wir in der Lage, weitgehende Rückschlüsse aus dem Grad der Liquor-Sanierung auf den weiteren klinischen Verlauf zu ziehen.

Die Beurteilung eines Behandlungserfolges ist weitgehend von der persönlichen Einstellung des Untersuchers abhängig. Ist der progressive Krankheitsprozeß zum Stehen gebracht, d. h. ist ein weiteres Fortschreiten durch die Therapie verhindert worden, so ist man berechtigt, von einer Remission zu sprechen. Eine Restitution zerstörten Nervengewebes kann durch die Therapie niemals erreicht werden, so daß bei der Beurteilung des Therapieerfolges ein Vergleich zwischen dem psychischen Zustand, der Folge der organischen Hirnveränderung ist und der Gesundung der Liquorverhältnisse als Folge der Fieberbehandlung nicht berechtigt ist.

Unter Zugrundelegung dieser Tatsachen kann man heute sagen, daß ein Rückgang der pathologischen Liquorveränderungen ein Abklingen des Prozesses widerspiegelt.

Man wird sich darauf beschränken können die Sanierung der Zellzahl, der Wa.R., der Globulinreaktion zu beobachten und daraus praktische Schlüsse zu ziehen. Man wird nach der Fieberbehandlung vielfach in diesen Teilen eine Sanierung feststellen können und ist aus diesen Befunden berechtigt, einen Stillstand des Prozesses anzunehmen. Häufig findet man gestörte Eiweißverhältnisse und pathologische Kolloidkurven bei Kranken, bei denen klinisch ein Fortschreiten des Prozesses nicht mehr festzustellen ist. Die Normalisierung des Zellgehaltes des Liquors ist immer ein günstiges Zeichen. Steigt der Zellgehalt wieder an und verschlechtert sich auch das übrige Liquorbild, so spricht das für Aktivierung des Prozesses. Es gibt aber auch Fälle, bei denen trotz günstiger Liquorverhältnisse klinisch eine Verschlechterung festzustellen ist. Bei völlig sanierten Liquorverhältnissen kommt eine klinische Verschlechterung kaum je in Frage.

Bleiben die Liquorbefunde pathologisch verändert, so besteht die Gefahr einer weiteren Verschlechterung bzw. eines Recidivs. Es gibt jedoch auch reichlich Beobachtungen, wo ein guter klinischer Zustand bei schlechten Liquorverhältnissen bestehen bleibt. Eine laufende Liquorkontrolle ist in solchen Fällen angezeigt. Eine positive Wa.R. im Serum ist für die Prognose einer malariabehandelten Progressiven Paralyse unwichtig. Selbst wenn eine nach der Fieberbehandlung negativ gewordene Wa.R. nach Jahren wieder positiv wird, hat das für den Verlauf der Progressiven Paralyse keine Bedeutung.

Tabes. Die Liquorbefunde bei Tabes sind nicht so einheitlich wie bei der Progressiven Paralyse, was zweifellos seinen Grund in dem verschiedenartigen klinischen Bild, der Neigung zu Remissionen und im Stationärwerden des Prozesses hat.

Liquor bei frischer Tabes:
Farbe und Beschaffenheit: klar.
Druck: normal.

Zellen: mäßig vermehrt, 15—200/3.
Globulinreaktion: Opaleszenz +.
Gesamteiweiß: mäßig vermehrt.
Globuline: mäßig vermehrt.
Albumine: nur wenig vermehrt.
Eiweißquotient: erhöht, aber unter 1.
Kolloidreaktionen: unvollständiger Ausfall im linken Anteil.
Wa.R. im Liquor: bei 0,2 oft negativ, bei 1,0 stark positiv.
Wa.R. im Blut: meist positiv.
Permeabilität: normal bis leicht erhöht.
Zucker und Chloride: o. B.

Wie bei der Progressiven Paralyse, gibt die Zellzahl auch bei der Tabes einen wertvollen Aufschluß über die Aktivität des Prozesses. Die Zellwerte liegen niedriger als bei der Progressiven Paralyse. Wir finden Zellwerte um

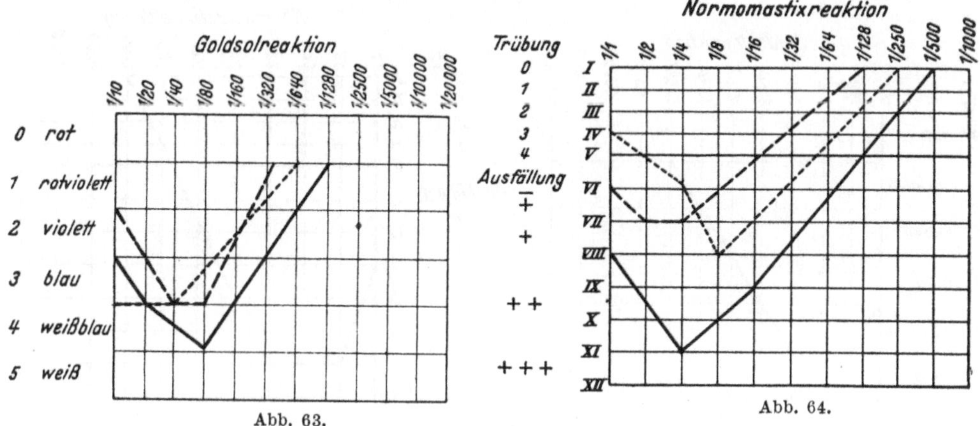

Abb. 63.

Abb. 64.

Abb. 63 u. 64. Kurven bei Tabes.

15—100/3, seltener bis 200/3 und darüber. Bei den Zellen handelt es sich um geschwänzte, kleine Lymphocyten, Plasma- und Gitterzellen. Bei hohen Zellwerten beobachtet man Polynucleäre Leukocyten. Handelt es sich um mehr chronische Fälle, so finden wir nur geringe Zellvermehrung, nicht selten sogar normale Zellwerte. DEMME fand unter 450 Tabikern in 53% normale Zellwerte zwischen 0—8/3. Häufig sind die Zellwerte an der oberen Grenze der Norm.

Der Eiweißgehalt ist mäßig erhöht. Die Globulinreaktionen sind in 80% der Fälle positiv. Der Gesamteiweißgehalt ist etwa auf das Zwei- bis Dreifache der Norm gestiegen. Durch eine relativ stärkere Vermehrung der Globuline steigt der Eiweißquotient an, bleibt aber bei der Tabes im Gegensatz zur Progressiven Paralyse unter 1. In seltenen Fällen beobachtete man eine isolierte Albuminvermehrung, wodurch der Eiweißquotient erniedrigt wird. DEMME fand unter 462 Tabesfällen in 35% normale Gesamteiweißwerte. Selbst bei normalen Gesamteiweißwerten findet man fast stets eine Verschiebung der Eiweißrelation mit relativer Vermehrung der Globuline. Dies ist mitunter das einzige krankhafte Zeichen bei Tabes im Liquor.

Die Kolloidkurven zeigen einen unvollständigen Ausfall im linken Anteil, wobei die Goldsolkurven oft einen stärkeren Ausfall aufzeigen als die Normo-Mastix-Reaktionen (Abb. 63, 64). Die Kurvenform ist nicht charakteristisch, so daß man niemals aus der Form der Kurve eine klinische Diagnose stellen darf. Man ist nicht berechtigt, von einer „Tabeskurve" zu sprechen. In einem Drittel

der von DEMME untersuchten Tabesfälle fand er normale Kolloidreaktionen.
In den restlichen Fällen fand er eine unvollständige Linkskurve, selten ·eine
maximale Ausfällung, mitunter einen paralyseähnlichen Kurvenverlauf. Bei
starker Zell- und Eiweißvermehrung kommt es gelegentlich zu einer Rechtsverlagerung der Kurve.

Die Wa.R. im Liquor bei Tabes ist häufig negativ, insbesondere bei stärkerer
Verdünnung, während bei 1,0 die Reaktion meist positiv ausfällt. Die Wa.R.
im Blut ist in etwa der Hälfte der Fälle von Tabes negativ. Häufig findet man
aber noch einen positiven Ausfall in der einen oder der anderen Nebenreaktion.

Zucker- und Chloridspiegel sind meist normal, gelegentlich vermindert.

Die Permeabilität der Blutliquorschranke ist erhöht.

In etwa 10% der Fälle findet man bei Tabes völlig normale Liquorwerte.
Sehr häufig sind isolierte Abweichungen von der Norm. Oft ist der einzige
pathologische Befund eine Kolloidzacke oder eine Zellvermehrung. Selten findet

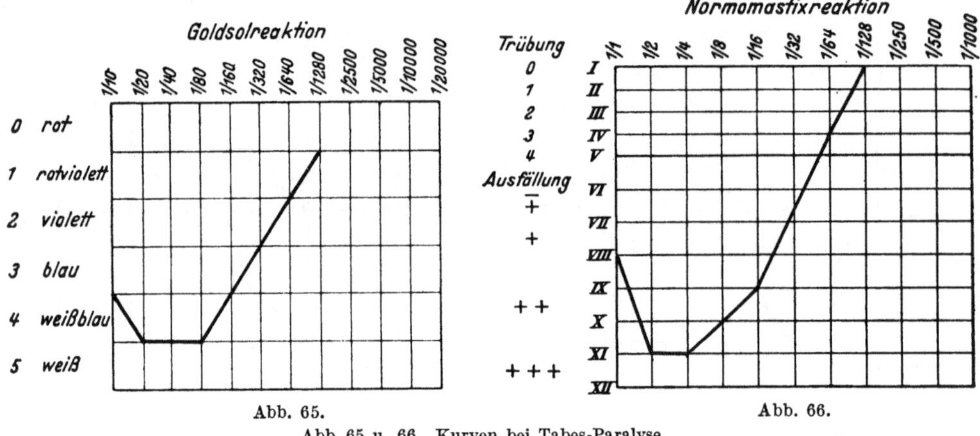

Abb. 65.   Abb. 66.

Abb. 65 u. 66. Kurven bei Tabes-Paralyse.

man bei Tabes eine isolierte positive Wa.R. im Liquor, schon etwas häufiger
eine isolierte positive Wa.R. im Serum.

In gewisser Weise kann man aber aus dem Liquorbefund einen Rückschluß
auf die Aktivität des Prozesses ziehen. Ein normaler bzw. nahezu normaler
Liquorbefund spricht für einen wenig aktiven Prozeß. Dieses ist aber keine
absolute Regel. Es gibt auch eine klinische Progredienz bei normalen Liquor-
und Blutverhältnissen. Es besteht keine Parallelität zwischen der klinischen
Symptomatik und den Liquorbefunden. DEMME fand bei isolierter Pupillen-
störung als Zeichen der Tabes, in einem Drittel normale Liquorverhältnisse.
Die Liquorbefunde bei klinisch reinen Tabesfällen unterscheiden sich nicht eindeutig von denen, die wir bei tabischen Erkrankungen, die mit Augenmuskel-
störungen und anderen Symptomen einhergehen, die nicht zum reinen Bild
einer Tabes gehören, beobachten. Prognostisch werden liquornegative Fälle
günstig zu beurteilen sein, während Tabesfälle mit positivem Liquor eine zweifel-
hafte Prognose haben.

Aus dem Liquorbefund kann man eine wichtige Grundlage für die im Einzelfall notwendige Therapie finden. Bei negativem Liquorbefund ist eine Behandlung nur dann erforderlich, wenn klinisch ein Progredienz feststellbar ist. Dagegen machen positive Liquorbefunde stets eine Behandlung notwendig. Das
klinische Untersuchungsergebnis entscheidet die Art der Therapie. Eine Tabes
mit paralyseähnlichem Liquorsyndrom rät zur Fieberbehandlung. Nach der

Fieberbehandlung bildet sich der Liquor in ähnlicher Weise wie bei der Paralyse nach Fieberbehandlung zurück (s. S. 104).

Tabes-Paralyse. Dieses klinische Zustandsbild, eine Kombination von Tabes und Progressiver Paralyse, zeigt keine charakteristischen Liquorbilder, so daß es einer besonderen Besprechung nicht bedarf. Der Liquorbefund gleicht meist dem der Paralyse, kann aber auch in anderen Fällen dem einer Tabes ähnlicher sein. Die Zellwerte liegen meist zwischen 150—300/3 Zellen. Der Gesamteiweißgehalt ist erhöht, insbesondere die Globuline, der Eiweißquotient liegt hoch. Die Kolloidkurven zeigen meist einen maximalen Ausfall im linken Anteil wie bei der Paralyse. Die Wa.R. ist oft schon bei 0,2 positiv.

Nicht selten findet man bei der Tabes-Paralyse eine unvollständige Linkskurve (Abb. 65, 66). Eine Rechtsverlagerung der Kurven kommt auch hier bei hohen Eiweißwerten vor, wobei dann der Eiweißquotient niedriger liegt als wir ihn sonst bei der Paralyse zu sehen gewohnt sind. Nach Fieberbehandlung verlagern sich die Kolloidkurven rasch nach links oben, während eine völlige Rückbildung oft Jahre beansprucht. Gewisse Restzacken bleiben nicht selten für immer bestehen. Die übrigen Liquorveränderungen bilden sich ähnlich wie bei der Progressiven Paralyse allmählich ganz oder teilweise zurück. Eine leichte Eiweißvermehrung und eine Verschiebung der Eiweißrelation kann für Jahre oder für immer nachweisbar bleiben.

Lues cerebrospinalis.

Diese Sonderform einer syphilitischen Erkrankung des ZNS. umfaßt als Krankheitsgruppe sehr verschiedenartige Geschehen, was sowohl das klinische Bild als auch die pathologisch-anatomischen Vorgänge betrifft. Schon klinisch unterscheiden wir die mehr meningitische, die vasculäre, encephalomyelitische und

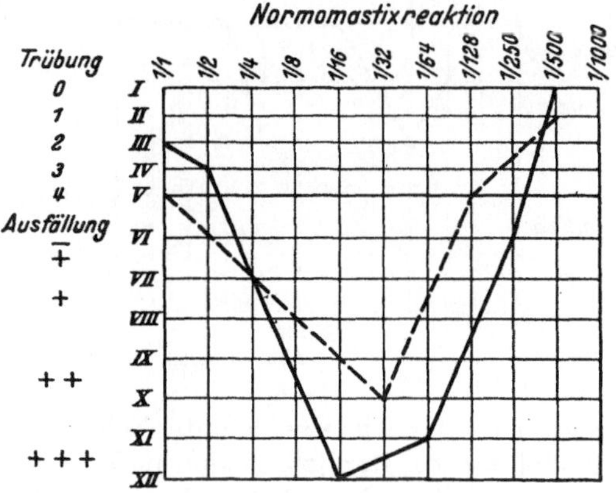

Abb. 67. Kurven bei akuter Meningitis syphilitica.

die gummöse Form. Ihnen liegen ganz verschiedenartige pathologisch-anatomische Vorgänge zugrunde. So ist es wohl verständlich, daß wir entsprechend der verschiedenartigen Prozesse erhebliche Unterschiede in den Liquorbefunden zu erwarten haben. Hinzu kommt, daß die Aktivität des Prozesses die Lokalisation (insbesondere Nähe der liquorführenden Räume) das Liquorbild beeinflussen. Wir können die klinischen Bilder oft nicht scharf voneinander trennen, und so gibt ·es auch fließende Übergänge unter den Liquorbefunden (s. S. 104).

Meningitis cerebrospinalis syphilitica. Entsprechend dem klinischen Bild einer Meningitis und ihrem pathologisch-anatomischen Befund findet man im Liquor die typischen Anzeichen einer Hirnhautentzündung bei positiven, spezifischen Reaktionen. Der Liquordruck ist erhöht, mitunter ist seine Farbe xantochrom verändert. Die Zellzahl kann bis auf mehrere 1000/3 Zellen erhöht sein. Meist handelt es sich hierbei um kleine, seltener um große Lymphocyten und polynucleäre Leukocyten. Der Gesamteiweißgehalt ist erheblich vermehrt, bleibt jedoch hinter dem der eitrigen Meningitiden zurück. Der Eiweißquotient ist hoch, jedoch unter 1. Gelegentlich findet man Spinngewebsgerinnsel. Die Wa.R. im Liquor ist meist schon bei 0,2 stark positiv und auch im Serum findet man häufig eine positive Reaktion. Es kommt aber auch ein negativer Ausfall, insbesondere nach intensiver spezifischer Behandlung, zur Beobachtung.

Die Kolloidreaktionen zeigen eine unkomplette, nur selten eine maximale Rechtskurve, die meist mehr nach der Mitte, gelegentlich sogar bis nach links herüber verlagert ist (Abb. 67). Zucker und Chloridgehalt ist vermindert, die Permeabilität gesteigert.

Mit Abklingen der akut-entzündlichen Veränderungen gehen die Erscheinungen rasch zurück. Bei sinkender Zellzahl findet man nur noch Lymphocyten. Der Eiweißgehalt sinkt oft unter gleichzeitigem Ansteigen des Eiweißquotienten. Die Kolloidzacken verlagern sich nach links oben. Tritt klinisch eine Ausheilung ein, so wird auch der Liquorbefund normal. Bleibt ein chronischer Reizzustand (Verwachsungen, Parenchymschäden usw.) zurück, so findet

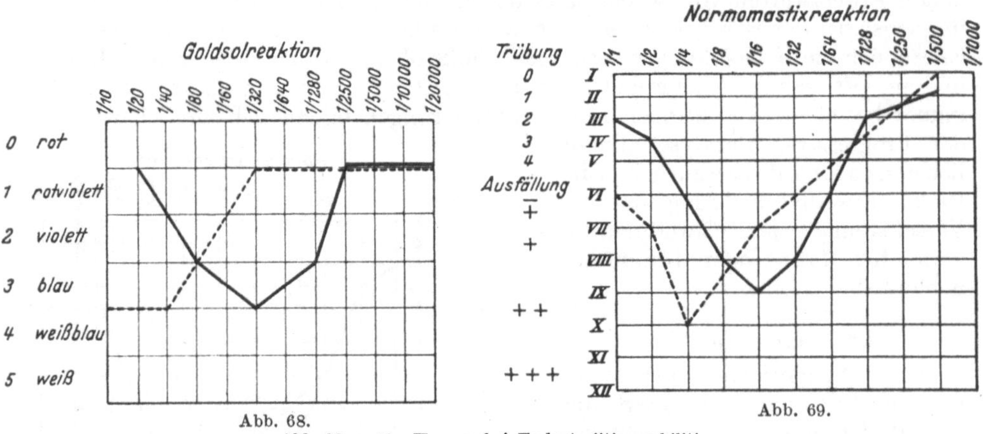

Abb. 68.
Abb. 69.
Abb. 68 u. 69. Kurven bei Endarteriitis syphilitica.

man häufig noch eine leichte Zell- und Eiweißvermehrung und eine geringe Kolloidzacke. Handelt es sich mehr um einen schleichend verlaufenden Prozeß, so treten die entzündlichen Veränderungen nicht so stark hervor. Bei ausgedehnten Verwachsungen mit Störungen der Liquorzirkulation kommt es u. U. wie bei den übrigen Meningitiden unterhalb der Absperrung zur Ausbildung des Sperrsyndroms.

Entarteriitis syphilitica. Die Hirngefäßerkrankung syphilitischer Genese zeigt in typischen Fällen folgendes Liquorbild:

Der Druck ist meist normal.

Farbe: meist klar.

Zellzahl liegt zwischen 15/3 und mehreren 100/3 (meist kleine und große Lymphocyten).

Globulinreaktionen sind positiv.

Gesamteiweißgehalt: mäßig vermehrt, der EQ. liegt hoch, übersteigt aber nur in 10% der Fälle (nach DEMME) den Wert von 1,0.

Kolloidreaktionen zeigen insbesondere in frischen Fällen eine unvollständige Linkskurve, die sich bei höheren Eiweißwerten nach der Mitte verlagern kann. (Abb. 68, 69). Manchmal findet man auch maximale Ausfällung in den ersten Röhrchen wie bei der Progressiven Paralyse.

Die Wa.R. ist meist erst in höheren Konzentrationen 0,6—1,0 stark positiv. Im Serum fällt sie in 50% der Fälle negativ aus.

Permeabilität der Blutliquorschranke ist meist erhöht.

Nach spezifischer Behandlung bilden sich die pathologischen Erscheinungen langsam zurück. Zuerst normalisieren sich die Zellzahl, dann die Eiweißwerte und schließlich, aber nur sehr langsam, die Kolloidkurven. Eine Sanierung des Liquors ohne Behandlung gehört zu den größten Seltenheiten. Bleibende Liquorveränderungen, wie geringe Eiweißvermehrung, Störung der Eiweißrelation werden nicht so selten nachweisbar bleiben. Bei schleichendem Verlauf gleicht das Liquorbild dem der in Rückbildung begriffenen akuten Endarteriitis syphilitica. Chronische stationäre Fälle zeigen mitunter einen völlig normalen Liquor. Kommt es zu schweren Parenchymschäden im Verlauf der Erkrankung, so findet man im Liquor paralyseähnliche Bilder.

Die luische Encephalitis bzw. Meningitis ähnelt dem Bilde der Endarteriitis syphilitica, wenn nicht sehr erhebliche meningeale Reizungen vorliegen.

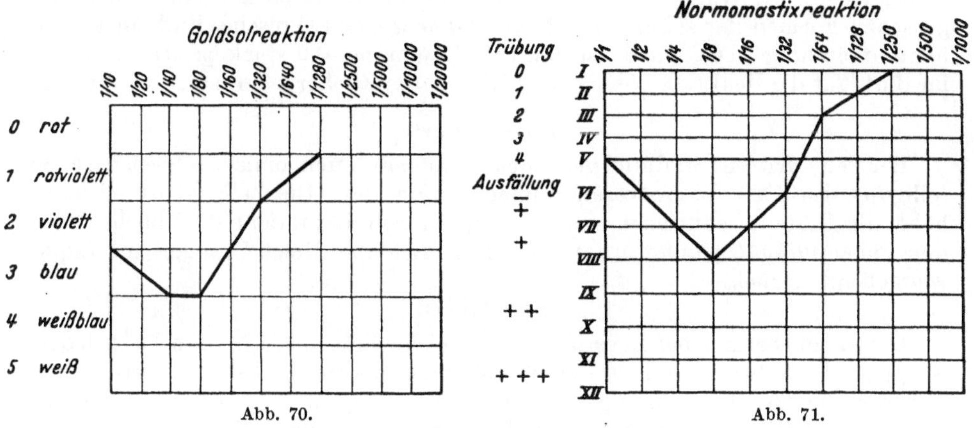

Abb. 70.   Abb. 71.
Abb. 70 u. 71. Kurve bei cerebralem Gumma.

Gummen des Zentralnervensystems. Bei den verhältnismäßig seltenen Gummen des ZNS. findet man häufig Liquorbefunde, die den Befunden bei raumbeschränkenden Prozessen ähneln. Es ist hier weniger die syphilitische Natur der Neubildung, die den Liquor verändert, als vielmehr die Einwirkungen, die auch sonst durch Hirngeschwülste eine Liquorveränderung hervorrufen. Je näher das Gumma den Liquorräumen liegt, desto eher haben wir mit Liquorveränderungen zu rechnen. Die Kompression der Gefäße spielt hierbei eine wichtige Rolle. Ein tief sitzendes Gumma kann den Liquor völlig unverändert lassen. Häufig findet man eine leichte Zell- und Eiweißvermehrung und uncharakteristische Kolloidkurven wie bei anderen Hirntumoren (Abb. 70, 71). Während im Serum die Wa.R. positiv ist, fällt sie im Liquor häufig negativ aus.

Primäre Lues.

Bei den Frühstadien der Lues kann man nur geringe Liquorveränderungen feststellen. Der Druck ist leicht gesteigert, die Zellzahl etwas erhöht. So hat man in der vierten Woche nach erfolgter Infektion Zellwerte um 20/3 Zellen feststellen können. Es folgen dann später in den Kolloidkurven eine allmählich sich steigernde Globulinvermehrung und Zackenbildungen. Das Maximum der Veränderungen ist wohl 8—10 Monate post infectionem zu erwarten. Mit dem Auftreten von Liquorveränderungen kann die Wa.R. im Liquor positiv werden, während die Wa.R. im Serum noch negativ bleiben kann. Ist die Wa.R. im Blut positiv, so findet man häufiger die oben beschriebenen Liquorveränderungen.

Die Mehrzahl der Liquorveränderungen tritt erst in dem ersten und zweiten
Jahr nach der Infektion auf. Der Liquorbefund bei primärer und sekundärer
Lues besagt über das Schicksal des Nervensystems kaum etwas. Ist der Liquor
3—5 Jahre nach der Infektion negativ geblieben, dann ist eine Neurolues kaum
mehr zu erwarten. Hieraus ergibt sich die notwendige Folgerung, daß im 4. bis
5. Jahr nach der Infektion eine Liquoruntersuchung stattfinden soll.

Sekundäre Lues.

Im zweiten Stadium der Lues findet man bereits häufiger stärkere Liquorveränderungen. Auch hier ist meist eine Druckerhöhung feststellbar. Die Zellzahl kann auf 100/3 ansteigen. Der Gesamteiweißgehalt, insbesondere die Globuline, können nicht unerheblich vermehrt sein. In solchen Fällen zeigen die
Kolloidreaktionen ausgesprochene Linkskurven, ohne hierbei maximale Werte
zu erreichen. Die Wa.R. im Liquor ist bereits bei 0,2 oft positiv. Bei den meningitischen Formen der sekundären Lues finden wir das typische Bild einer Hirnhautentzündung. Die Wa.R. ist dann im Liquor bis 0,2 stark positiv und auch
im Blut fällt die Reaktion positiv aus. Hier ist der Zuckergehalt stark vermindert.

Tertiäre Lues.

Bei dem dritten Stadium der Lues kann man auch ohne nachweisbare Beteiligung des ZNS. Liquorveränderungen aufdecken. Die Zellzahl ist leicht erhöht, die Globulinreaktionen sind positiv, der Eiweißquotient liegt hoch. Unter
der Behandlung (Schmierkur u. a.) bilden sich die Erscheinungen im Liquor
weitgehend zurück.

Lues latens.

Der Liquorbefund bei Lues latens ist meist völlig normal. Man kann jedoch
gelegentlich Zellwerte um 20—30/3 und unkomplette Linkskurve beobachten.
Der Eiweißgehalt kann mäßig vermehrt sein, wobei nach DEMME die Globuline
in 40 % der Fälle relativ vermehrt sind. Hierdurch kommt es zu einem Ansteigen
des EQ. Die Zellzahl spiegelt die Aktivität des Prozesses wider und bestimmt die
Behandlungsart.

Lues congenita.

Bei dieser Erkrankung sind die Liquorbefunde sehr unterschiedlich, leichteste
bis schwerste Liquorveränderungen kommen zur Beobachtung. Ist das Nervensystem nicht nachweisbar verändert, so ist der Liquor meist normal. In etwa
der Hälfte der Fälle kann man Liquorveränderungen wie Erhöhung des Liquordrucks, Zellvermehrung, relative Globulinvermehrung, Linkszacken und anderes
beobachten. Liegt eine Beteiligung des ZNS. vor, so finden wir entsprechend
dem klinischen Befund und dem pathologisch-anatomischen Geschehen die
charakteristischen Liquorveränderungen.

Säuglingssyphilis.

Bei der Hälfte der kongenital syphilitischen Säuglinge findet man Liquorveränderungen, die aber nicht einheitlich sind. Die Zellen sind vermehrt, der
EQ. ist erhöht. Gelegentlich kommt es auch zu einer Albuminvermehrung und
zur Ausbildung von Linkskurven. Die Wa.R. ist häufig negativ. Bei der Bewertung von Liquorbefunden bei Säuglingen muß den physiologischen Besonderheiten des Säuglingsliquors Rechnung getragen werden (s. S. 95, 175). Bei ihnen
liegen u. a. die Zell- und Eiweißwerte meist höher als bei Erwachsenen. Der Liquor
bei Säuglingssyphilis zeigt Veränderungen wie wir sie auch bei intracerebralen
Blutungen beobachten, wobei allerdings die luischen Veränderungen sich am
Ende des ersten Monats einstellen und nachweisbar werden.

Häufig kommt es zu einer spontanen Sanierung. Ausgesprochen meningitische Symptome mit entsprechenden Liquorbildern gelten als prognostisch ungünstig. Mitunter gelingt es aber nicht eine Normalisierung des Liquors trotz einer energischen Behandlung zu erreichen. Findet man bei einer Säuglingssyphilis lediglich die Degenerationszeichen, so ist der Liquorbefund fast stets normal.

Juvenile Paralyse, -Tabes und -Lues cerebrospinalis.

Die Liquorbefunde der juvenilen syphilitischen Erkrankungen des ZNS. ähneln den Befunden bei Erwachsenen, so daß eine besondere Besprechung sich erübrigt. Manche Autoren meinen, daß man bei den juvenilen Formen häufiger mit atypischen Befunden rechnen müsse (z. B. Albuminvermehrung, Eiweißquotient unter 1,0, unvollständige Kolloidkurven, insbesondere bei den Mastixreaktionen u. a.). Auch bei diesen juvenilen spezifischen Erkrankungen werden immer wieder einmal Spontansanierungen beobachtet. Nach entsprechender Behandlung gehen die Erscheinungen nicht immer vollständig zurück.

Der Liquor bei Erkrankungen der Hirnhäute.
Meningitis.

Wir haben bei der Besprechung der Liquorsyndrome schon einige typische Befunde besprochen, wie wir sie bei den entzündlichen Erkrankungen der Hirnhäute häufig finden. Man beobachtet:

Drucksteigerung,
starke Zellvermehrung,
Eiweißvermehrung mit Erhöhung des Eiweißquotienten,
Kolloidkurven im rechten Anteil (Rechtskurven),
Verminderung des Zuckergehaltes,
unter Umständen Bakteriennachweis im Liquor.

Diese charakteristischen Veränderungen, die Ausdruck der entzündlichen Vorgänge an den Hirnhäuten sind, sind aber nicht bei allen Hirnhautentzündungen nachweisbar. Sehr häufig kommt es bei umschriebenen Entzündungen der Häute zu Verklebungen und Verwachsungen, wodurch der Krankheitsherd allseitig abgegrenzt und somit eine diffuse Ausbreitung verhindert werden kann. In diesen Fällen ist der Liquor nur wenig verändert. Bei diesen Zuständen, die wir als *Meningitis infectiosa circumscripta* bezeichnen, zeigt der Liquor nur unspezifische Veränderungen, etwa im Sinne einer Reizung bzw. sympathischen Meningitis, oder er kann unter Umständen auch völlig normal sein. Nur durch die Punktion des Krankheitsherdes, z. B. durch eine subdurale Punktion durch ein Bohrloch oder bei Kindern durch Punktion von der Fontanelle aus finden wir typische meningitische Liquorveränderungen.

Solche „kompletten" Abkapselungen sind aber im Vergleich zu „unkompletten Verklebungen", die nur zu einer teilweisen Verlegung des Liquorabflusses führen, sehr selten. Häufiger kommt es daher bei diffusen Meningitiden zu streckenweisen Verklebungen, zu Taschen- und Nischenbildungen mit Beeinträchtigung der Liquorzirkulation. Solche Zustände führen dazu, daß verschiedene Liquorportionen, die bei der gleichen Punktion entnommen wurden, einen sehr differenten Befund aufweisen. Haben die Verklebungen, das Ödem der Häute oder des Hirnparenchyms eine völlige Unterbrechung der Liquorzirkulation hervorgerufen (meist nur im Bereich des Rückenmarks oder durch Prozesse in der Umgebung des vierten Ventrikels), so finden wir sehr erhebliche Unterschiede im Liquorbild zwischen dem ober- und unterhalb der Absperrung entnommenen

Liquors. In solchen Fällen findet man neben den typischen Liquorveränderungen der Entzündung die Zeichen des „Sperrliquors". Man wird in vielen Fällen in der Lage sein, durch Vergleich des cysternal oder lumbal entnommenen Liquors wichtige Rückschlüsse zu ziehen, wenn es sich um eine Absperrung im Bereich des Rückenmarkkanals handelt. In solchen Fällen wird der Occipitalliquor auch zellreich sein, aber der Eiweißgehalt des Lumballiquors wird wesentlich höher sein als der des occipital entnommenen. Ist es durch Verklebung zu einem Verschluß der Verbindung der inneren Liquorräume zu den äußeren gekommen, so zeigt sich klinisch dieser Zustand unter dem Bilde eines sich entwickelnden Hydrocephalus internus occlusus. (Hier findet man im Occipitalliquor die Symptome eines Sperrliquors.)

Entzündliche Verklebungen machen sich bei der Punktion dadurch bemerkbar, daß trotz erhöhtem Druck nur wenig Liquor abfließt. Eine Änderung der Lage des Patienten durch Kopfheben oder -senken, leichtes Pressenlassen u. a. fördert nicht mehr Liquor zutage. Bei Kompression der Venae jugulares kommt es zu keinem Druckanstieg (Queckenstedtscher Versuch) (s. S. 27).

Besteht der Verdacht auf Verklebungen, so soll nur $^3/_4$ der entnommenen Liquormenge aktiv durch Luft ersetzt werden, um nicht noch eine weitere Erhöhung des Schädelinnendrucks zu bewirken. Manchmal gelingt es durch Einblasen von Luft die Ausbildung von Verklebungen zu verhindern oder bestehende zu lösen (TÖNNIS).

Bei spinalem Stop wird man cysternal zu punktieren haben, um so den Schädelinnendruck herabzusetzen, was therapeutisch wichtig ist.

Der *Liquordruck* ist bei der diffusen Meningitis stets erhöht und kann Werte von 400 mm H_2O und darüber erreichen. Eine Druckherabsetzung durch Entnahme von Liquor, durch Injektion von Pharmaca oder hochkonzentrierten Lösungen wirkt therapeutisch günstig.

Das *Aussehen und die Beschaffenheit* des meningitischen Liquors ist trübe bis milchig, was zum größten Teil auf den erhöhten Zellgehalt zurückzuführen ist. Dabei ist wiederum zu bedenken, daß erst erhebliche Zellvermehrung auf über 400—600/3 Zellen eine makroskopisch sichtbare Trübung bewirkt, so daß ein klarer Liquor nicht unbedingt gegen das Vorliegen einer Hirnhautentzündung spricht.

Eine Trübung kann auch durch starke Fibrinvermehrung bewirkt sein, die häufig zu Gerinnselbildungen führt. Auch ein außerordentlich starker Gehalt an Bakterien kann eine Trübung hervorrufen bzw. verstärken. Nach längerem Stehenlassen oder Zentrifugieren kann der Liquor über dem Bodensatz klar werden. Es kann aber eine rötlich-gelbe bis rötlich-braune Verfärbung zurückbleiben, die durch Blutbeimengungen hervorgerufen sein kann. Besonders häufig beobachtet man dies bei Hirnhautentzündungen und bei Milzbrand.

Der *Zellgehalt* bei beginnender Meningitis ist gering, insbesondere wenn es sich um umschriebene Prozesse handelt. Er steigt aber im Verlauf des Fortschreitens der Erkrankung sehr rasch an. Der Zellgehalt kann z. B. bei fortgeleiteten Meningitiden des Spinalkanals so hochgradig werden, daß der Liquor dickflüssig wie rahmiger Eiter wird. Je nach Lage des Herdes finden wir verschiedene Ergebnisse bei der lumbalen oder cysternalen Punktion. Handelt es sich z. B. um eine basale Meningitis, so findet man im Occipitalliquor oft höhere Zellwerte als im lumbalen.

Die *Zellart* bei diesen entzündlichen Prozessen richtet sich im wesentlichen nach der Aktivität des Prozesses. Im akuten Stadium einer eitrigen Meningitis findet man überwiegend polynucleäre Leukocyten, während im weiteren Verlauf die lymphocytären Elemente mehr und mehr in den Vordergrund treten. Bei den schleichend verlaufenden Formen wie der Meningitis tuberculosa oder

syphilitica oder den Pilzmeningitiden überwiegen immer die Lymphocyten. Neben
dieser Zellart findet man auch Makrophagen, Endothelzellen u. a.

Die *Eiweißvermehrung*, die Folge der exsudativen Veränderung an den
Meningen ist, kann sehr erheblich sein und ist am stärksten bei den bakteriellen
Entzündungen (Staphylo-, Strepto- und Pneumokokkenmeningitiden). *Fibrin-
ausscheidungen* in Form von Gerinnseln, Netzen, Häutchen oder Flocken kommen

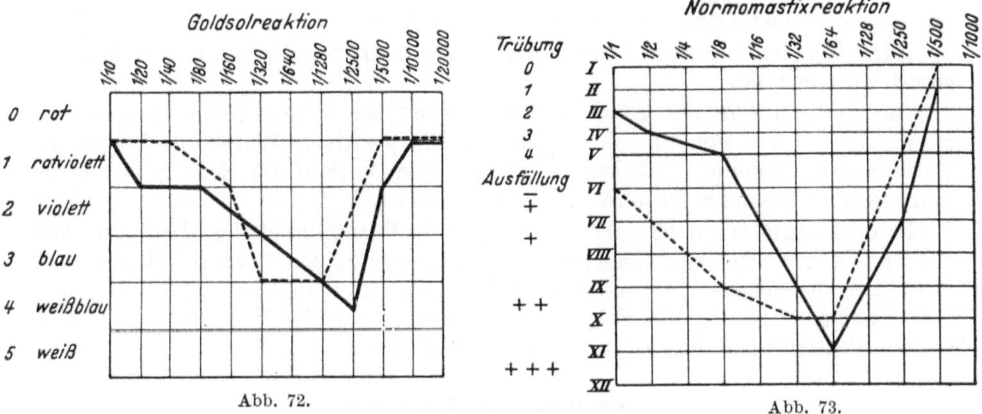

Abb. 72.

Abb. 73.

Abb. 72 u. 73. Kurven bei eitriger Meningitis.

bei jeder Form der Meningitis mitunter zur Beobachtung. Während man früher
glaubte, daß die „Spinnwebengerinnsel" für die Meningitis tuberculosa spezifisch
seien, hat die Erfahrung gezeigt, daß diese Art der Gerinnselbildungen auch bei
anderen Formen auftreten kann. Mit dem Abklingen der akuten Erscheinungen gehen die Eiweißwerte langsam zurück. Hierbei sinken die Albuminwerte schneller zur Norm ab als die Glo-
buline, wodurch der Eiweißquotient über 1
steigt.

Bestehen ausgedehnte Verklebungen,
die zu Taschen- und Nischenbildung führten, so können über Monate, mitunter über
Jahre, Eiweißveränderungen u. a. bestehen
bleiben.

Der *Eiweißquotient* ist meist leicht
erhöht (unter 1,0). Bei epidemischer und
tuberkulöser Meningitis liegen die Werte
unter denen der anderen Meningitis-

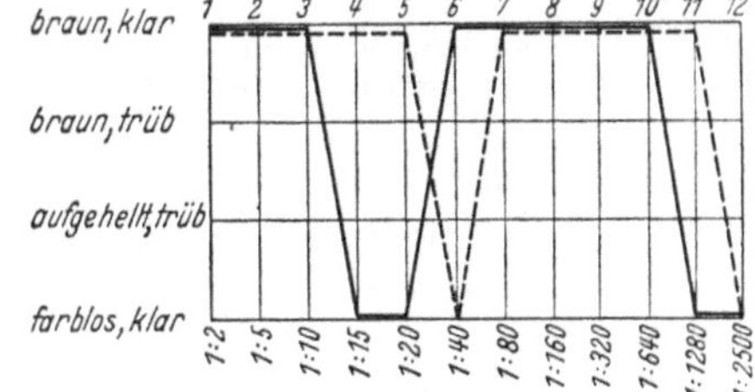

Abb. 74. Kurven bei eitrigen Meningitiden
(Salzsäure-Collargol-Reaktion).

formen. Ihr Eiweißquotient liegt aber höher als bei der eitrigen Meningitis, da
die Globuline relativ stärker vermehrt sind als die Albumine.

Die *Kolloidreaktionen* zeigen das Maximum der Veränderung im rechten
bis mittleren Anteil der Kurve (Rechtskurve). Diese Rechtsverlagerung ist
geradezu charakteristisch für die entzündlichen Erkrankungen der Hirnhäute,
und dies führte dazu, daß man diese Kurvenform als „Meningitiskurve" be-
zeichnete (Abb. 72, 73).

Auch bei der Salzsäure-Collargol-Reaktion fanden wir bei Meningitiden eine
recht charakteristische Kurvenform (Abb. 74).

Parallel mit dem Absinken der Eiweißwerte beim Abklingen der Erkrankung
verlagert sich das Maximum zur Mitte und wird geringer. Ein Absinken in

diesem Zeitpunkt nach links unten wird als prognostisch ungünstiges Zeichen aufgefaßt, ist aber kein sicherer Anhalt. Mitunter findet man bei hochgradiger Eiweißvermehrung die Ausbildung einer Doppelzacke bei der Mastixreaktion. Nicht so selten beobachtet man, insbesondere bei der tuberkulösen Meningitis, aber auch im Verlauf anderer Meningitisformen Ausfälle der Kolloidreaktionen im linken Anteil, was nicht unbedingt gegen eine Meningitis spricht.

Der *Liquorzuckergehalt* ist bei Meningitis herabgesetzt (unter 45 mg-%). Er kann unter Umständen auch völlig aus dem Liquor verschwunden sein.

Der *Chloridspiegel* ist bei der Meningitis erniedrigt, während der *Milchsäuregehalt* vermehrt ist.

Die *Permeabilität der Blutliquorschranke* ist bei Meningitiden stets erhöht. Hierdurch erklärt sich das Vorkommen einer positiven Wa.R. im Liquor bei Patienten, die an einer Lues leiden. Es treten im Verlauf der Meningitis Wassermannreagine aus dem Blut in den Liquor über.

Es gibt kaum einen Erreger, der nicht eine Entzündung der Hirnhäute hervorrufen kann. Die bakteriologische Untersuchung, der Nachweis bestimmter Krankheitserreger, ist therapeutisch von allergrößter Bedeutung. Ihre genaue Differenzierung ist für die Verabreichung besonderer Medikamente wie Sulfonamide, Penicillin, Streptomycin u. a. entscheidend.

Die aseptische Meningitis.
(Meningitis serosa).

Diese Form der Hirnhautentzündung, die der Klinik als gutartige Meningitis wohl bekannt ist, führt auch die Bezeichnung *idiopathische Meningitis, aseptische Meningitis, Meningitis serosa, Meningitis epidemica beningna* oder *Meningitis lymphocytaria*. Ihre Ätiologie ist bis heute ungeklärt geblieben. Ihre Erkennung ist differentialdiagnostisch wichtig. Das klinische Bild gleicht dem der akuten Hirnhautentzündung und auch der Liquorbefund zeigt die charakteristischen Erscheinungen einer akuten Meningitis. Der Liquor ist stets steril. Die Zellzahl ist auf 100/3 bis mehrere tausend Drittel erhöht. Im Beginn der Erkrankung besteht eine stärkere polynucleäre Pleocytose, die später in eine lymphocytäre übergeht. ·Der Gesamteiweißgehalt ist bis auf das Zehnfache der Normalwerte erhöht, der EQ. liegt etwas über der Norm. Der Zuckergehalt ist nur mäßig erniedrigt oder normal. Die Kolloidkurven sind stark nach rechts verlagert und gehen mit dem Rückgang der klinischen Erscheinungen und der allgemeinen Sanierung des Liquors rasch zur Norm zurück (Abb. 75, 76). Die Blutkörperchen-Senkungsgeschwindigkeit ist normal im Gegensatz zu den Befunden bei den anderen Meningitisformen.

Im Beginn der Erkrankung ist die Abgrenzung gegen andere Meningitisformen (tuberkulöse und andere bakterielle Meningitiden oder auch epidemische Meningitis) sehr schwierig. Auch ist die Differentialdiagnose gegenüber der Poliomyelitis im präparalytischen Stadium oft kaum möglich. Eine differentialdiagnostische Unterscheidung einer solchen aseptischen Meningitis gegen die abortive Form der Encephalitis epidemica kann Schwierigkeiten bereiten, obwohl bei dieser die Zellzahlerhöhung oft geringer ist und die Eiweißwerte niedriger liegen. Sehr ähnliche Liquorbefunde findet man auch bei meningitischen Reizzuständen nach Insolation. Erst der weitere Verlauf, das Ergebnis der bakteriologischen Untersuchung oder das klinische Zustandsbild bringt die Klärung.

Die Ätiologie dieser Erkrankung ist unklar geblieben. Man glaubte früher, daß sie eine abortive Form der epidemischen Meningitis oder eine gutartige Form einer bakteriellen Entzündung sei, was aber durch die Befunde PETTEs widerlegt wurde. Die Viruserkrankungen und andere Infektionskrankheiten wie Typhus sind häufig die Ursache. Auch beobachtet man solche Meningitiden bei toxischen oder anaphylaktischen Vorgängen oder schließlich nach mechanisch-physikalischen Einwirkungen (Punktion, Encephalographie, posttraumatisch u. a.).

Zu diesen aseptischen Meningitiden gehört die sog. *„Fremdkörpermeningitis“*. Die klinische Erfahrung hat gezeigt, daß das artifizielle Einbringen irgendeines fremden Stoffes in die Liquorräume zu einer entzündlichen Reaktion führt. Nach Lumbalanästhesie, nach intralumbaler Injektion von Medikamenten oder Serum kann es zu einer erheblichen polynucleären Pleocytose kommen. Die Eiweißvermehrung und der Ausfall der Kolloidkurven sind im Vergleich zu den erheblichen Zellvermehrungen nur gering. Auch hier gehen die Veränderungen wie bei der aseptischen Meningitis meist rasch zurück. Nur selten bleibt eine

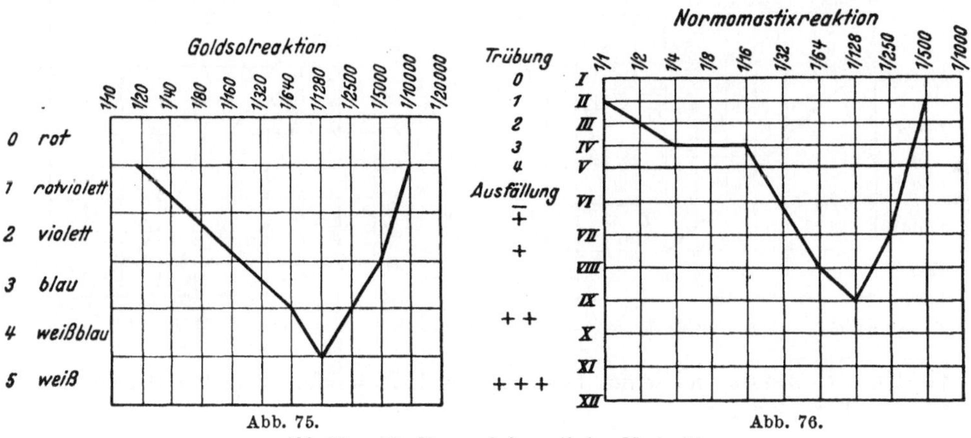

Abb. 75.   Abb. 76.

Abb. 75 u. 76. Kurven bei aseptischer Meningitis.

leichte Zell- und Eiweißvermehrung für längere Zeit bestehen. Tritt eine solche meningeale Reaktion nach therapeutischen Eingriffen ein, so ist von solcher Applikation in folgender Zeit Abstand zu nehmen. Solche Reaktionen können verständlicherweise bei der Vornahme einer Luftfüllung eintreten. Schon während des Ablaufs einer Encephalographie findet man in den getrennt aufgefangenen Liquorportionen ein allmähliches Ansteigen der Zellwerte und ein Absinken der Eiweißwerte. Der Reiz der eindringenden Luft ist sicherlich nur einer der Faktoren, der diese Veränderungen hervorruft (s. S. 155). Gelangt Blut in die Liquorräume, so kann eine ähnliche meningeale Reaktion, die aber rasch abzuklingen pflegt, hervorgerufen werden.

Die sympathische Meningitis.

Diese Krankheitsgruppe umfaßt die entzündlichen Reaktionen der Hirnhäute bei entzündlichen Prozessen in der Nachbarschaft. Ein solches Vorkommnis ist viel häufiger als früher angenommen worden und wird oft wegen der ernsten Symptome des allgemeinen Krankheitsbildes übersehen. Mitunter führen aber auch die Zeichen einer Hirnhautentzündung bei solchen Zuständen zu einer falschen Bewertung. Solche meningealen Reaktionen werden dann für eine Krankheit sui generis gehalten, wodurch die allein wirksame Therapie, nämlich die Entfernung des Eiterherdes, unterlassen wird.

Solche sympathischen Meningitiden beobachtet man häufig bei Erkrankungen des Ohres, der Nebenhöhlen, insbesondere der Siebbeinzellen, bei Mastoid-

beteiligung, bei Innenohrerkrankungen, bei entzündlichen Sinusthrombosen,
bei osteomyelitischen Vorgängen am Schädel- bzw. Wirbelknochen und schließlich bei tiefgreifenden Nackenfurunkeln oder Phlegmonen des Rachens. Auch
die Reaktion der Hirnhäute bei Abscessen gehören hierher. Der Liquor ist meist
steril. Finden sich Bakterien im Liquor, die entweder embolisch oder auf dem
Lymphwege in die Liquorräume gelangt sind, so liegt der Verdacht nahe, daß
es sich bereits um eine eitrige Meningitis handelt. Es tritt dann eine starke
Zell- und Eiweißvermehrung, insbesondere der Albumine ein. Der EQ. und der
Zuckergehalt sinken ab. Die Stärke der Reaktion ist abhängig von der Akti-

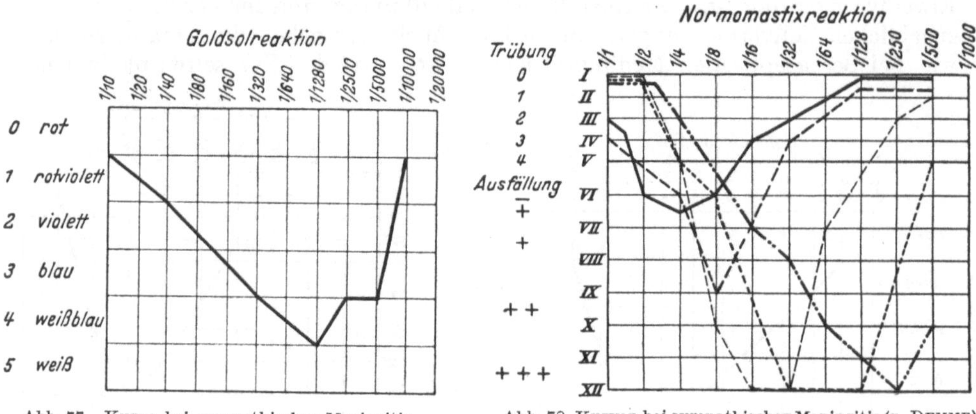

Abb. 77. Kurve bei sympathischer Meningitis.   Abb. 78. Kurven bei sympathischer Meningitis (n. DEMME).

vität des Prozesses und seiner Lokalisation, insbesondere von den Beziehungen
zu den Lymphwegen.

In leichten Fällen findet man nur eine geringe Druckerhöhung, leichte Zell-
und Eiweißvermehrung. Es handelt sich meist um Lymphocyten, in schwereren
Fällen um polynucleäre Leukocyten, was bei Hirnabscessen als das Zeichen eines
drohenden Durchbruchs gewertet wird. Der EQ. ist meist hoch, was differentialdiagnostisch wichtig ist. Der Zuckergehalt ist unverändert. Die Kolloidkurven
zeigen ihr Maximum im mittleren Anteil (Abb. 77, 78).

Nach Entfernung des Krankheitsherdes gehen die Erscheinungen rasch zurück. Eine mangelhafte oder fehlende Rückbildung muß immer den Verdacht
erwecken, daß eine eitrige Meningitis in der Entwicklung ist oder ein Hirnabsceß
vorliegt.

Die eitrig-bakterielle Meningitis.

Meningitis purulenta. Diese Krankheitsgruppe umfaßt die entzündlichen Erkrankungen der Hirnhäute, die durch das Eindringen von Bakterien direkt oder
auf dem Blut- oder Lymphwege in die Liquorräume hervorgerufen und unter-
halten werden.

Als Charakteristikum kann die *Pneumokokkenmeningitis*, die häufigste der
durch Eitererreger hervorgerufenen Hirnhautentzündungen, gelten. Bei ihr gelingt der Nachweis der Erreger sehr leicht, da er sich in den Liquorräumen rasch
vermehrt. Im Sedimentausstrich sieht man bei der Gramfärbung reichlich
grampositive Diplokokken, die meist extracellulär gelagert sind. Nach intralumbaler Seruminjektion findet man auch intracelluläre Lagerung. Nicht immer
umgibt die Kokkenpaare der charakteristische helle Hof. Die Kultur gelingt
leicht auf serumhaltigen Nährböden und Blutplatten

Der Liquordruck ist erhöht. Der Liquor ist stark getrübt, eitrig gelb-grün. Die Globulinreaktionen sind stark positiv. Das Gesamteiweiß ist stark erhöht. Die Albumine sind hieran stärker beteiligt als die Globuline. Der EQ. ist leicht erhöht. Die Kolloidkurven zeigen starke Rechtsverlagerung. Der Zuckergehalt ist herabgesetzt (Abb. 79).

Bei der *Streptokokken-* und *Staphylokokkenmeningitis* findet man das gleiche Liquorbild. Auch hier gelingt der Bakteriennachweis meist leicht. Nur selten ist die Anstellung einer Kultur erforderlich. Das Auftreten apathogener oder wenig pathogener Staphylokokken spricht für eine Verunreinigung des Liquors.

Riecht der Liquor nach Schwefelwasserstoff, so handelt es sich um eine Infektion mit Streptococcus putridus. Der Nachweis zarter gramnegativer Stäbchen spricht für eine *Influenzameningitis. Typhus- und Paratyphusmeningitiden* zeigen als Charakteristikum entsprechende Agglutinine im Liquor, die jedoch niedriger sind als im Serum.

Mitunter kommt es auch durch Infektion mit dem Bacillus abortus

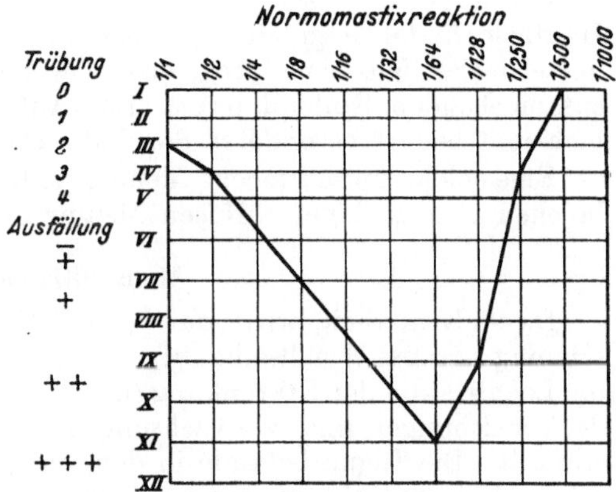

Abb. 79. Kurve bei eitriger Meningitis.

Bang bei ländlicher Bevölkerung zu Meningitiden. Auch hier gelingt sowohl der Nachweis der Erreger als auch der Agglutinine im Liquor, die während des Verlaufs ansteigen, um dann mit dem Abklingen wieder abzusinken. Auch bei Milzbrandmeningitis sind reichlich Bacillen nachweisbar, der Liquor ist häufig blutig. Auch bei Pestmeningitis gelingt der Nachweis, der in den polynucleären Leukocyten intracellulär gelegenen Bacillen. Hier ist der Liquor eitrig-gelb.

Eitrige Meningitiden ohne Bakteriennachweis.

Nahezu bei allen Infektionskrankheiten kann es zu meningitischen Zustandsbildern kommen, so z. B. bei der Parotitis epidemica. Man findet einen Liquorbefund, der der Meningitis circumscripta sehr ähnlich ist. Die Lymphocyten sind stark vermehrt, der Eiweißgehalt ist mäßig gesteigert, der Zuckergehalt ist nur gering oder gar nicht vermindert (Méningite oulienne).

Auch bei Scharlach, Masern, Polyarthritis rheumatica, septischen Erkrankungen finden wir solche Liquorbefunde, die auch gelegentlich einmal bei Typhus und Paratyphus gesehen werden können.

Bei Fleckfieber kommt es sehr häufig zu meningitischen Symptomen mit Druckerhöhung, einer Pleocytose von polymorphen Leukocyten und Lymphocyten. Häufig ist der Liquor blutig. Die Wa.R. ist im Blut oft positiv, im Liquor nur schwach positiv oder negativ.

Hier muß auch der Meningitis bei symptomarmer WEILscher Krankheit gedacht werden. Klinisch gleichen diese Zustandsbilder den aseptischen Meningitiden und bieten kaum schwere Zeichen. Erst der Nachweis einer positiven Komplementbindungsreaktion in Blut und Liquor zeigt, daß es sich um eine meningitische Form der WEILschen Krankheit handelt. Es fehlen im klinischen Bild dabei häufig der Ikterus, die konjunktivale Injektion u. a. Die Diagnose gilt als gesichert, wenn man im Verlauf der Erkrankung einen Anstieg des Titers beobachten kann.

Meningitis infectiosa circumscripta.

Bei diesem Krankheitsbild ist es zu einer Infektion des Liquors gekommen, die sich jedoch durch Verklebungen oder Verwachsungen der Arachnoidea nicht diffus ausbreitet, sondern umschrieben ist und häufig auch bleibt. Solche Vorgänge können bei akuten Infektionen auftreten und klinisch alarmierende Symptome wie Nackensteifigkeit, psychische Störungen und andere Zeichen einer Hirnhautentzündung aufweisen.

Der außerhalb des Herdes entnommene Liquor kann völlig normal sein. Häufiger findet man eine Druckerhöhung bis 250 mm H_2O, eine leichte bis mittelstarke Zellvermehrung, eine Eiweißvermehrung mit oft hohem EQ. und entsprechenden Kolloidkurven. Das Auffinden von Bakterien ist nicht so einfach und bedarf besonderer Sorgfalt. Die Prognose ist meist günstig.

Eine solche umschriebene Meningitis kann jederzeit ihre Abkapselung durchbrechen und zu einer diffusen Meningitis werden.

Meningitis epidemica.

Diese Krankheit wird durch den Diplococcus intracellularis meningitidis (Meningococcus Weichselbaum) hervorgerufen. Der Liquorbefund ist durch die Lokalisation der Erkrankung (meist Ventrikelsystem) und häufig vorkommende Verklebungen und Verwachsungen, die den Liquoraustausch behindern, beeinflußt. Die Liquorbefunde in den verschiedenen Höhen, ja selbst in den einzelnen Liquorportionen können dadurch sehr different sein.

Als typische Veränderungen gelten:
Druckerhöhung: 400—500 mm H_2O,
Liquorfarbe und -Aussehen: trübe,
Zellzahl: Leukocytenvermehrung, später Lymphocyten,
Eiweißgehalt: stark vermehrt,
EQ.: hoch, aber unter 1,
Kolloidreaktionen: Rechtskurven,
Zuckergehalt: stark vermindert, meist nicht mehr nachweisbar.
Permeabilität: erhöht,
Bakt. Befund: Im Nativpräparat und in der Kultur positiv.

Der *Liquordruck* ist stark erhöht. Sinkt ein erhöhter Druck bei der Messung plötzlich stark ab, so ist das meist die Folge der Behinderung der Liquorzirkulation durch Verklebungen und Verwachsungen. Dies ist auch die Ursache für einen gelegentlich zu beobachtenden subnormalen Liquordruck. Im Verlauf einer epidemischen Meningitis kommt es zu starken Druckschwankungen. Nach mehrfachen Liquorentnahmen ist mitunter kein Liquor mehr zu gewinnen, insbesondere bei der Lumbalpunktion, so daß man dann die occipitale Entnahme vornehmen muß. Ist aus therapeutischen Gründen eine wiederholte Punktion erforderlich, so kann unter Umständen die Ventrikelpunktion indiziert sein. Dieses Vorgehen ist besonders bei Kindern mit drohendem Hydrocephalus zur Entlastung unbedingt angezeigt.

Das Aussehen des Liquors ist meist trübe (bedingt durch die Zellvermehrung). Beim Abstehen des Liquors setzt sich ein eitriger Bodensatz ab. In den Anfangsstadien ist der Liquor opaleszierend, um dann später gelblich bis gelblich-grün zu werden. Blutbeimengungen sind selten.

Die *Zellzahl* beträgt mehrere tausend Drittel. Es handelt sich im Beginn der Erkrankung um polynucleäre Leukocyten, und nur selten trifft man in Frühstadien ein Überwiegen der Lymphocyten. In der Regel geht mit dem Rückgang der Erkrankung ein Auftreten von Lymphocyten einher, wobei die Zellzahl

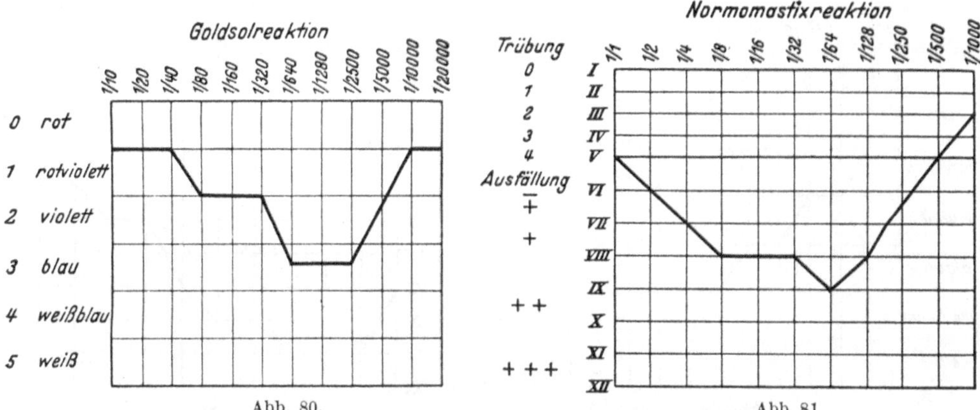

Abb. 80. Abb. 81.
Abb. 80 u. 81. Kurve bei frischer Meningokokken-Meningitis.

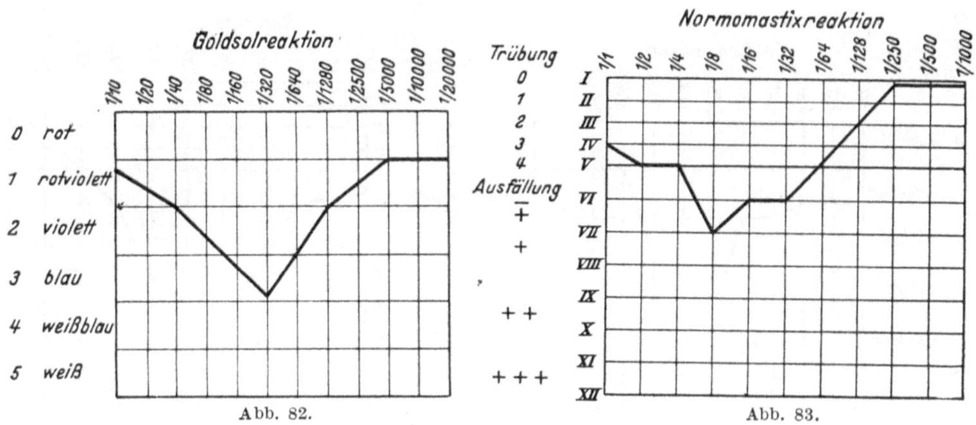

Abb. 82. Abb. 83.
Abb. 82 u. 83. Meningokokken-Meningitis am 6. Behandlungstag.

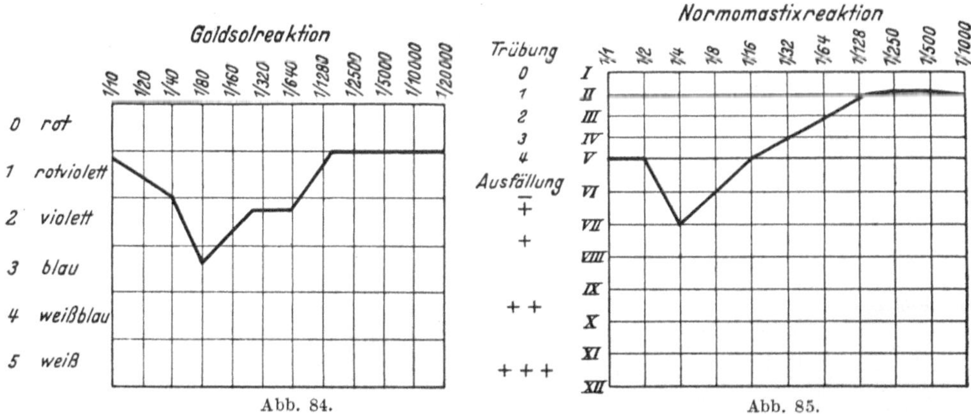

Abb. 84. Abb. 85.
Abb. 84 u. 85. Meningokokken-Meningitis 4 Wochen nach Beginn der Behandlung.

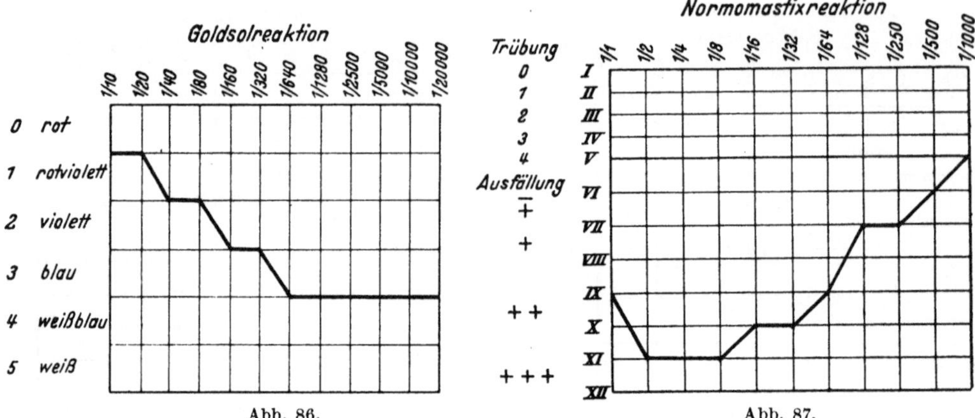

Abb. 86.   Abb. 87.

Abb. 86 u. 87. Kurve bei frischer Meningokokken-Meningitis.

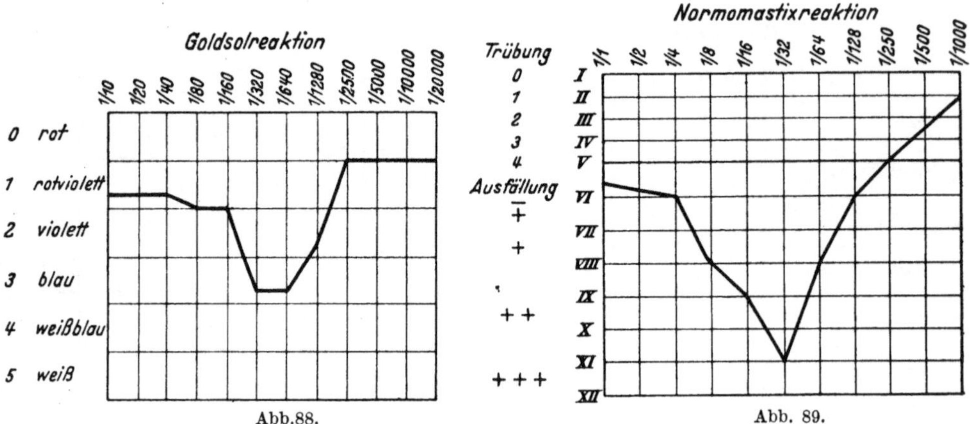

Abb. 88.   Abb. 89.

Abb. 88 u. 89. Meningokokken-Meningitis. 6. Behandlungstag.

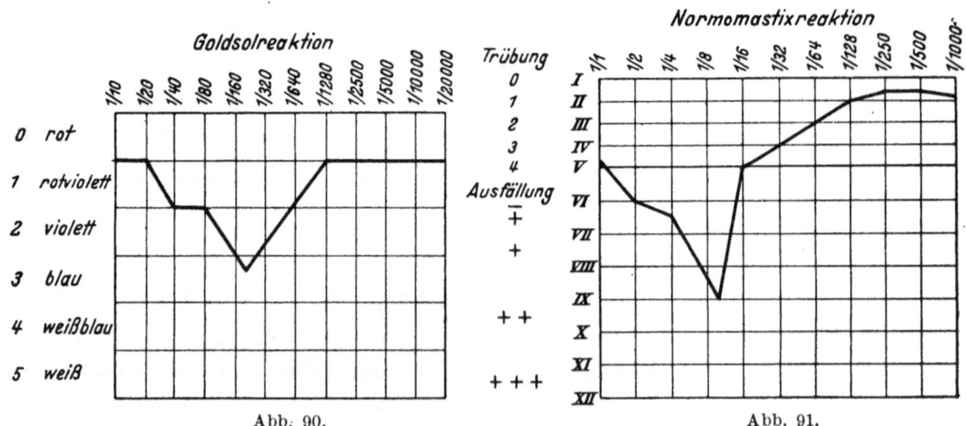

Abb. 90.   Abb. 91.

Abb. 90 u. 91. Meningokokken-Meningitis. 4 Wochen nach Beginn der Behandlung.

allmählich absinkt. Noch nach Wochen, selten auch nach Monaten, kann man eine leichte Lymphocytose, die auch im chronischen Stadium überwiegt, beobachten.

Die *Globulinreaktionen* sind stets positiv. Ebenso findet man immer eine Eiweißvermehrung. Der *Gesamteiweißgehalt* zeigt sehr verschiedene Werte, die im ganzen höher liegen als bei der tuberkulösen Meningitis, aber niedriger als bei den anderen eitrigen Meningitiden. Sie tritt erst später ein als die Zellvermehrung. Sehr hohe Eiweißwerte trifft man im Liquor unterhalb einer Verklebung. Der EQ. ist häufig normal, mitunter aber auch 0,5—0,9, nur selten darüber erhöht. Bisweilen kommt es zur Ausbildung von Fibringerinnsel, das jedoch gröber beschaffen ist als das, welches wir bei der tuberkulösen Meningitis finden. Die Höhe des Eiweißgehaltes ist von der Besonderheit der Meningitisform abhängig. Handelt es sich um einen mehr entzündlich exsudativen Vorgang oder mehr um einen transitativen Prozeß mit Störung der Liquorzirkulation, so spiegelt sich diese Besonderheit in den Eiweißwerten deutlich wider. Auch der Grad der Beteiligung des nervösen Parenchyms am Krankheitsprozeß beeinflußt das Liquorbild nicht unwesentlich. Mit Rückgang der Krankheitserscheinungen sinken die Eiweißwerte ab. Hierbei gehen zuerst die Albuminwerte zurück, wodurch der Eiweißquotient ansteigt.

Die *Kolloidkurven* liegen in typischen Fällen mit ihrem Maximum im rechten bis mittleren Anteil. Nur selten findet man bei der Meningitis epidemica Kolloidkurven im linken Anteil. Bei sehr eiweißhaltigen Liquoren beobachtet man auch doppelzackige Kurven. Im Verlauf von progredienten Erkrankungen findet man sehr flache, schalenförmige Kurven. Verschiebt sich das Maximum der Kolloidkurve im Verlauf der Erkrankung von rechts nach links, so wird es als ein prognostisch günstiges Zeichen zu werten sein (Abb. 80—91).

Der *Liquorzucker* ist stets vermindert. In vielen Fällen ist er überhaupt nicht nachweisbar, um erst mit der Sanierung des übrigen Liquors wieder nachweisbar zu werden.

Die *Permeabiltiät der Blutliquorschranke* ist, wie bei allen Hirnhauterkrankungen, so auch bei der Meningitis epidemica stets erhöht.

Die Liquorbefunde bei der Meningitis epidemica bieten keine spezifischen Besonderheiten, die sie differentialdiagnostisch von Befunden bei anderen Meningitisformen unterscheiden. Erst der Nachweis des Erregers sichert die Diagnose. Der gramnegative, semmelförmige Diplococcus Weichselbaum liegt meist intracellulär und läßt sich schon im Ausstrich des Sediments nachweisen. Er hat eine Ähnlichkeit mit dem Gonococcus, jedoch ist eine gonorrhoische Meningitis so extrem selten, daß sie differentialdiagnostisch kaum in Frage kommt. Bei gramnegativen, semmelförmigen Diplokokken handelt es sich praktisch immer um Meningokokken. Es ist ratsam, auch eine Blutkultur anzulegen, da es häufig bei der Meningokokkenmeningitis sich um eine Teilerscheinung einer Meningokokkensepsis handelt. Zur Kultur eignen sich am besten ascitesoder serumhaltige Nährböden.

Im Verlauf dieser Hirnhauterkrankung gilt es als prognostisch günstig, wenn die Erreger spärlicher werden, wenn Zellen und Eiweißwerte absinken, wenn die Kolloidkurven sich nach links verlagern und die Zuckerwerte ansteigen. Ein über lange Zeit bestehender pathologischer Liquorbefund gilt als prognostisch ungünstig. Die Gefahr eines Hydrocephalus internus occlusus ist groß.

Meningitis tuberculosa.

Diese, besonders im Kindesalter häufig zur Beobachtung kommenden Form der Hirnhautentzündung hat die folgenden charakteristischen Zeichen:

Der Liquordruck ist in der Regel erhöht, mitunter kann er im Beginn der Erkrankung und bei stärkeren Verklebungen normal sein.

Der Liquor ist oft trübe. Häufig setzt sich ein feines Fibringerinnsel (Spinnwebengerinnsel) ab.

Die Zellzahl steigt auf 100—300/3 Zellen. Hierbei handelt es sich meist um Lymphocyten.

Die Globulinreaktionen sind positiv.

Der Gesamteiweißgehalt ist auf das 3—5fache gestiegen, wobei die Globuline relativ stärker beteiligt sind. Der EQ. liegt zwischen 0,25 und 0,8.

Die Kolloidkurven zeigen eine ausgesprochene Rechtsverlagerung (Abb. 92, 93).

Der Zuckergehalt ist erheblich erniedrigt oder verschwunden.

Der Chloridspiegel ist erniedrigt

Die Permeabilität ist erhöht.

Tuberkelbacillen sind nachweisbar.

Der Liquor ist trübe, gelegentlich xantochrom. Es kommt bei der tuberkulösen Erkrankung der Hirnhäute nicht selten zu feinen Blutungen in die

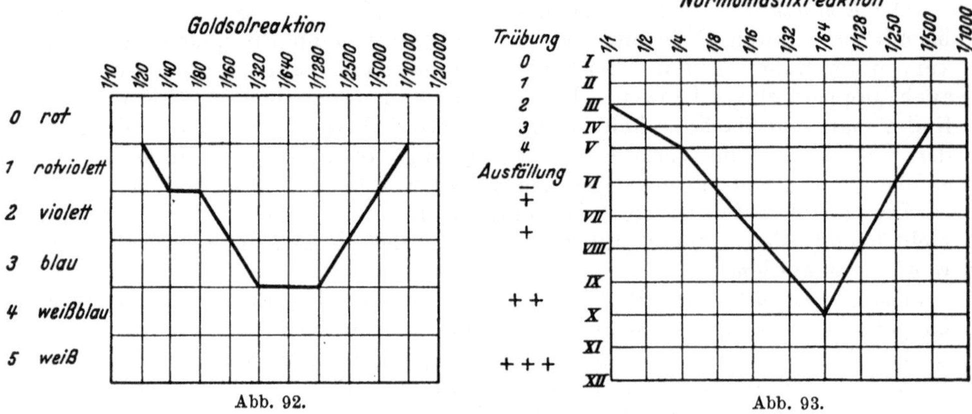

Abb. 92.   Abb. 93.

Abb. 92 u. 93. Kurve bei tuberkulöser Meningitis.

Hirnhäute. Eine farbliche Veränderung des Liquors bei tuberkulösen Erkrankungen gehört jedoch zu den Seltenheiten. Das Auftreten von Fibringerinnseln ist ein häufiges Vorkommnis bei tuberkulöser Meningitis, aber es ist nicht für sie pathognomonisch. Nach kurzem Stehenlassen im Glas kommt es zur Ausbildung eines feinfaserigen Netzes (Spinnwebgerinnsel). Es darf nicht mit der Koagulation verwechselt werden. Solche Spinnwebengerinnsel trifft man auch bei Meningitiden ohne bakteriellen Befund, auch bei Pachymeningitiden und Sinusthrombosen, sehr selten, bei eitrigen bakteriellen Entzündungen.

Zwei Faktoren müssen bei der Auswertung des Liquors in Rechnung gestellt werden, wenn man nicht irregeleitet werden will.

Erstens: Bei keiner anderen Meningitisform kommt es so häufig zu Verklebungen und Verwachsungen, die, wie wir gehört haben, zu einer erheblichen Veränderung des Liquorbefundes führen können.

Zweitens: Unter der Diagnose Meningitis tuberculosa fassen wir sehr verschiedenartige Formen der Tuberkulose der Hirnhäute zusammen, die aber verschiedene Liquorbilder aufweisen.

Nach DEMME unterscheiden wir heute vier Formen:

1. Die Tuberkulose der Meningen (meist bei Miliartuberkulose).

2. Die eigentliche Meningitis tuberculosa (vorwiegend exsudative Form der Meningealtuberkulose).

3. Die entzündliche Beteiligung der Meningen bei einer Encephalitis tuberculosa.

4. Die sympathische Meningitis als Begleiterscheinung bei Tuberkeln des Zentralnervensystems.

1. Die *Tuberkulose der Meningen* ist die häufigste Form. Sie tritt insbesondere bei der allgemeinen Miliartuberkulose auf. Der Liquordruck ist vermehrt, der Liquor ist klar, mitunter sieht man bei der Betrachtung gegen Licht feinste, stäubchenartige Trübungen, häufig Spinnwebgerinnsel. Die lymphocytäre Pleocytose beträgt 50—500/3. Der Eiweißgehalt ist mäßig vermehrt. Die Globuline sind relativ stärker erhöht, wodurch es zu einem Ansteigen des E Q. kommt. Die Kolloidkurven zeigen einen nicht maximalen Ausfall oder eine Entfärbung im rechten bis mittleren Anteil der Kurven. Zucker- und Chloridgehalt sind meist vermindert, die Permeabilität ist gesteigert. Im Frühstadium der Erkrankung sind häufig keine Bakterien nachweisbar.

2. Bei der *exsudativen Form der tuberkulösen Hirnhäuterkrankung*, der eigentlichen Meningitis tuberculosa, die auch klinisch mehr unter dem Bilde einer Hirnhautentzündung verläuft, findet man neben den typischen Zeichen einer Hirnhautentzündung ein buntes Bild von Befunden. Der Zellgehalt ist erheblich stärker vermehrt bis auf mehrere 1000/3. Im akuten Stadium gibt es häufig polynucleäre Leukocyten und erst im Verlauf der Krankheit treten Lymphocyten in Erscheinung. Die Eiweißwerte sind ebenfalls stärker erhöht bis auf das 10—20fache, wobei der E Q. nicht oder kaum erhöht ist. Die Kolloidreaktionen zeigen Rechtskurven. Wiederum ist der Zucker- und Chloridgehalt vermindert, Tuberkelbacillen sind praktisch immer nachweisbar.

3. Die Liquorbefunde der begleitenden *Meningitis bei tuberkulöser Encephalitis* sind hauptsächlich von der Lokalisation und der Aktivtät des Prozesses abhängig. Der Sitz entzündlicher Erkrankungen nahe den liquorführenden Räumen führt zu einer stärkeren Liquorbeteiligung als bei tief zentral liegenden Veränderungen. Die Befunde ähneln denen der Miliartuberkulose. Bacillen sind häufig nicht nachweisbar. Diese Form der Meningitis geht vielfach in die tuberkulöse Meningitis über und zeigt dann die entsprechenden Liquorbefunde.

4. Bei der letzten Form dieser Hirnhautentzündung handelt es sich um eine aseptische, *entzündliche Beteiligung der Hirnhäute bei Solitärtuberkeln des ZNS.* Hier sind Bakterien häufig nicht nachweisbar. Man findet die typischen Zeichen einer Hirnhautreizung (Meningitis sympathica), (s. S. 123).

Nach dem pathologisch-anatomischen Befund können diese einzelnen Formen, die wir voneinander getrennt haben, häufig ineinander übergehen. So können auch die Liquorbefunde wechseln. Es ist deshalb hier im besonderen Maße erforderlich, die klinischen Erscheinungen der Beurteilung zugrunde zu legen.

Die Entscheidung, ob eine tuberkulöse Hirnhauterkrankung vorliegt, wird immer durch den Nachweis der Bacillen erbracht, der sich oft sehr schwierig gestaltet. Dieser Nachweis gelingt erfahrungsgemäß am leichtesten im Spinnwebgerinnsel. Hierzu schüttet man den Liquor mit dem Gerinnsel in ein Petrischälchen, in das man einen Objektträger gelegt hat. Nun fixiert man vorsichtig mit einer Nadel das Gerinnsel auf dem Objektträger und gießt den Liquor ab. Nach Fixierung über der Flamme wird die Färbung nach ZIEHL-NEELSEN ausgeführt. Ist kein Fibringerinnsel vorhanden, so zentrifugiert man den Liquor und verarbeitet ihn dann in üblicher Weise. Schließlich stehen uns zum Nachweis von Bakterien die Kulturverfahren und der Tierversuch zur Verfügung, bei denen man allerdings sehr lange, oft zu lange warten muß.

Die Spirochätenmeningitis.

Die Erzeugung einer Hirnhautentzündung durch Spirochäten (hierher gehört auch die Meningitis bei WEILscher Krankheit) gehört zu den Seltenheiten. Man beobachtet mitunter meningeale Formen des Fleckfiebers mit starker Erhöhung des Liquordrucks und starker polynucleärer Zellvermehrung und Eiweißvermehrung. Eine durch Leptospiren hervorgerufene Meningitis bezeichnet SCHITTENHELM als abgekürzte WEILsche Erkrankung.

Die Pilz-Meningitiden.

Die Erzeugung einer Hirnhautentzündung durch Pilze gehört zu den Seltenheiten. Man beobachtet sie bei Hefe und Actinomycespilzen. RIEBELING beobachtete Blastomycesmeningitiden. Der sonst normale Liquor zeigt im Sediment Mycelfäden und Sporenbildungen; der Erreger ließ sich im Traubenzuckeragar und Bouillon züchten. Auch die Sporotrichose kann beim Menschen als Meningitis auftreten, wobei die Krankheitserreger sich in den Makrophagen nachweisen lassen (s. S. 163).

Meningismus bei Wurmkrankheiten.

Bei Wurmkrankheiten beobachtet man mitunter klinisch einen Meningismus, der sich auch im Liquorbefund dokumentiert. Der Druck ist erhöht, leichte Zell- und Eiweißvermehrung werden beobachtet. Als Ursache werden toxische Auslösungen verantwortlich gemacht (s. S. 163).

Pachymeningitis (Pachymeningosis) haemorrhagica externa.

Die nun folgenden Krankheitszustände gehören nicht unbedingt in die Gruppe der Meningitiden, da es sich bei ihnen nicht um eine Entzündung im eigentlichen Sinne handelt. Diese an der Außenseite der harten Hirnhaut sich abspielende Blutung führt begreiflicherweise nur zu unbedeutenden Liquorveränderungen. So beobachtet man eine Reizreaktion mit geringer Zell- und Eiweißvermehrung. Eine leichte xantochrome Verfärbung des Liquors spricht nicht absolut gegen die extradurale Lage der Blutung.

Pachymeningitis (Pachymeningosis) haemorrhagica interna.

Diese Erkrankung, die auch dem geübten Kliniker größte differentialdiagnostische Schwierigkeiten bereitet, zeigt kein typisches Liquorbild, das geeignet wäre, die Diagnose in der einen oder anderen Richtung hin zu beeinflussen. Diese Tatsache findet ihre Erklärung in den pathologisch-anatomischen Verhältnissen.

Die Liquordruckwerte sind oft normal. Nicht selten ist der Druck trotz Hirnkompression niedrig, was differentialdiagnostisch wichtig ist. Die Farbe des Liquors ist meist gelblich verfärbt, die Benzidinprobe ist stark positiv. Bei frischer Blutung ist der Liquor blutig. Häufig ist der Liquor bei stärkerem Zellgehalt trübe. Neben den Erythrocyten findet man überwiegend polynucleäre Leukocyten und Lymphocyten. Die Globulinreaktionen sind meist positiv. Der Eiweißgehalt ist vermehrt und der EQ. ist erhöht. Die Kolloidkurven zeigen teils links, teils rechts gelegene Kurven, was weitgehend vom Blutgehalt des Liquors abhängig ist. Bei älteren Blutungen findet man Makrophagen mit Hämosiderin und zerfallenden Erythrocyten. Der Eiweißgehalt, insbesondere die Albumine, sinken ab, wodurch der EQ. über 1,0 steigt. Die Kolloidkurven verlagern ihr Maximum dann nach links oben; die Benzidinprobe kann negativ werden.

Einen ganz anderen Befund erheben wir, wenn die Blutung gegen die Liquorräume abgekapselt ist. Wir finden dann keine Erythrocyten aber einen xantochromen Liquor und eine positive Benzidinreaktion. Der Eiweißgehalt ist erhöht, der EQ. zeigt starke Schwankungen. Er kann normal sein, aber auch bis über 20,0 ansteigen.

Die Gelbfärbung des Liquors und die Schwankungen des EQ. gelten als ein besonderes Charakteristikum. Der klinische Befund, der Nachweis eines Grundleidens (Nierenerkrankung, Lues, Hirnhautentzündung) werden differentialdiagnostisch verwertet werden müssen.

Gelegentlich findet man extreme Linkskurven bei den Kolloidreaktionen wie bei der Progressiven Paralyse. Die negative Wa.R. wird die Frage entscheiden, denn eine Xantochromie kommt auch nicht selten bei der Paralyse vor.

Bei der auf luischer Basis entstandenen Pachymeningitis haemorrhagica interna kann die Wa.R. im Liquor negativ sein, wodurch die Diagnose erschwert wird.

Eine Abgrenzung dieser Erkrankung von einem Tumor cerebri ist nach dem Liquorbefund kaum möglich. Meist liegen allerdings bei ihr die Eiweißwerte höher. Auch die Differentialdiagnose gegenüber anderen Erkrankungen, die mit Blutungen einhergehen, ist schwierig.

Der Liquor bei Erkrankungen des Gehirns.

Encephalitis.

Die Liquorbefunde bei den Entzündungen des Hirnparenchyms, den Encephalitiden, bieten keine so starken Auffälligkeiten wie bei den entzündlichen Erkrankungen der Häute. Die Verschiedenartigkeit der Ätiologie dieser Erkrankung, die differente Aktivität, die Lokalisation und Ausdehnung des Prozesses bewirken die erhebliche Differenz. Die Übersicht über die zahlreichen Befunde zeigt jedoch gewisse Charakteristika, die von differentialdiagnostischer Bedeutung sind. Das ist für die Klinik von ganz besonderer Wichtigkeit, da die Diagnose am Krankenbett oft größte Schwierigkeiten bereitet. Die Liquorbefunde bei den einzelnen Encephalitisformen sind jedoch auch nicht einheitlich. Die Art des pathologisch-anatomischen Geschehens ist für die Liquorbeschaffenheit oft entscheidend, so findet man bei der haemorrhagischen Encephalitis mit Blutungen häufig einen bluthaltigen oder xantochromen Liquor.

Encephalitis epidemica.

Akutes Stadium. Im akuten Stadium der epidemischen Hirnentzündung ist der Liquordruck erhöht. Der Liquor ist klar, nur selten xantochrom. Die Zellzahl ist meist auf 20—60/3 Zellen vermehrt. Eine stärkere Zellvermehrung auf mehrere 100/3 Zellen und darüber ist selten. Statt dessen beobachtet man häufiger Zellwerte an der oberen Grenze der Norm. In der zweiten Krankheitswoche erreichen die Zellwerte ihr Maximum, um dann verhältnismäßig rasch unter Schwankungen wieder zur Norm abzusinken. Bei den verschiedenen Epidemien zeigten die Liquorbefunde ein außerordentlich unterschiedliches Bild. Es handelt sich bei den Zellen meist um Lymphocyten, nur selten findet man Leukocyten. Hohe Zellzahlen und der Nachweis vieler polynucleärer Leukocyten spricht für eine Poliomyelitis.

Die Eiweißwerte sind häufig normal oder nur unwesentlich erhöht. Diese cyto-albuminische Dissoziation beobachtet man auch bei Poliomyelitis. Nur selten findet man eine leichte Eiweißvermehrung bei normalen Zellwerten.

Die Kolloidreaktionen zeigen meist nur geringe Ausfälle oder einen normalen Befund. Die Veränderungen liegen meist im linken Anteil. Bei der Goldsolreaktion sind die Veränderungen meist stärker als bei der Mastixreaktion, so daß man gelegentlich sogar maximale Ausfälle im Anfangsteil der Goldsolkurve beobachtet. Nur selten findet man Veränderungen bei den Kolloidreaktionen im mittleren bis rechten Anteil (Abb. 94, 95).

Als eine der wenigen charakteristischen Befunde bei einer Encephalitis gilt die Vermehrung des Liquorzuckers. Die Erhöhung ist nicht unerheblich und

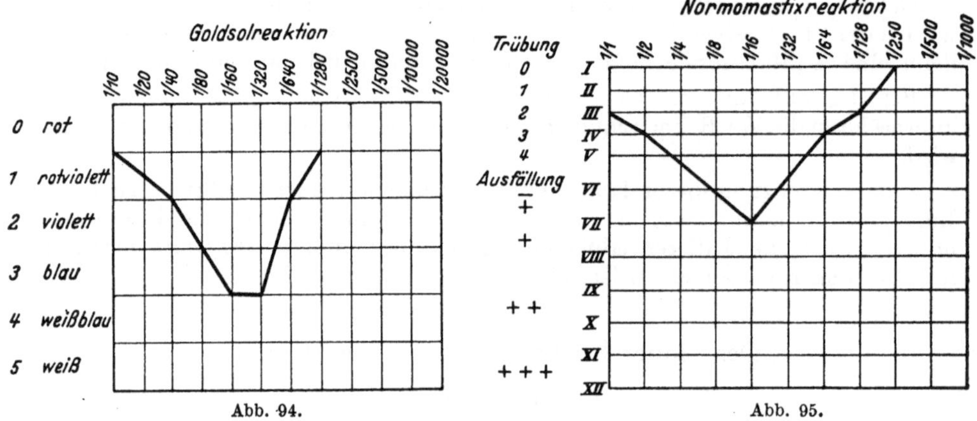

Abb. 94.					Abb. 95.

Abb. 94 u. 95. Kurve bei Encephalitis epidemica.

kann das Doppelte der Norm und mehr betragen. Diese häufig zu beobachtende Zuckervermehrung ist zweifellos typisch für eine Encephalitis, aber sie braucht nicht immer vorzukommen, und sie unterliegt nicht unerheblichen Schwankungen. Sie kann bei der Differentialdiagnose gegenüber der Meningitis verwertet werden. Man wird immer gut daran tun, etwa eine halbe Stunde vorher nüchtern den Blutzucker zu bestimmen, um eine Vergleichsmöglichkeit zwischen dem Liquorzucker und dem Blutzucker zu haben. Häufig findet man eine Erhöhung des Quotienten (Liquorzucker: Blutzucker) was man auf eine erhöhte Permeabilität der Blutliquorschranke für Glykose hinweist.

Der Liquor ist stets steril. Auch die Versuche, die Erkrankung durch Übertragung auf Tiere weiterzugeben, sind bisher negativ ausgegangen.

Der oft so wenig charakteristische Liquorbefund macht häufig wiederholte Liquorentnahmen erforderlich, die in Abständen von 1—2 Wochen durchgeführt werden sollten. Während sich bei der Encephalitis die Erscheinungen bereits in dieser Zeit zurückbilden, findet man z. B. bei Tumoren u. a. den gleichen Befund oder sogar eine Zunahme der Veränderungen (s. S. 161).

Postencephalitischer Parkinsonismus.

Die verschiedenartigen klinischen Bilder, ihre Verlaufsform mit Stationärwerden oder Progredienz beeinflussen das Liquorbild. Nach jahrelang zurückliegenden Infektionen ist der Liquor meist normal. Man findet jedoch selten eine leichte Pleocytose und eine geringe Vermehrung des Eiweißgehaltes auf 40—50 mg-%. Ausnahmsweise beobachtet man subnormale Eiweißwerte. Die

Kolloidkurven, die häufig normal sind, zeigen nur selten eine leichte Linkszacke. Nur ausnahmsweise ist eine leichte Zacke bei der Kolloidreaktion das einzigste Zeichen einer organischen Veränderung. Die Zuckerwerte sind fast immer normal und nur selten findet man eine leichte Zuckervermehrung, unter Umständen auch als isolierte Veränderung. Selbst die geringsten, sicher pathologischen Liquorveränderungen sind für eine Differentialdiagnose gegenüber der Paralysis agitans und anderen extrapyramidalen Erkrankungen und psychogenen Störungen u. a. wichtig. Ein normaler Liquor spricht nicht gegen einen postencephalitischen Zustand. Ob es sich um einen postencephalitischen Zustand, um einen chronisch progredienten Prozeß oder um einen Restzustand handelt, kann aus dem Liquorbefund niemals ersehen werden.

Encephalitiden bei Infektionskrankheiten.

In Begleitung von Infektionskrankheiten oder im Anschluß an diese kommt es nicht so selten zur Ausbildung einer Hirnentzündung. Die Liquorbefunde zeigen kein charakteristisches Bild. Mit Verfeinerung der klinischen Diagnostik und unter häufigerer Anwendung der Liquoruntersuchung ergab es sich, daß bei zahlreichen allgemeinen Infektionskrankheiten eine Hirnentzündung auftritt, so z. B. bei Grippe, Masern, Mumps, Kuhpocken, nach Schutzimpfung, Typhus, Scharlach, Keuchhusten, Pneumonie usw.

Bis heute liegt noch kein ausreichend großes Untersuchungsmaterial dieser immerhin seltenen Erkrankungen vor, als daß wir in der Lage wären, Abschließendes darüber zu berichten. Die wenigen Angaben gehen vielfach auseinander. Nicht selten wird über normale Liquorbefunde berichtet. Der Liquorbefund ist auch bei diesen Erkrankungen weitgehend von der Aktivität und der Lokalisation des Prozesses, von der Mitbeteiligung der Hirnhäute und anderem abhängig. Hinzu kommt, daß die Liquorveränderungen oft nur wenige Tage nachweisbar bleiben, so daß sie dem Untersucher häufig entgehen.

Man kann eine leichte Zellvermehrung, eine mäßige Eiweißvermehrung, sehr selten auch subnormale Werte, geringe Kolloidzacken und oft erhöhte Liquorzuckerwerte finden. Der Liquor ist steril, wenn der Prozeß nicht auf die Meningen übergegriffen hat.

Durch die so uncharakteristischen Liquorbefunde ist die Frage, ob es sich um eine Encephalitis oder nur um eine unspezifische Mitbeteiligung des Zentralnervensystems handelt, nicht zu klären. Eine differentialdiagnostische Abtrennung einer Encephalitis dieser Genese gegen meningeale Reizzustände wird bei niedrigen Zellzahlen und hohem Zuckergehalt im Sinne der Encephalitis zu entscheiden sein.

Septische Encephalitis.

Diese mit erheblichen meningealen Reizerscheinungen einhergehende Erkrankung (bei septischen Allgemeinerkrankungen) zeigt häufig einen Liquorbefund, der dem einer Meningitis ähnelt. Wieder ist die Lokalisation, die Aktivität und Ausdehnung des Prozesses für das Auftreten der Liquorveränderungen wichtig. Man kann eine Polynucleose, starke Eiweißvermehrung, Rechtskurven bei normalen Zuckerwerten finden. Der Befund kann aber rasch und wiederholt wechseln. Man kann einen normalen Liquor, oder auch geringe bis stärkste Veränderungen finden. Solange der Prozeß auf das Gehirn beschränkt ist, bleibt der Liquor steril.

Encephalitis idiopathica.

Bei diesen in der Ätiologie noch ungeklärten Fällen einer Encephalitis zeigt der Liquorbefund keine einheitlichen Werte. Wieder ist die Veränderung der

Liquorbeschaffenheit weitgehend von der Natur des Prozesses, von seiner topographischen Lage zu den Liquorräumen u. a. abhängig. Vom normalen Liquor bis zu schweren Veränderungen können alle Übergangsformen zur Beobachtung kommen. Meist ähneln die Befunde denen der Encephalitis epidemica oder den parainfektiösen Encephalitiden. Geringe Zell- und Eiweißvermehrung, unvollständige Linkszacken, Zuckervermehrung sind häufig. Bei stärkerem Ödem oder Behinderung der Liquorpassage kann es zu einer stärkeren Eiweißvermehrung und zu einer Rechtsverlagerung der Zacken kommen.

Encephalo-myelitis disseminata.

Bei diesen Krankheitsbildern findet man sehr uneinheitliche Liquorbefunde. Da es im akuten Stadium meist zu einer erheblichen meningealen Reaktion

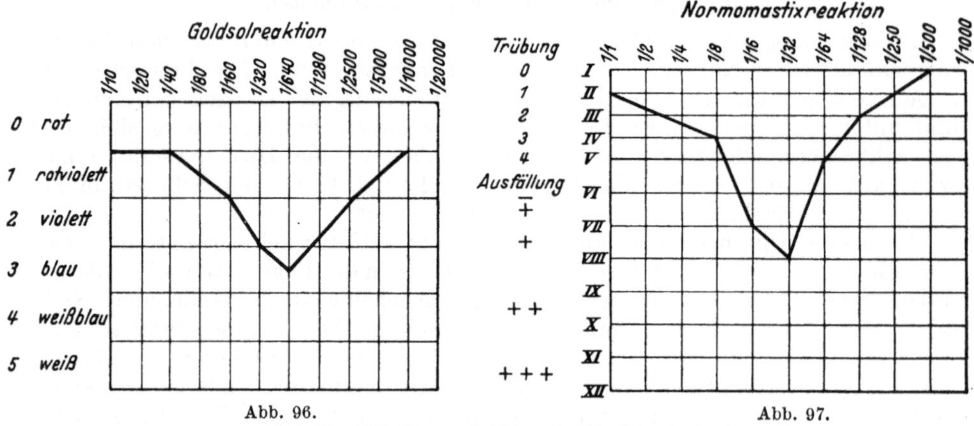

Abb. 96.   Abb. 97.

Abb. 96 u. 97. Kurven bei Encephalitis disseminata.

kommt, finden wir im Liquor eine lymphocytäre Pleocytose bis zu mehreren 100/3. Nur bei sehr akutem Verlauf sind auch polynucleäre Leukocyten zu finden. Die Eiweißwerte sind mäßig vermehrt, steigen aber bei stärkerer Meningitis, bei Ödem und Passagebehinderung erheblich an. Die Kolloidzacken liegen häufiger im mittleren Anteil der Kurve (Abb. 96, 97). Mit dem Abklingen der klinischen Erscheinungen gehen die Liquorveränderungen im Verlauf einiger Wochen allmählich zurück, jedoch können auch nach Monaten noch leichte Zell- und Eiweißvermehrungen nachweisbar sein.

DEMME führt in diesem Kapitel auch die isolierten Augenmuskelparesen und die Neuritis optica retrobulbaris auf, deren Liquorbefunde denen der disseminierten Encephalitis gleichen.

Degenerative Erkrankungen des Gehirns.

Die pathophysiologischen Vorgänge und die anatomischen Befunde lassen von vornherein erwarten, daß bei degenerativen Erkrankungen des Zentralnervensystems keine wesentlichen Liquorveränderungen auftreten. Die zahlreichen Untersuchungen ergaben fast ausnahmslos völlig normale Liquorbilder. Gelegentlich beobachtete Abweichungen waren uncharakteristisch und praktisch weder diagnostisch noch differentialdiagnostisch noch für die Prognosestellung in irgendeiner Weise zu verwerten.

Paralysis agitans.

Im Gegensatz zu den postencephalitischen Zuständen findet man bei der Paralysis agitans normale Liquorbeschaffenheit. DEMME beobachtete in einem

Drittel seiner Fälle eine leichte Eiweißvermehrung mit normalem Quotienten. Bei den Folgezuständen nach CO-Vergiftung, nach Lues usw. treffen wir häufiger Abweichungen vom normalen Liquorbefund.

WILSONsche Erkrankung.

Bei diesem sehr seltenen Krankheitsbild findet man praktisch immer normale Liquorwerte.

Chorea Huntington.

Die Liquorbefunde zeigen keinerlei krankhafte Veränderungen. Nur gelegentlich beobachtete man uncharakteristische Veränderungen. Auch die *Chorea minor* geht meist ohne Liquorveränderungen einher. Gelegentlich findet man geringe Zellvermehrung.

LITTLESche Erkrankung.

Auch bei dieser Erkrankung sind die Liquorbefunde praktisch immer normal. Einzelbeobachtungen über Zellvermehrung oder Erhöhung des Liquorzuckers sind nicht zu verwerten.

PICK- und ALZHEIMERSche Erkrankung.

Bei diesen degenerativen Erkrankungen findet man fast immer normale Liquorbefunde. Es wird aber auch über Vermehrung des Gesamteiweißgehaltes berichtet. Auch unser anatomisch kontrolliertes Material von Fällen von PICK und ALZHEIMER zeigte normale Liquorbefunde.

Multiple Sklerose.

Diese Erkrankung des Zentralnervensystems zeigt keine charakteristischen Liquorbefunde. Wir haben bereits an anderer Stelle (s. S. 14) darauf hingewiesen, daß man mit der Liquorentnahme bei Multipler Sklerose zurückhaltend sein soll. Man soll nur dann eine Multiple Sklerose punktieren, wenn es aus differentialdiagnostischen Gründen erforderlich ist. Eindeutige Krankheitsfälle punktiere man nicht! Die postpunktionellen Beschwerden sind gerade bei dieser Erkrankung oft erheblich, daß man sie diagnostisch mitverwerten kann. Hinzu kommt, daß man nicht ganz selten ein Aufflackern des Prozesses oder eine Verschlechterung erlebt. Wie wir in der Klinik alle Möglichkeiten von leichtester Sensibilitätsstörung oder Hirnnervenlähmung bis zur schwersten Paraplegie finden können, so kann auch der Liquor ein normales bis pathologisch schwer verändertes Bild aufweisen. Der schubweise Verlauf, das Wiederfortschreiten oder das Stationärwerden bleibt nicht ohne Beeinflussung der Liquorbefunde. Die Zahl der Krankheitsherde, ihre topographische Lage zu den liquorführenden Räumen, ihre Ausdehnung und der Grad ihrer Aktivität sind von Bedeutung. So kann es uns nicht wunder nehmen, daß wir im Schrifttum so außerordentlich verschiedenartige Angaben über die Liquorbefunde bei Multipler Sklerose wiedergegeben finden. Während z. B. ESKUCHEN bei der Hälfte seiner MS.-Patienten normale Liquorverhältnisse trifft, berichtet STERNBERG und DEMME von Veränderung in 90% der Fälle. SCHRÖDER sah in 76% der Fälle, im frischen Schub in 96% der Fälle Zellvermehrung um 30—46/3 Zellen. Eine Erhöhung des Gesamteiweißes fand er in 13% der Fälle mit Werten von 33,6—49,2 mg-%. Der Globulingehalt war in 71% auf 11,4—14,2 erhöht. Eine maximale Veränderung der Kolloidreaktionen im linken Anteil der Kurve, wie bei der Paralyse, fand er in 30% der chronischen Fälle. Je akuter der Schub ist, um so häufiger findet man Veränderungen. Als ein Frühzeichen gilt die cyto-albumino-kolloidale Dissoziation.

Nach dem heutigen Stand unserer Kenntnisse besteht kein Zweifel, daß wir bei der Multiplen Sklerose in einem hohen Prozentsatz mit Liquorveränderungen rechnen müssen. Es ist hier nicht möglich alle Varianten aufzuführen und wir müssen uns deshalb begnügen, die Befunde wiederzugeben, die häufiger zur Beobachtung kommen.

Als häufig zu beobachtende Veränderungen bei Multipler Sklerose finden wir:

Der *Liquordruck* ist meist normal, doch kommt es auch bei akuten und schweren Schüben gelegentlich zu einer Drucksteigerung mäßigen Grades.

Das *Aussehen* und die *Beschaffenheit* sind unverändert.
Zellwerte an der oberen Grenze der Norm (6/3—8/3), und in etwa 40% der Fälle liegen die Zellwerte zwischen 10 und 30/3. Höhere Zellwerte gehören zu den Seltenheiten. Man beobachtet sie gelegentlich bei Jugendlichen. Meist weist eine hohe Zellzahl auf einen akuten Prozeß, insbesondere beim ersten Schub hin.

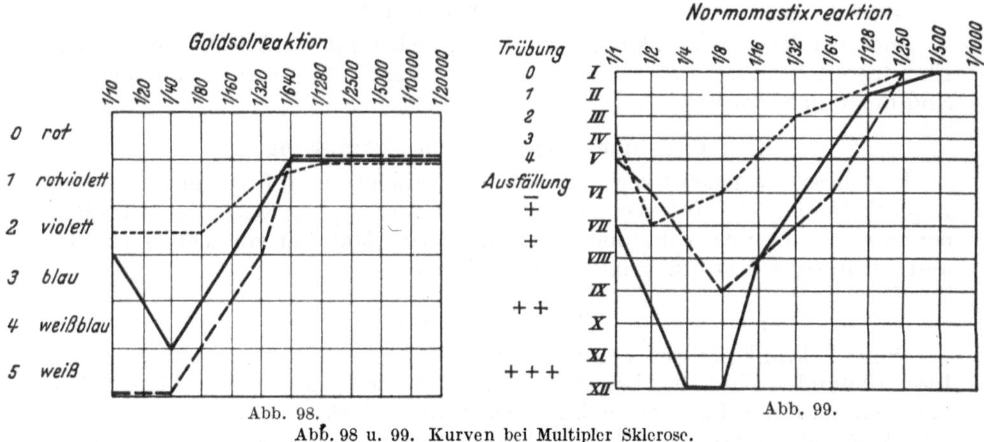

Abb. 98. Abb. 99.
Abb. 98 u. 99. Kurven bei Multipler Sklerose.

Es gibt aber auch Fälle, die klinisch stationär sind und bei denen eine Zellvermehrung nachweisbar ist und umgekehrt. Die Zellvermehrung bildet sich meist sehr langsam zurück. So lange eine Vermehrung der Zellen nachweisbar ist, sind die Träger rezidivgefährdet (SCHALTENBRAND). Während man früher annahm, daß die Zellvermehrung die Folge einer meningealen Beteiligung bei oberflächennahen Herden war, glaubt SCHALTENBRAND, daß sie der Ausdruck einer selbständigen Erkrankung der Meningen ist. Er beobachtete bei seinen bekannten Affenversuchen eine chronische Pleocytose, die unabhängig von Herden im Zentralnervensystem in Erscheinung trat. Entsprechende Veränderungen konnte er auch beim Menschen nachweisen.

Die *Eiweißwerte* sind meist erhöht. Die Globulinreaktionen sind häufig negativ. Der Gesamteiweißgehalt ist etwa in der Hälfte der Fälle noch normal. Stattdessen findet man aber häufig eine relative Verschiebung der Globuline und Albumine. Meist handelt es sich um eine relative Globulinvermehrung auch bei normalem Gesamteiweiß. Hierdurch liegt der Eiweißquotient meist hoch, steigt aber nur ausnahmsweise über 1,0 an. Es kommt aber auch gelegentlich zu einer Albuminvermehrung mit niedrigem Eiweißquotient. Der Verschiebung der Eiweißrelation kommt ein besonderer diagnostischer Wert zu, da sie nicht selten das einzige pathologische Zeichen ist, was wir im Liquor feststellen können.

Die *Goldsolreaktion* zeigt nicht selten eine maximale Verfärbung, besonders in den ersten Röhrchen wie bei der Progressiven Paralyse. Dagegen findet man bei der *Normo-Mastixreaktion* nur ausnahmsweise solche maximalen Veränderungen im linken Kurvenanteil. Im ganzen findet man die Zackenbildungen, die meist unvollständig sind, im linken Kurvenanteil, während Verlagerungen nach der Mitte oder in den rechten Anteil zu den Seltenheiten gehören (Abb. 98,99).

Der *Zuckergehalt* ist praktisch immer normal. Die Wa.R. im Liquor ist stets negativ. Dre Angaben über das Verhalten der Blutliquorschranke sind uneinheitlich. Bei vermehrtem Eiweißgehalt ist sie gesteigert, oft aber auch normal oder erniedrigt.

Überblicken wir diese Befunde, so kann man feststellen, daß es bis heute nicht gelungen ist, typische Liquorveränderungen bei der Multiplen Sklerose nachzuweisen. Es gibt jedoch eine Reihe von Veränderungen, die unter der Bewertung des klinischen Zustandes oft wichtige differentialdiagnostische Entscheidungen stützen können.

Wenn auch ein normaler Liquorbefund nicht gegen das Vorliegen einer Multiplen Sklerose spricht, so entscheidet ein pathologischer Befund mit Sicherheit z. B. die Frage „organisch" oder „psychogen". Auch die Abgrenzung gegen degenerative Erkrankungen, die fast immer einen normalen Liquorbefund aufweisen, wie die spastische Spinalparalyse, die amyotrophische Lateralsklerose u. a. entscheidet ein pathologischer Liquor. Die funikuläre Myelose zeigt oft sehr ähnliche Liquorbefunde. Häufig findet man bei der Multiplen Sklerose eine Zellvermehrung bei normalen Eiweißwerten und normalen Kolloidkurven, oder auch pathologische Eiweißwerte (Verschiebung der Relation) bei sonst normalen Liquorwerten. Diese auffallende Diskrepanz findet man gerade bei der Multiplen Sklerose häufig, und wir wollen auf sie besonders aufmerksam machen, um zu verhindern, daß der wenig Erfahrene diese nicht sehr ins Auge fallenden und oft noch an der oberen Grenze der Norm liegenden Befunde übersieht oder ihnen keine Bedeutung zumißt.

Die Liquorbefunde bei der Multiplen Sklerose lassen nur selten einen Rückschluß auf die Aktivität und den Verlauf der Erkrankung zu.

Die differentialdiagnostische Abgrenzung der Multiplen Sklerose gegen andere Erkrankungen erfährt durch die Liquordiagnostik keine sehr erhebliche Unterstützung. Auch bei der Diagnosestellung einer Multiplen Sklerose, besonders in ihrem Beginn, wo sie auch klinisch große Schwierigkeiten bereitet, wird durch die Liquoruntersuchung oft nur eine beschränkte Hilfe gegeben.

Bei Tumoren und anderen komprimierenden Rückenmarksprozessen findet man eine stärkere Eiweißvermehrung und häufig weiter nach rechts verlagerte Kolloidzacken als bei der Multiplen Sklerose. Bei unvollständiger Sperrung ist die differentialdiagnostische Abtrennung besonders schwierig. Hier liegen die Kolloidkurven meist im linken Anteil wie bei der Multiplen Sklerose. In seltenen Fällen von Multipler Sklerose kann auch der Ausfall des QUECKENSTEDTschen Versuchs für einen Tumor sprechen, und auch die Myelographie zeigt einen Stop. Nicht selten werden mehrfache Liquorentnahmen notwendig sein, deren Ergebnis dann schließlich eine Diagnosestellung ermöglicht. Während beim Tumor meist eine weitere Verstärkung der Symptome im Sinne eines Sperrliquors sich entwickelt, treten bei der Multiplen Sklerose diese Veränderungen nicht ein. Eine Abgrenzung der Multiplen Sklerose gegen einen Tumor auf Grund des Liquorbefundes ist nur bei stärkeren Veränderungen möglich. Eine auffallende Diskrepanz zwischen der Stärke der Kolloidzacken und der Eiweißwerte spricht für eine Multiple Sklerose. Die sehr schwierige Abgrenzung einer Lues spinalis von einer Multiplen Sklerose wird oft durch das Ergebnis der Wa.R. entschieden werden können. Aber auch sie läßt uns mitunter im Stich, da zu einer latenten Lues Multiple Sklerose hinzukommen und andererseits die Wa.R. bei

Lues spinalis negativ sein kann. Die weitgehende Übereinstimmung im pathologisch-anatomischen Prozeß encephalitischer (Encephalitis disseminata) und
frischer Multiplen Sklerose-Herde führt dazu, daß auch die Liquorbefunde sich
weitgehend ähneln.

Bei der SCHILDERschen *Erkrankung (diffuse Sklerose)* finden wir mitunter
Liquorveränderungen, die der Multiplen Sklerose weitgehend ähnlich sein können.
Der Druck ist normal oder leicht gesteigert, der Eiweißgehalt ist normal oder
etwas erhöht, Zucker und Chloridspiegel sind regelrecht. Die Kolloidreaktionen
zeigen Kurven im linken bis mittleren Anteil. Nicht selten findet man auch bei
der diffusen Sklerose normale Liquorbilder.

Myelitis.

Unter diesem Krankheitsbegriff faßte man eine Reihe vorwiegend entzündlicher Erkrankungen des Rückenmarks zusammen. In der Klinik wird heute
die Diagnose ,,Myelitis'' kaum mehr verwandt. Es gelingt meist eine differentialdiagnostische Trennung einzelner Krankheiten, so z. B. die Multiple Sklerose,
die Lues spinalis, die Encephalo-myelitis disseminata, septische oder eitrige
Myelitiden, tuberkulöse Veränderungen u. a. Für all diese Erkrankungen sind in
der Liquordiagnostik die entzündlichen Liquorveränderungen an erster Stelle
zu nennen. Hinzu kommt als Charakteristikum und als wichtiges diagnostisches
Merkmal ein oft sehr eindeutiger Unterschied zwischen dem occipitalen und lumbalen Liquor. Dabei sind die Veränderungen im lumbalen Liquor praktisch immer
erheblich stärker ausgeprägt als in höhergelegenen Orten. Diese Tatsache ist
wohl verständlich, wenn man sich klarmacht, daß der Krankheitsprozeß den
ihn umgebenden Liquor stärker verändert als den Liquor in den höher gelegenen
Liquorräumen. Hinzu kommt, daß Verklebungen und Zirkulationsstörungen
im Bereich oder oberhalb des Krankheitsherdes einen Austausch des Liquors
behindern oder völlig unterbrechen können. Während in solchen Fällen der
Zysternenliquor nur geringe Veränderungen wie geringe Zell- und Eiweißvermehrung, Linkszacken in den Kolloidkurven aufweist, findet man im lumbal entnommenen Liquor häufig eine xantochrome Verfärbung, eine Pleocytose bis zu
mehreren 100/3 Zellen und eine Verlagerung der Kolloidzacken nach rechts oder
zur Mitte. Bei solchen Befunden kann es sich aber um einen Rückenmarkstumor
handeln, da auch bei ihm durch sekundäre meningeale Reaktion eine erhebliche
Zellvermehrung einen Entzündungsprozeß vortäuschen kann. Bei völliger
Unterbrechung der Liquorzirkulation handelt es sich bei dem lumbalen Liquor
nach seiner Zusammensetzung kaum mehr um einen Liquor als vielmehr um ein
entzündliches Exsudat (DEMME).

Poliomyelitis acuta anterior (HEINE-MEDIN).

Die klinische Diagnose der Frühstadien dieser Erkrankung gestaltet sich
außerordentlich schwierig. So war es verständlich, daß man große Hoffnungen
auf die Ergebnisse der Liquoruntersuchung setzte, um vielleicht einen neuen
differentialdiagnostischen Anhalt zu gewinnen. Die Erfahrung zeigte aber,
daß die Liquorbefunde bei der Poliomyelitis kein spezifisches Bild aufweisen.
Trotzdem bedeutet die Liquoruntersuchung für die Diagnose und Differentialdiagnose der Poliomyelitis außerordentlich viel. Dies trifft besonders für das
präparalytische Stadium zu. Eine möglichst frühzeitige Sicherung einer Ver-
dachtsdiagnose ist für die Therapie und so für die Prognose von größter Wichtigkeit.

Während der Epidemien zeigte es sich, daß schon beim Auftreten der ersten
Prodromalerscheinungen Liquorveränderungen auftreten. Man kann Zellvermehrung bis auf mehrere 1000/3 finden. Die Pleocytose erreicht den Höhepunkt

mit dem Auftreten der Lähmung oder wenige Tage später. Dann sinken die Zellzahlen rasch ab, um in der zweiten bis vierten Woche die normalen Ausgangswerte wieder erreicht zu haben. Zuerst handelt es sich um polynucleäre Leukocyten, während später in vermehrtem Maße Lymphocyten erscheinen.

Der *Liquordruck* ist erhöht, besonders in den ersten Tagen.

Die *Eiweißwerte* steigen auf das Zwei- bis Dreifache, um dann mit dem Sinken der Zellzahl wieder zurückzugehen. Die Globulinreaktionen werden positiv. Das Verhalten des Eiweißquotienten ist uncharakteristisch.

Die *Kolloidreaktionen* zeigen leichte bis mittelstarke Veränderungen im linken bis mittleren Anteil der Kurve (Abb. 100, 101).

Der *Zuckergehalt* ist stets erhöht, die *Chloride* sind normal.

Die *Permeabilitätsprüfung* ergibt keine eindeutigen Befunde. Im Anfangsstadium ist sie oft erhöht.

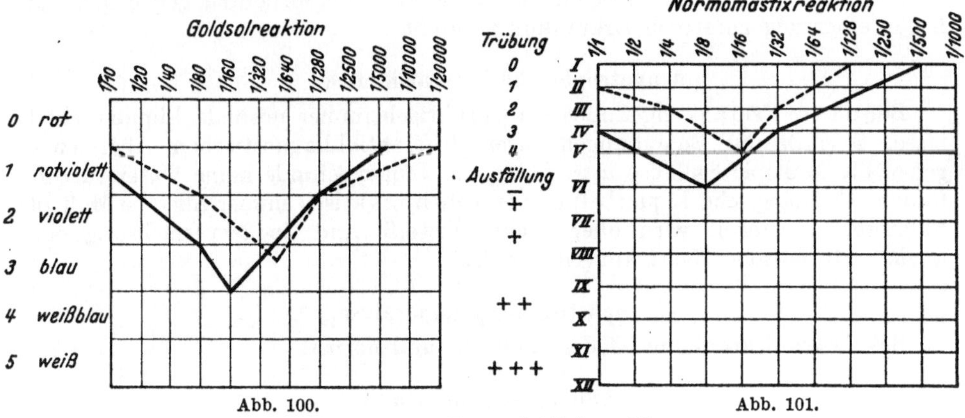

Abb. 100. Abb. 101.

Abb. 100 u. 101. Kurven bei Poliomyelitis.

Der Liquor ist steril.

Einschlußkörperchen wurden von REHM festgestellt.

Die Liquorveränderungen halten nur kurze Zeit an und bilden sich in wenigen Wochen zur Norm zurück.

Differentialdiagnostisch sind wichtig:

Polynucleäre Leukocytose im Anfang der Erkrankung,

geringe Eiweißvermehrung,

erhöhter Zuckergehalt,

Links- bis Mittelkurven mäßigen Grades.

Stattdessen geht eine Meningitis gleich mit starker Eiweißvermehrung einher. Bei ihr ist der Zuckerspiegel im Gegensatz zur Poliomyelitis erniedrigt. Große Ähnlichkeit besteht zur aseptischen Meningitis, so daß vielfach eine gleiche Ätiologie angenommen wird. Mit dem Auftreten von Lähmungen ist die Differentialdiagnose an Hand der Liquorbefunde gegenüber einer Neuritis oder Polyneuritis sehr schwierig (s. S. 161).

Funikuläre Myelose.

Diese Erkrankung des Rückenmarks, die im Verlauf der Perniciösen Anämie nicht selten in Erscheinung tritt, zeigt gelegentlich Liquorveränderungen. Der Eiweißgehalt ist mitunter leicht vermehrt, meist sind die Eiweißrelationen ungestört. Nur selten beobachtet man eine relative Globulinvermehrung. Die Zellzahl ist praktisch immer normal. Bei den Kolloidreaktionen findet man gelegentlich Linkszacken. In manchen Fällen sicherer funikulärer Myelose findet

man einen völlig normalen Liquor. Sind krankhafte Veränderungen im Liquor
feststellbar, so sind sie meist sehr geringgradig und uneinheitlich. Eine Parallelität zwischen dem klinischen Zustandsbild, dem Verlauf, dem Blutbild und den
Liquorbefunden besteht nicht. Es gibt schwere klinische Störungen mit normalem Liquor und leichte Krankheitsbilder mit ausgesprochenen Liquorveränderungen.

Degenerative Systemerkrankungen des Rückenmarks.

Nach den Kenntnissen über die Ursache der Entwicklung von Liquorveränderungen ist es nicht verwunderlich, daß wir bei den degenerativen Erkrankungen
des Rückenmarks wie auch des Gehirns keine besonderen Liquorveränderungen
nachweisen können. So läßt uns die Liquoruntersuchung bei diesen Erkrankungen
in diagnostischer und differentialdiagnostischer Hinsicht im Stich. Es ist sogar
so, daß in den meisten Fällen ein pathologischer Liquorbefund gegen das Vorliegen einer degenerativen Erkrankung spricht.

Amyotrophische Lateralsklerose.

Bei dieser Erkrankung findet man praktisch immer normale Liquorverhältnisse, so daß die Bemühungen ihrer differentialdiagnostischen Abgrenzung
gegen die Multiple Sklerose u. a. durch die Liquorbefunde keine Unterstützung
finden. Pathologische Liquorbefunde sprechen praktisch immer für eine Multiple
Sklerose. Vereinzelt wird über leichte Eiweiß- und Zuckervermehrung oder
uncharakteristische Mastixkurven berichtet.

Spastische Spinalparalyse.

Bei dieser Erkrankung ist der Liquorbefund normal.

FRIEDREICHsche Ataxie.

Die Angaben über Liquoruntersuchungen bei dieser Erkrankung ergeben
fast ausnahmslos über normale Werte. DEMME beobachtete einmal eine leichte
Globulinvermehrung bei normalem Gesamteiweißgehalt, eine geringe isolierte
Albuminvermehrung bei kleiner Zacke der Mastixkurve.

Spinale Muskelatrophie.

Bei dieser degenerativen Erkrankung finden wir praktisch immer normale
Liquorverhältnisse. Nur selten werden uncharakteristische Eiweißvermehrungen
beobachtet.

Die *progressive Bulbärparalyse* und *andere degenerative Erkrankungen* zeigen
ebenfalls normale Liquorbilder.

Neuritis.

Die entzündlichen Erkrankungen der peripheren Nerven gehen ohne Liquorveränderungen einher. Das trifft aber nur dann zu, wenn der Vorgang ausschließlich auf den peripheren Nerven beschränkt bleibt. So findet man bei
Neuritiden unklarer Genese (Erkältung, rheumatisch, toxisch), bei peripheren
traumatischen Nervenverletzungen u. a. keine Liquorveränderungen.

Wenn aber der Prozeß vom peripheren Nerven auf die Plexus und die Rückenmarkswurzel übergreift, so kann der Liquor verändert werden. Dies ist im besonderen Maße bei den Neuritiden der unteren Extremitäten der Fall, die häufiger
mit Liquorveränderungen einhergehen.

So beobachtet man bei Entzündungen des Nervus ischiadicus nicht selten
eine Eiweißvermehrung (insbesondere der Albumine), seltener eine sehr geringe

Zellvermehrung. Bei stärkerer Eiweißvermehrung kommt es zu Linkszacken in den Kolloidreaktionen. Besonders ausgesprochene Veränderungen findet man bei Neuritiden, die auf den Plexus lumbosacralis übergegriffen haben und klinisch zu Paresen und Sensibilitätsstörungen führten. Hier findet man eine Albuminvermehrung mit niedrigen Eiweißquotienten (seltener Globulinvermehrung) und Linkszacken in den Kolloidreaktionen.

Bei Neuritiden der oberen Extremitäten bleibt der Prozeß viel häufiger auf den peripheren Nerven beschränkt, und man findet keine oder nur sehr unwesentliche Liquorveränderungen, wie z. B. eine leichte Eiweißvermehrung.

Etwas anders liegen die Verhältnisse bei den Neuritiden der Hirnnerven. Hier trifft man schon eher Liquorveränderungen an. Die häufigste Hirnnervenentzündung trifft den Nervus facialis. Sie geht nicht selten ohne Liquorveränderungen einher, aber man beobachtet auch eine Zell- und Eiweißvermehrung. Manche Autoren glaubten, aus diesem Befund eine Einordnung dieser Krankheitszustände zur Poliomyelitis in abortiver Form vornehmen zu müssen.

Nicht selten besteht bei solchen Hirnnervenstörungen der Verdacht, daß es sich z. B. um eine Multiple Sklerose handelt, woran bei der niedrigen Zellzahl, den tiefen Linkskurven bei mäßiger Eiweißvermehrung und erhöhtem Eiweißquotient gedacht werden muß.

Aber wie bei den peripheren Neuritiden, finden wir auch bei den Entzündungen der Hirnnerven häufig völlig normale Liquorwerte. Auch können leichte Veränderungen im akuten Stadium die Zellvermehrung u. a. schon nach wenigen Tagen verschwinden, ohne daß eine Parallelität zu dem klinischen Zustand besteht.

Bei *isolierter retrobulbärer Neuritis* fand SCHEID nur in 3 von 23 Fällen Liquorveränderungen. MARCHESANI und KLIMKE verzeichneten in der Hälfte ihrer Fälle pathologische Liquoren, während sie bei der Neuritis optica als Begleitsymptom von Entmarkungsencephalitiden in 90% der Fälle Liquorveränderungen fanden.

Nach RIEBELING ist bei der Differentialdiagnose folgendes zu bedenken: Neuritiden zeigen oft eine Eiweißvermehrung, insbesondere der Albumine, eine mäßige Zellvermehrung und Trübung bei den Mastixreaktionen. Bei Arachoiditis beobachtet man eine Eiweißvermehrung, nur selten eine Zellvermehrung, eine Trübung bei den Mastixreaktionen und einen typischen Ausfall der Salzsäurekollargolreaktion. Die Poliomyelitis geht mit einer Zellvermehrung ohne Verminderung des Zuckers und mit schwankenden Eiweißwerten und uncharakteristischen Ausfällen in den Kolloidreaktionen einher.

Polyneuritis.

Sehr ähnlich wie bei den entzündlichen Erkrankungen einzelner peripherer oder Hirnnerven liegen die Verhältnisse bei der Polyneuritis, jener Erkrankung, bei der mehrere Nerven oder Gruppen von Nerven betroffen sind. Die Genese dieser klinischen Bilder ist sehr verschieden. Es gibt keinen spezifischen Liquorbefund für die Polyneuritis.

Wir beobachten häufig eine sehr geringe Zellvermehrung und eine stärkere Eiweißvermehrung mit niedrigem Eiweißquotient bei leichter Linkszacke in den Kolloidreaktionen. Die Angaben über die Zuckerwerte sind nicht einheitlich. Nur selten beobachtet man sehr hohe Eiweißwerte und das Auftreten von Koagulationserscheinungen. Diese Veränderungen treten nur dann auf, wenn der Prozeß in irgend einer Form auf die Plexus oder Rückenmarkswurzel übergegriffen hat.

Die Rückbildung der Liquorveränderungen bei Polyneuritiden erfolgt in ähnlicher Weise wie bei den Neuritiden. Zuerst bilden sich die Zellwerte zurück, während die Normalisierung der Eiweißwerte oft Wochen oder Monate beansprucht.

Den Liquorbefunden bei der Polyneuritis kommt vorwiegend eine differentialdiagnostische Bedeutung zu, insbesondere bei dem Versuch der Abgrenzung gegen Poliomyelitis (Zellvermehrung bei geringer Eiweißvermehrung). Die beschriebenen Veränderungen treffen aber nur für das akute Stadium zu, später ist eine differentialdiagnostische Unterscheidung auf Grund der Liquorbefunde nicht mehr möglich. Mitunter kann auch die Differentialdiagnose zwischen einer Polyneuritis und einer beginnenden Kompression sich schwierig gestalten, ja unmöglich sein.

Polyneuritiden toxischer Genese gehen häufig ohne Liquorveränderungen einher. Bei Polyneuritis nach Diabetes wird Eiweißvermehrung, geringe Kolloidzacken bei normalen und fast normalen Zellwerten und erhöhtem Zuckergehalt verzeichnet.

Bei Polyneuritiden nach Herdinfektionen, Infektionskrankheiten, Krankheiten des Verdauungstraktus, sowie nach Injektion von artfremdem Eiweiß (Serum, Vaccination) fand BANNWARTH immer wieder das von GUILLAIN und BARRÉ beschriebene Syndrom, bestehend aus einer erheblichen Eiweißvermehrung und tiefen Ausfällen bei den Kolloidreaktionen bei relativ niedrigen, oft normalen Zellzahlen (ähnlich dem Sperrsyndrom). BANNWARTH deutet diese Krankheitsbilder und die Liquorveränderungen als Ausdruck einer allergisch-hyperergischen, serösen Entzündung und setzt sie in Parallele zu den rheumatischen Erkrankungen. Es kommt zu einer Steigerung der Durchlässigkeit der kleinsten Gefäße, wodurch es zu einem vermehrten Übertritt von Blutplasma in den Liquor kommt. Der SCHALTENBRAND-WÖRDEHOFFsche Test ergibt eine hochgradige Verzögerung der Liquorbildung und der Resorption (s. S. 29).

Die postdiphtherische Polyneuritis.

Die Häufigkeit dieser Sonderform und die Bedeutung die der Liquoruntersuchung zukommt, läßt es berechtigt erscheinen, dieses Krankheitsbild gesondert zu besprechen.

Als typisches Zeichen bei der postdiphtherischen Polyneuritis findet man die *albumino-cytologische Dissoziation*. Man beobachtet eine Steigerung des Gesamteiweißgehalts meist auf 100—150 mg-%. Bei der postdiphtherischen Polyneuritis wie bei den anderen „bakteriell-toxischen“ Polyneuritiden findet man Eiweißsteigerung bis auf das Sechsfache der Norm, im Gegensatz zu den Befunden bei den Polyneuritiden „unbekannter Ätiologie“, bei denen man Steigerung des Gesamteiweißes auf das 10—20fache findet (SCHALTENBRAND, BECK u. a.). Die Eiweißrelation ist meist normal oder leicht erhöht.

Die Kolloidreaktionen zeigen Links- bis höchstens mittelständige Kurven.

Die Schwere der Liquorveränderungen geht mit dem klinischen Bild nicht parallel. Eine Eiweißsteigerung kann auch nach Abklingen der klinischen Krankheitszeichen nachweisbar sein. Die Liquorveränderungen weisen darauf hin, daß es sich bei den postdiphtherischen Polyneuritiden nicht um eine Erkrankung handelt, die nur auf die Peripherie beschränkt bleibt.

LANDRYsche Paralyse.

Bei dieser Erkrankung, die verschiedene Ursachen haben kann, finden wir sehr unterschiedliche, unter Umständen auch normale Befunde. Mitunter beobachtet man leicht erhöhte Zellwerte bei erheblicher Eiweißvermehrung und tiefen

Zacken im mittleren bis rechten Anteil der Kolloidkurve. Dieser Befund ähnelt
sehr dem bei Polyneuritis (Abb. 102, 103).

Syringomyelie und Gliosis spinalis.

Bei der Syringomyelie und Hämatomyelie findet man erklärlicherweise keine
oder nur sehr geringe Liquorveränderungen. Mitunter beobachtet man eine
leichte Albuminvermehrung und Zuckervermehrung. Die Liquorveränderungen

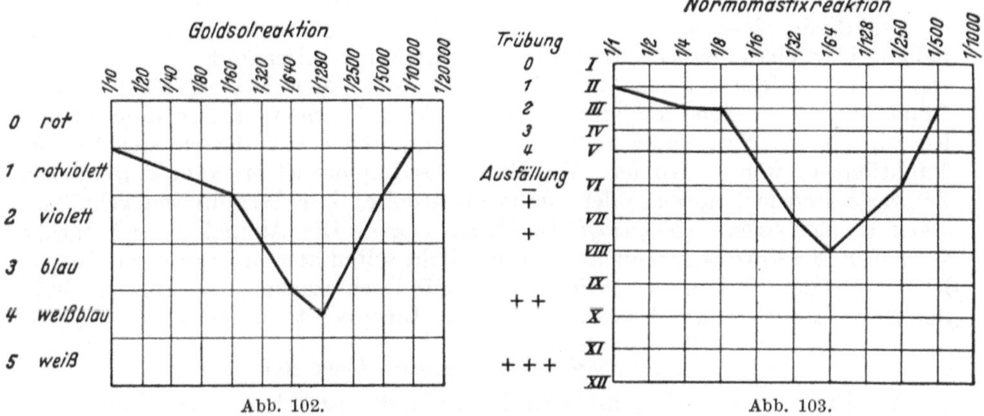

Abb. 102.   Abb. 103.

Abb. 102 u. 103. Kurven bei LANDRYscher Paralyse.

sind dabei diagnostisch nicht verwertbar. Bei stärkerer Ausbildung eines Glia-
stiftes kann es zum Sperrsyndrom und den entsprechenden Veränderungen
kommen. Kleine gliöse Veränderungen im Rückenmark bewirken keine Liquorveränderungen.

Der Sperrliquor.

Dem Kapitel der raumbeschränkenden Prozesse und ihrer Liquorveränderungen möchten wir die Befunde bei der Unterbrechung der Liquorzirkulation

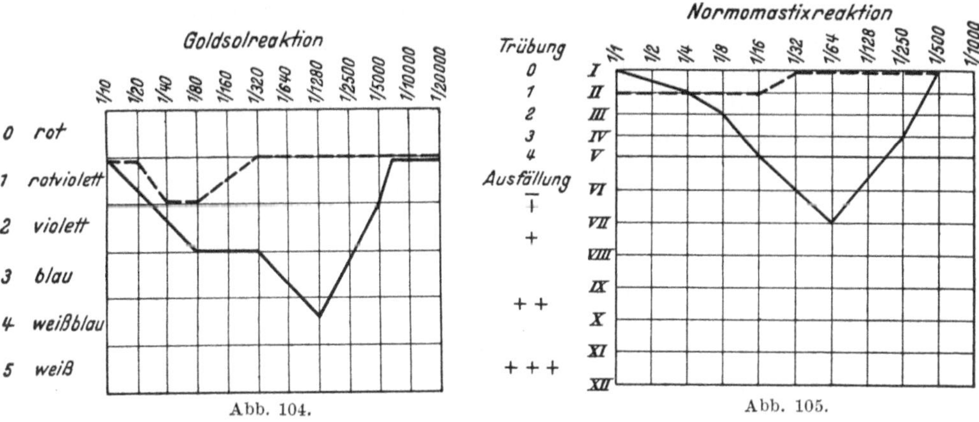

Abb. 104.   Abb. 105.

Abb. 104. Kurven bei Unterbrechung der Liquorzirkulation (– – – oberhalb der Sperrung; —— unterhalb der
Sperrung).

vorausschicken, da dieser Vorgang bei den raumbeschränkenden Prozessen
häufig zur Beobachtung kommt und dort den Liquorbefund in entsprechender
Weise beeinflußt. Die Kenntnis von den charakteristischen Liquorveränderungen
bei vollständiger oder teilweiser Unterbrechung der Liquorzirkulation insbesondere

im Verlauf des Rückenmarkkanals ist uns ein wertvolles diagnostisches Hilfsmittel (s. S. 150, 102).

Nicht nur der pathologische Befund unterhalb des Kompressionsherdes,
nicht nur die Veränderung oberhalb des Herdes, sondern die Differenz zwischen
diesen Befunden ist typisch für das Vorliegen einer Unterbrechung der Liquorzirkulation (Abb. 104, 105).

Liquorbefund unterhalb einer vollständigen Sperrung.

Unterhalb einer Liquorzirkulationsunterbrechung findet man eine Auf-
hebung bzw. eine Verzögerung der Liquorneubildung. Hier finden wir die stärksten, oft geradezu grotesk anmutenden Befunde. Man hat eigentlich keinen
Liquor mehr vor sich, sondern ein eiweißreiches Transsudat. Der Liquordruck
ist stark erniedrigt, kann auch erhöht sein, aber es entleeren sich bei der
Punktion nur wenige Tropfen. Die Farbe des Liquors ist oft xantochrom. Die
Zellwerte sind fast normal oder nur leicht erhöht. Der Gesamteiweißgehalt ist
stark erhöht *(albumino-cytologische Dissoziation)*. Die Albumine sind stärker
vermehrt, der Eiweißquotient ist niedrig. Nicht selten kommt es zu einer Koagulation. Bei den Kolloidkurven findet man tiefe Rechtszacken. Die Permeabilität
der Blutliquorschranke ist stark erhöht. Die Lipoidwerte liegen hoch.

Liquorbefund oberhalb einer vollständigen Sperrung.

Hier findet man im Gegensatz zu den Befunden unterhalb eines Krankheitsherdes geringe Liquorveränderungen. Nur dicht oberhalb des Prozesses findet
man noch erhebliche Eiweißvermehrung (BANNWARTH). Druck und Aussehen
sind meist normal. Die Zellzahl ist fast immer regelrecht oder nur gering erhöht.
Der Eiweißgehalt und die Kolloidkurven sind normal. Die Lipoidwerte sind
nicht verändert.

. Diese so unterschiedlichen Liquorbefunde oberhalb bzw. unterhalb des
Kompressionsherdes sind für die Diagnose einer Passagebehinderung praktisch
schon oft entscheidend. Hinzu kommt das Ergebnis des QUECKENSTEDTschen
Versuchs. Steigt der Liquordruck unterhalb der vermuteten Kompression beim
Druck auf die beiden Venae jugulares nicht an, so spricht das für eine Unter-
brechung der Liquorzirkulation. Die Fortpflanzung der Druckerhöhung im
Schädelinnenraum ist unterbrochen (s. S. 27).

Während im abgeschlossenen Lumbalsack der Liquor allmählich resorbiert
wird, erfolgt eine Transsudation aus dem Serum der gestauten Venen. Eine Neubildung von Liquor kann im Bereich des Rückenmarks nicht mehr erfolgen. Je
weiter caudalwärts eine solche Kompression liegt, je hochgradiger sind die Veränderungen.

Liquorbefund bei unvollständiger Absperrung.

Wenn auch ein noch so geringer Liquoraustausch möglich ist, so finden
wir schon wesentlich geringere Liquorveränderungen. Es bleibt noch eine deutliche Differenz zwischen den Liquorbefunden unter- und oberhalb der Kompression, jedoch ist die Differenz der Befunde nicht so hochgradig. Die Werte
unterhalb einer unvollständigen Absperrung erreichen nicht solche extremen
Grade. Man wird in solchen Fällen immer oberhalb der vermuteten Behinderung
die Punktion ausführen, was man bei einer kompletten Unterbrechung nicht
immer nötig hat, da man aus dem caudalen „Sperrliquor" bereits eine Diagnose
stellen kann.

Bei nur teilweiser Behinderung der Liquorzirkulation fehlt meist die Xantochromie. Der Eiweißgehalt ist nur mäßig erhöht, die Kolloidreaktionen zeigen

nur geringere Zackenbildungen. Der QUECKENSTEDTsche Versuch ergibt eine Verzögerung des Anstiegs bei Venendruck und ein langsameres Absinken beim Fortfall desselben.

Über die Art des Prozesses kann aus dem Liquorbefund nichts gesagt werden. Eine Verlegung des Liquorraums z. B. durch intra- oder extramedulläre Tumoren, durch Geschwülste der Hirnhäute, durch Veränderungen am umgebenden Wirbelkanal oder durch Folgezustände abgelaufener Entzündungen lassen sich durch die Liquorbefunde nicht voneinander unterscheiden. Der Grad der Unterbrechung der Liquorzirkulation und die Kompression der Venen ist für die Liquorbeschaffenheit entscheidend.

Man kann gewisse Anhaltspunkte gewinnen. So weist z. B. eine positive Wa.R. im Liquor ober- und unterhalb des Prozesses auf eine spezifische Erkrankung hin (Gumma, Meningitis luica usw.). Findet man aber bei positiver Wa.R. im Serum nur eine positive Wa.R. im Lumballiquor, so kann dieser Befund durch die gesteigerte Permeabilität der Blutliquorschranke hervorgerufen sein. Zeigt der Liquor stärkere entzündliche Erscheinungen wie Zellvermehrung u. a., so deutet das auf eine entzündliche Natur hin (meningeale Verklebungen usw.). In differentialdiagnostischer Hinsicht macht die Abgrenzung gegen Liquorbefunde bei Multipler Sklerose oft Schwierigkeiten, da diese mitunter die Charakteristika eines unvollständigen Sperrliquors aufweist. Jedoch ist die Differenz zwischen lumbalem und occipitalem Liquor meist sehr gering.

Hirntumor.

Die Liquorbefunde bei den raumbeschränkenden Prozessen sind außerordentlich wechselnd. Die verschiedenartige Genese der Tumoren (gliöse Geschwülste, Neubildungen von nervösem Parenchym, Mischgeschwülste, Tumoren der Hirnhäute, Metastasen, Abscesse, parasitäre Ablagerungen, Neubildungen syphilitischer oder tuberkulöser Natur u. a.) bleibt auf das Liquorbild nicht ohne Einfluß. Hinzu kommt die Größe des Tumors, seine Lokalisation, Malignität oder Benignität, die Aktivität des Prozesses, die entzündliche Mitbeteiligung der umgebenden Gewebe, die Stauung der Venen u. a. Jeder dieser Faktoren kann in schwächerem oder stärkerem Ausmaß die Liquorbeschaffenheit beeinflussen.

Als häufigste Liquorveränderung bei Hirntumoren findet man eine Vermehrung des Gesamteiweißes ohne wesentliche Zellvermehrung.

Weder eine spezielle Tumorart bei verschiedenem Sitz, noch verschiedenartige Tumoren bei gleichem Sitz, bewirken eine einheitliche Liquorbeschaffenheit. Eine Ausnahme bildet das Acusticusneurinom.

Nach KAFKA müssen wir beim Liquor bei Tumoren folgende Befunde voneinander unterscheiden. Es sind:

1. die direkt durch den Tumor bedingten Erscheinungen wie Tumorzellen, aus dem Tumor stammende Stoffe,

2. die Beeinträchtigung der Liquorpassage direkt oder indirekt durch den Tumor mit Stauung der Venen und schließlich

3. die uncharakteristischen Veränderungen wie Drucksteigerung, Farbveränderungen, reaktive Zellvermehrung, Eiweißvermehrung, uncharakteristische Kolloidzacken, Veränderung des Zucker- und Chloridgehaltes und schließlich die Zeichen frischerer und älterer Blutungen.

Das Auftreten der vom Tumor direkt hervorgerufenen Erscheinungen ist verhältnismäßig selten. Der Nachweis von Tumorzellen gelingt nur dann, wenn die Geschwulst an irgendeiner Stelle mit den liquorführenden Räumen in Verbindung steht. Verhältnismäßig häufig gelingt der Nachweis von Tumorzellen bei carcinomatösen oder sarkomatösen Veränderungen der Hirnhäute und bei

Ventrikeltumoren, während man bei tiefsitzenden Tumoren praktisch kaum je
Tumorzellen nachweisen kann. Eine Differenzierung dieser Zellen ist selbst für
den Geübten nicht einfach. Die Liquorzellen sind oft regressiv verändert, so
daß eine große Vorsicht bei der Beurteilung notwendig ist. Auch der Nachweis
charakteristischer Stoffe, die direkt aus dem Tumor stammen, ist eine Seltenheit.
Bei Melanosarkomatose findet man eine dunkelbraune bis schwarze Verfärbung
des Liquors. Beim Cholesteatom findet man Cholesterinkrystalle, bei Mischge-
schwülsten Talg und andere Substanzen. Der unmittelbare Stoffaustausch
zwischen der Geschwulst und dem Liquor verändert die Befunde nicht unwesentlich. Der Nachweis ist jedoch schwer zu erbringen. Alle diese Befunde sind aber
außerordentlich selten, so daß sie bei der Tumordiagnostik nur eine untergeordnete
Rolle spielen. Man ist vielmehr auf Allgemeinerscheinungen angewiesen, deren
Beurteilung im Rahmen des gesamten Liquorbildes und der klinischen Untersuchungsergebnisse oft schwierig und wenig befriedigend ist.

Liegt eine Unterbrechung der Liquorzirkulation zwischen den äußeren und
inneren Liquorräumen vor (Hydrocephalus internus occlusus), so findet man
im zysternalen oder lumbalen Liquor nicht den Befund eines „Sperrliquors".

Obwohl wir bei dem Hirntumor kaum charakteristische Veränderungen
finden, so ist es doch bedeutungsvoll, sich die Befunde vor Augen zu führen, die
man am häufigsten bei raumbeschränkenden Prozessen beobachtet.

Wird durch einen raumbeschränkenden Prozeß das Ventrikelsystem berührt
oder stärker komprimiert oder erreicht die Geschwulst die Meningen, so findet
man meist erhebliche stärkere Veränderungen als bei kleinen, zentral gelegenen
Geschwülsten. Jedoch findet man auch bei großen Tumoren unter Umständen
normale Liquorbilder. Hypophysentumoren zeigen häufig normale Liquorverhältnisse. Langsam wachsende Tumoren gehen ebenfalls häufig ohne Liquorveränderungen einher. Bei Tumoren ist der Liquordruck meist erhöht, jedoch
sprechen normale Druckverhältnisse nicht gegen einen Tumor. Es besteht keine
absolute Parallelität zwischen dem zysternal oder lumbal gemessenen Druck und
den klinischen Hirndruckerscheinungen. Dies trifft insbesondere dann zu, wenn
keine Verbindung zwischen den inneren und äußeren Liquorräumen besteht.
Es kann dann in den Ventrikelräumen eine sehr erhebliche Drucksteigerung mit
schweren klinischen Erscheinungen bestehen, obwohl die zysternale oder lumbale
Druckmessung normale oder erniedrigte Werte aufweist. Oft ist der Liquordruck
auch erhöht, aber er sinkt schon nach Ablassen weniger Tropfen zur Norm oder
darunter ab. Der QUECKENSTEDTsche Versuch zeigt, daß beim Venendruck der
intraventrikuläre Druck ansteigt, während der zysternale oder lumbale sich nicht
verändert. Solche Passagebehinderungen entstehen durch Tumoren des Aqädukts,
des 4. Ventrikels usw., wenn die Verbindung zu den äußeren Liquorräumen
unterbrochen ist. Aber auch Tumoren der hinteren Schädelgrube, die von
außen her durch Verdrängung die Zirkulation behindern, rufen das gleiche Zustandsbild hervor (s. S. 173).

Aussehen und Beschaffenheit des Liquors.

Bei Hirntumoren ist das Aussehen des Liquors meist unverändert, d. h. wasser-
klar und farblos. Man beobachtet aber auch eine gelbliche Verfärbung durch
Serumfarbstoffe, die bei erhöhter Permeabilität durchtreten. Das Bilirubin,
das normalerweise an das Serumalbumin gebunden ist und mit diesem kata-
phoretisch wandert, erzeugt einen xantochromen Liquor (SCHEID). In anderen
Fällen ist die Xantochromie das Zeichen einer älteren Blutung, wie wir sie bei
Hirntumoren beobachten. Besonders häufig findet man eine Xantochromie bei
Meningeomen und Acusticusneurinomen.

Zellzahl.

Die Zellwerte liegen zwischen 10/3 und 30/3, können aber auch normal sein. Höhere Zellwerte sprechen für eine meningeale Beteiligung. Bei Tumoren, die in die Liquorräume eingebrochen oder stark zerfallen sind, kommt es ebenfalls zu einer erheblicheren Zellvermehrung. Eine differentialdiagnostische Abtrennung gegenüber entzündlichen Erkrankungen ist dann kaum möglich.

Eiweißgehalt.

Der Gesamteiweißgehalt ist bei Hirntumoren meist etwas erhöht bis auf etwa 70 mg %, kann aber auch normal sein. Die Albumine sind oft stärker vermehrt als die Globuline, wodurch wir einen niedrigen Eiweißquotient erhalten. Man findet aber auch eine Globulinvermehrung mit Erhöhung des Eiweißquotienten, der jedoch fast immer unter 1,0 bleibt. Liegt eine Absperrung vor, so finden wir sehr viel höhere Eiweißwerte. Eine Eiweißsteigerung findet man besonders häufig und ausgesprochen bei Tumoren, die in mittelbarer Beziehung zu den Liquorräumen stehen (insbesondere Meningeome, rindennahe Gliome, und bei Meningeomen der Riechgrube, der Basis der mittleren Schädelgrube, der Sella oder bei Kleinhirnbrückenwinkeltumoren).

Kolloidreaktionen.

Bei den Kolloidreaktionen ergeben sich sehr verschiedenartige Veränderungen. Die Breite und Tiefe der Goldsolzacke ist im Verhältnis zu den Eiweißwerten gering. Bei mittleren Werten findet man Kurven in der Mitte, bei stärkerer

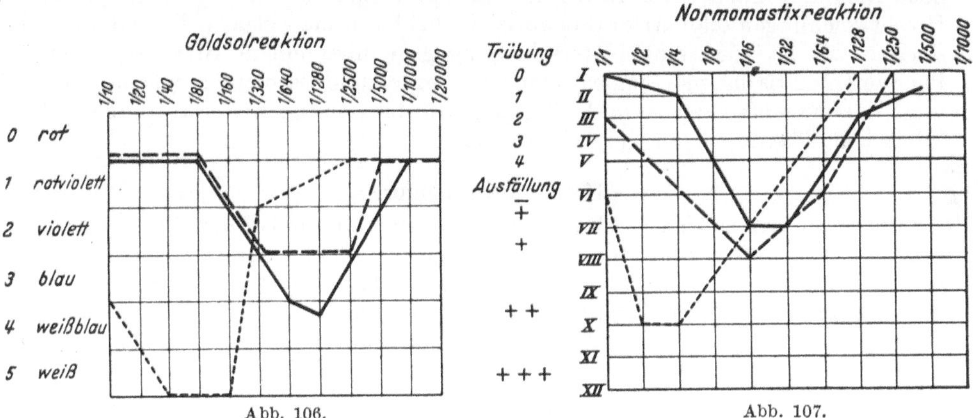

Abb. 106.   Abb. 107.

Abb. 106 u. 107. Kurven bei Tumor cerebri.

Eiweißvermehrung Rechtskurven und gelegentlich bei Blutungen und meningealer Reizung Doppelzacken, aber auch maximale Linkskurven. Die Normomastixreaktion zeigt vielfach Kurven im mittleren bis in den rechten Anteil (Abb. 106, 107).

Zuckergehalt und Chloridwerte.

Der Zuckergehalt ist meist normal. Die Beachtung der Zuckerrelation ist wichtig. Der Chloridspiegel ist bei Hirntumoren unverändert.

Lipoidgehalt.

Er ist mäßig erhöht und geht mit der Eiweißerhöhung parallel. Cholesterin ist häufig vermehrt.

Der Ventrikelliquor ist bei Geschwülsten, die in keiner Beziehung zu den Liquorräumen stehen, normal.

SCHELLER, SORGO u. a. fanden in einem Drittel der untersuchten Tumorfälle normale Liquorverhältnisse. Einen negativen Befund zeigten tief im Marklager liegende Tumoren. Dabei spielten die Tumorgröße, die Verdrängungserscheinungen, auch Cystenbildungen erheblichen Umfanges kaum eine Rolle. Gliome der Brücke und der Vierhügelgegend zeigten oft keine Liquorveränderungen. Aber auch Ventrikeltumoren, die vom Ependym umschlossen sind, oder Rindengliome mit Hirnhautverklebungen zeigten einen negativen Befund. Basal gelegene Geschwülste ergeben praktisch immer pathologische Liquorbefunde. Eine Sonderstellung nehmen die Liquorbefunde beim Acusticusneurinom ein.

Das *Acusticusneurinom* bewirkt praktisch immer eine Erhöhung des Gesamteiweißes bis auf 400 mg- %. Der E Q. liegt über 0,5. Die Zellzahl ist praktisch nie über 10/3. In den Kolloidreaktionen findet man ausgesprochene Linkskurven. Während man früher glaubte, daß alle Tumoren dieser Lokalisation diesen Befund aufweisen, konnte SORGO zeigen, daß bei anderen Geschwülsten dieser Gegend (Meningeomen, Cholesteatom, Knochentumoren, Angiomen u. a.) der Gesamteiweißgehalt nicht über 45 mg- % ansteigt. Der Ausfall der Kolloidreaktionen ist bei diesen nur geringgradig. Ein normaler Liquorbefund schließt praktisch ein Acusticusneurinom aus.

Überblicken wir die am häufigsten zur Beobachtung kommenden Liquorveränderungen, so sehen wir, daß diese auch bei anderen Erkrankungen des Zentralnervensystems zur Beobachtung kommen können, so daß ihnen in differentialdiagnostischer Hinsicht nur eine beschränkte Bedeutung zukommt. Ähnliche Befunde finden wir z. B. bei der Multiplen Sklerose. Auch bei Apoplexien, Hirnerweichungen oder Arteriosclerosis cerebri kann man gleiche Veränderungen finden. Oft ist auch eine Unterscheidung gegenüber einem Hirnabsceß, einer Pachymeningitis haemorrhagica oder einer Arachnoiditis nicht möglich. Immer wird das Ergebnis der kompletten Liquoruntersuchung nur im Rahmen der klinischen Diagnostik zu verwerten sein.

Rückenmarkstumoren.

Im Gegensatz zu den cerebralen Tumoren finden wir bei den Rückenmarkstumoren fast immer und stärker ausgeprägtere Liquorveränderungen. Die Ursachen und die Art der Liquorveränderungen bei Rückenmarkstumoren sind die gleichen wie bei den Hirntumoren. Die Kompression der subarachnoidalen Venen, die bei Tumoren im Wirbelkanal häufiger und ausgesprochener ist als bei intrakraniellen Geschwülsten spielt wahrscheinlich hierbei die entscheidende Rolle. Durch die erhebliche venöse Stauung kommt es zu einer Transsudation in den spinalen Liquorraum. Der Gewebscharakter der Geschwulst, ihre topographische Lage zu den Liquorräumen, ihre histologische Beschaffenheit, Gefäßreichtum, Gewebszerfall u. a. und schließlich Blutungen beeinflussen das Liquorbild.

Die Unterbrechung der Liquorpassage selbst führt bei völliger Sperrung zur Ausbildung des „Sperrliquors“. Bei intraduralen (extra- und intramedullären) Geschwülsten findet man schwerere Veränderungen als bei extraduralen Tumoren.

Nach dem oben Gesagten ist es wohl verständlich, daß man meist einen deutlichen Unterschied zwischen den Liquorbefunden oberhalb und unterhalb des Krankheitsprozesses findet. Die gleichzeitige occipitale und lumbale Liquorentnahme und der Vergleich der Befunde gibt uns wichtige diagnostische Hinweise. Der QUECKENSTEDTsche Versuch fällt bei der Unterbrechung der Zirkulation je nach Stärke der Passagebehinderung (komplett oder inkomplett) positiv oder negativ aus (s. S. 145 ff).

Der Liquordruck ist oberhalb der Kompression normal, unterhalb nicht selten erniedrigt, kann aber auch erhöht sein. Die Farbe des Liquors unterhalb des Tumors ist häufig xantochrom. Die Zellzahl ist oft nur wenig vermehrt. Ist es zu einer stärkeren meningealen Mitbeteiligung gekommen, so kann die Zellzahl erheblich ansteigen. Die Eiweißwerte sind unterhalb des Tumors und dicht oberhalb stärker erhöht, insbesondere bei *Cauda*-Tumoren. Die Kolloidreaktionen zeigen uncharakteristische Bilder. Man findet sowohl Rechtskurven als auch maximale Linkskurven und alle Übergänge. Über die Art des Prozesses kann der Liquorbefund nur selten etwas aussagen. Nicht ganz selten gelingt der Nachweis pathologischer Zellen, z. B. Carcinomzellen bei Carcinomatose der Rückenmarkshäute. Intra- oder extramedulläre, extradurale Tumoren, meningeale Verklebungen, Folgeerscheinungen durch pathologische Vorgänge am Wirbelkanal können ein ähnliches Liquorbild aufweisen. Differentialdiagnostisch kommen auch die Krankheitsbilder der Multiplen Sklerose, der funikulären Myelose u. a. in Frage.

Nucleus pulposus-Hernie.

Bei dieser Erkrankung, deren Kenntnis sich in den letzten Jahren zunehmend verbreitete, wurde verständlicherweise auch die Liquoruntersuchung zu diagnostischen Zwecken herangezogen. Theoretische Überlegungen ließen eine Liquorveränderung bei tiefsitzenden N. p. H., also unterhalb der Punktionsstelle nicht erwarten. Punktiert man sehr weit caudalwärts oder liegt die N. p. H. hoch, dann kann man mitunter eine Liquorveränderung finden. In einem hohen Prozentsatz der Fälle findet man aber völlig normale Liquorverhältnisse. Gelegentlich beobachtet man positive Globulinreaktionen und einen leicht vermehrten Eiweißgehalt. Ist die Hernie groß und ist es zur Kompression der Venen und zur Passageunterbrechung gekommen, so findet man einen „Sperrliquor". Beobachtet man im Liquor entzündliche Veränderungen, so spricht dieser Befund eher für das Vorliegen einer Ischias als für eine N. p. H. (SCHELLER).

Echinokokken und Cysticerken.

Die verhältnismäßig seltene Erkrankung durch Echinokokken verläuft klinisch bei Beteiligung des ZNS. u. a. unter dem Bilde eines raumbeschränkenden Prozesses. Auch bei ihr wird die Liquorveränderung weitgehend durch die topographische Lage, die Beteiligung der Rückenmarkshäute, die verschiedenen Stadien und die Kompression von Venen hervorgerufen. Kommt es zu ausgedehnter Berührung mit dem Ventrikelsystem, zu starker venöser Stauung und zur Beteiligung der Häute, so finden wir stärkere Veränderungen. Gelegentlich wird auch die Ausbildung eines „Sperrliquors" beobachtet.

Der Liquordruck ist erhöht. Die Zellzahl wenig vermehrt. Gelegentlich findet man eine relative Vermehrung von Eosinophilen im Liquor. Die Eiweißwerte liegen hoch. Im ganzen findet man also uncharakteristische Veränderungen wie bei den übrigen raumbeschränkenden Prozessen. Klinische Untersuchungen, wie die charakteristischen Hautproben, die Komplementbindungsreaktionen u. a. können die Vermutungsdiagnose erhärten.

Bei den Cysticerkenerkrankungen des ZNS., die sich vorwiegend in der Pia abspielen, kommt es zur Ausbildung umschriebener Meningitiden fibrinösen Charakters. Der Liquor ist oft trübe, weißlich und enthält massenhaft Bläschen. Der Druck ist gesteigert. Pandy und Nonne-Apelt-Schumm sind positiv. Der Eiweißgehalt ist hoch. Die Goldsol- und Mastixreaktionen ergeben Linkskurven bis zur maximalen Ausfällung. Im Sediment findet man amorphe Kalkmassen und unter den Zellen hauptsächlich Histiocyten mit Granula, daneben

Leuko- und Lymphocyten, Monocyten und Plasmazellen. Unter den Leukocyten können die Eosinophilen bis 50% betragen. Nicht immer lassen sich Häkchen nachweisen, schon häufiger findet man Lamellen der Cuticula. Die Komplementbindungsreaktion ist meist positiv. Der Nachweis von Bernsteinsäure, die sich in den Bläschen befindet und die Vermehrung des Kochsalzgehaltes kann für die Diagnosestellung wichtig sein (s. S. 164).

Hirnabsceß.

Die Erfahrungen des letzten Krieges 'haben unsere klinischen und serologischen Kenntnisse in der schwierigen Diagnostik der Hirnabscesse erweitert, Nach dem klinischen Bild ordnen wir die Hirnabscesse in die Reihe der raum-

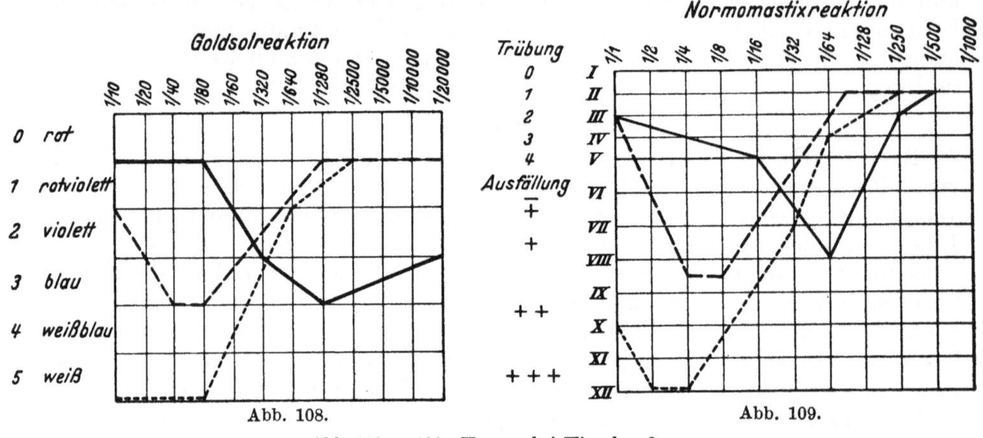

Abb. 108.   Abb. 109.

Abb. 108 u. 109. Kurven bei Hirnabsceß.

beschränkenden Prozesse ein. Ihre Liquorbefunde sind wechselnd, nicht spezifisch, kaum charakteristisch und doch zeigen sie gewisse Besonderheiten, die eine eigene Besprechung notwendig erscheinen lassen.

Wir finden Hirnabscesse sehr häufig nach Hirnverletzungen, bei Verletzungen des Innenohrs und der Nebenhöhlen, bei anderen otogenen und tonsillären Erkrankungen, aber auch bei embolischer Verschleppung von Krankheitserregern bei allgemeinen septischen Erkrankungen, besonders häufig bei Endocarditiden. Das Alter des Abscesses, seine topographische Lage, seine Aktivität sind wie bei den übrigen raumbeschränkenden Prozessen nicht ohne Einfluß auf die Beschaffenheit des Liquors.

Der akute Hirnabsceß zeigt eine Liquorbild, das neben entzündlichen Erscheinungen die Zeichen eines raumbeschränkenden Prozesses, wie wir sie besprochen haben, aufweist. So findet man eine Druckerhöhung, eine stärkere Zellvermehrung, die sich nach dem Grad der meningealen Beteiligung richtig und sehr verschiedene Höhen erreichen kann. Die Zellart hängt von der Aktivität und dem Alter des Prozesses ab. Das Auftreten von Leukocyten in vermehrtem Maße spricht für einen drohenden Durchbruch. Die Eiweißerhöhung ist nur gering, der Eiweißquotient liegt meist hoch. Bei den Kolloidreaktionen findet man sehr verschiedenartige Bilder, oft Linkskurven bis zum maximalen Ausfall (Abb. 108, 109). Mit dem Rückgang der akuten Veränderungen kommt es auch zu einer raschen Rückbildung der entzündlichen Veränderungen, und der Liquorbefund wird nun dem bei anderen raumbeschränkenden Prozessen immer ähnlicher. Tritt bei einer Hirnverletzung in üblicher Zeit keine Sanierung des

Liquors ein, insbesondere in den Eiweißwerten und Kolloidkurven oder verschlechtert sich ein bereits in Sanierung begriffener Liquor, so deutet das auf einen Hirnabsceß hin.

Schädel-Hirntrauma.

Die Schädel-Hirntraumen, die wir während des Weltkrieges beobachten konnten und die Zunahme der Unfälle brachten es mit sich, daß diese Krankheitsgruppe immer mehr in den Mittelpunkt des ärztlichen Interesses rückte.

Es gelang eine Aufteilung des Sammelbegriffes Schädel-Hirntrauma in solche traumatische Veränderungen, die ohne organische Hirnbeteiligung einhergehen und solche, bei denen organische Veränderungen des Zentralnervensystems nachweisbar sind. Zu dieser letzten Gruppe gehören auch die direkten Verletzungen des Gehirns. Für den Verlauf einer Hirnverletzung und auch für das Liquorbild ist es von Bedeutung, ob die Dura eröffnet wurde oder nicht.

Bei der Differentialdiagnose zwischen einer Commotio und einer Contusio spielt die Liquoruntersuchung eine große Rolle. Eine möglichst exakte Trennung dieser verschiedenartigen Folgezustände eines Traumas ist aber therapeutisch, prognostisch und versicherungsrechtlich wichtig. Hinzu kommt, insbesondere bei offenen Verletzungen, daß uns durch eine fortlaufende Liquorkontrolle die Möglichkeit gegeben ist, meningitische Symptome in den Frühstadien zu erfassen.

Aus den so grundlegend verschiedenartigen Folgezuständen, die sich an ein Schädeltrauma anschließen können, ergibt sich, daß auch die Liquorbefunde sehr different sein müssen (s. S. 174).

Eine einfache *Commotio* wird keine oder nur sehr geringe Liquorveränderungen uncharakteristischer Art aufweisen. Man findet mitunter einen leichten Druckanstieg. Die Zellwerte liegen kaum über der oberen Grenze der Norm, der Eiweißgehalt ist normal oder kaum erhöht. Bei den Kolloidreaktionen kommt es mitunter nur zu geringen Zackenbildungen.

Die Liquorveränderungen bei einer *Contusio cerebri* sind sehr verschiedenartig, was aus dem pathologisch-anatomischen Befund durchaus verständlich ist. Die Ausdehnung und die Art der Schädigung, ihre topographische Lage zu den Liquorräumen beeinflussen das Liquorbild. Bei einer Contusio cerebri kann man außer einer Drucksteigerung eine stärkere Eiweißvermehrung finden. Insbesondere sind die Albumine häufig stärker an der Eiweißvermehrung beteiligt.

Es gibt aber auch Fälle, bei denen wir bei klinischen Zeichen einer schwere Contusio mit Lähmungen und anderen sicheren pathologischen Folgen am Zentralnervensystem einen regelrechten Liquorbefund erheben können. Handelt es sich z. B. um kleine, tiefsitzende Zerstörungsherde, so haben diese keinen Einfluß auf die Liquorbeschaffenheit.

Zu den üblichen Liquorveränderungen können auch die Zeichen einer stattgefundenen Blutung im Schädelinnenraum hinzutreten. Dabei kann es nicht entschieden werden, ob es sich um eine intracerebrale Blutung oder eine Blutung in die äußeren Liquorräume handelt. Eine Blutung kann schon von sich aus durch den Reiz, den sie auf das Zentralnervensystem ausübt, zu Liquorveränderungen führen. Man ist aber durch den Nachweis von Veränderungen an den Erythrocyten und durch den Nachweis von Hämosiderinkrystallen mitunter in der Lage, etwas über das Alter der Blutung auszusagen. Je nach Art, Stärke und Alter der Blutung findet man hellgelbes bis rotgelbes Pigment, teils fein verteilt in kleineren Körnern oder größeren Tafeln, in lockeren Häutchen oder in kompakten Massen *(Zucker)*. 3—5 Tage nach erfolgter Blutung findet man neben den Erythrocyten die ersten Zeichen einer Pigmentbildung. 2—6 Wochen nach der Blutung trifft man das Pigment in Häufchen und in homogenen, kugligen

Massen, die mit kapselartigen Gebilden umgeben sind. Allmählich zerfällt der homogene Inhalt und die Kapsel zerspringt und sintert zusammen. Auch in den mesenchymalen Zellen findet man Pigmentablagerungen (s. S. 35).

Das Fehlen von Liquorveränderungen spricht nicht gegen das Vorliegen einer organischen Hirnschädigung. Bemerkenswerterweise können leichte Liquorveränderungen, die sich posttraumatisch entwickelten, oft lange, selbst über Jahre nachweisbar bleiben. Wir möchten glauben, daß in solchen Fällen, bei denen nach Monaten oder Jahren noch Liquorveränderungen, auch nur leichter Art, nachweisbar sind, es berechtigt ist, eine organische Hirnschädigung anzunehmen, selbst wenn objektiv nachweisbare Zeichen bei den übrigen klinischen und Laboratoriumsuntersuchungen nicht vorhanden sind. Hierbei muß aber wiederum betont werden, daß das Fehlen von Liquorveränderungen eine organische Hirnschädigung niemals ausschließt.

Man wird als Gutachter bei stärkeren subjektiven Beschwerden wie Kopfschmerzen, Schwindel u. a. bei einem schon Monate oder Jahre zurückliegenden Trauma, von dem klinisch keine objektiv krankhaften Zeichen sich erheben lassen, den Liquor untersuchen. Findet man bei solcher Anamnese eine Erhöhung des Gesamteiweißgehaltes, insbesondere eine Albuminvermehrung, geringe Veränderungen bei den Kolloidzacken oder geringe Zellerhöhung, so ist man berechtigt, auch beim Fehlen klinisch nachweisbarer Veränderungen am Zentralnervensystem eine organische Hirnschädigung anzunehmen.

Der Nachweis von Liquorveränderungen nach einem Schädeltrauma ist differentialdiagnostisch zur Abgrenzung gegenüber psychogenen Störungen von Bedeutung, wenn andere Erkrankungen wie Lues und Arteriosklerose ausgeschlossen sind.

Ein völlig normaler Liquor spricht aber nicht gegen das Vorliegen der organischen Natur der geklagten Beschwerden oder der Ausfälle. Trotzdem findet die klinische Diagnostik eine sehr wesentliche Unterstützung, wenn es sich darum handelt, organische oder psychogene Störungen zu trennen. Es besteht keine Parallelität zwischen der Schwere der psychischen Störungen, die sich nach Schädeltraumen einstellen können und den Liquorbefunden. Häufig findet man schwere psychische Veränderungen bei normalem Liquorbefund.

An dieser Stelle soll auch der Krampfanfälle als Folge einer traumatischen Hirnschädigung gedacht werden. Nach Krampfanfällen findet man Liquorveränderungen in Form von Drucksteigerung, Zell- und Eiweißvermehrung und Zacken in den Kolloidkurven. Aber es gibt auch genügend Beobachtungen normaler Liquorbefunde bei posttraumatischer Epilepsie (s. S. 158).

Wie man sich das Zustandekommen von Liquorveränderungen, insbesondere nach jahrelang zurückliegenden Traumen vorzustellen hat, ist nicht sicher. DEMME nimmt eine gestörte Permeabilität der Blutliquorschranke an.

Bei Schädelverletzungen, die zu einer Verletzung der Hirnhäute geführt haben, kommt es häufig zu schweren infektiösen Meningitiden, bei denen sich meist Streptokokken nachweisen lassen. Der Liquor zeigt dann die für eine eitrige Meningitis typische Erscheinung.

Zur Unterscheidung einer „abakteriellen Reizpleocytose" gegenüber einer „traumatischen Meningitis" hat sich die Untersuchung durch das WELTMANNsche *Koagulationsband*[1] bewährt. Bei der abakteriellen Meningitis war das Koagulationsband kaum verändert, während bei den bakteriellen Meningitiden sich starke Veränderungen zeigen. Auch die Prüfung des Koagulationsbandes im Serum ist für die Diagnosestellung einer Meningitis, Encephalitis oder eines Hirnabscesses wichtig.

---

[1] HARRER u. LOIBL: Klin. Wschr. **24/25**, 880 (1947).

Nach Hirnverletzungen ist der Liquor blutig, wird aber nach 8—14 Tagen wieder klar. Er zeigt eine mäßige Zell- und stärkere Eiweißvermehrung und oft eine maximale Veränderung im linken Anteil der Kolloidkurve.

Liquorveränderungen nach Liquorentnahme, nach Encephalographie, bei Insulinschock und Heilkrampf und anderen äußeren Einwirkungen.

Punktion.

Die Besonderheiten der Liquordiagnostik machen häufig eine Kontrollentnahme von Liquor nach kurzer Zeit notwendig. Auch aus therapeutischen Gründen sind zeitlich dicht aufeinanderfolgend Liquorentnahmen mitunter erforderlich. So schließen wir an eine zu diagnostischen Zwecken vorgenommene Liquorentnahme eine Encephalographie an, und der dann hierbei gewonnene Liquor wird wiederum einer Untersuchung unterzogen. Die Erfahrung zeigt, daß bei solchen wiederholten Liquorentnahmen die Liquorbefunde erheblich differierende Ergebnisse zeitigen. W. SCHEID berichtet, daß er nach einer Erstpunktion reine lymphocytäre Zellvermehrung bis 70/3 fand. Bei Kranken mit pathologischen Ausgangsliquoren, insbesondere mit Zellvermehrung, kam es nach weiteren Punktionen nicht oder kaum zu einem weiteren Anstieg der Zellwerte. Der Gesamteiweißgehalt wird durch die Punktion nicht verändert und auch die, Kolloidreaktionen werden durch eine vorangegangene Punktion in ihrem Ausfall nicht abgeändert. Selbst bei einer Punktion mit Blutung sind die Werte bei der Repunktion normal. Nur einmal bestand eine Xantochromie nach 6 Tagen und auch sonst fand man hierbei pathologische Veränderungen. Nur ganz selten mußten die Veränderungen der Eiweißwerte und der Ausfall der Kolloidkurven auf die Erstpunktion bezogen werden. Bei der zu beobachtenden Zellvermehrung handelt es sich sicherlich um eine meningeale Reaktion eines gesunden Liquors. Die Pleocytose hält etwa 7—10 Tage an. Interessanterweise fand man bei Kranken mit pathologischem Gesamteiweiß und pathologischen Kolloidreaktionen bei einer nach kurzem Intervall vorgenommenen erneuten Punktion die Ursprungswerte deutlich herabgesetzt.

Encephalographie.

Jeder Reiz am Zentralnervensystem ist von einer Reaktion im Liquor begleitet. Zur Vornahme einer Luftfüllung des Ventrikelsystems ist die Entnahme größerer Liquormengen erforderlich, die durch Luft ersetzt werden. Es ist verständlich, daß nicht nur die ausgedehntere Entnahme des Liquors einen Reiz ausübt, sondern daß auch die Luft als Fremdkörperreiz bei der Neubildung von Liquor eine Reaktion auslöst. Ist der Ausgangsliquor pathologisch verändert, so sind die Folgeerscheinungen geringer als bei normalen Liquoren. Die Zellwerte steigen bis auf mehrere 100, selten auf 1000/3. Hierbei sind es in den ersten Tagen vorwiegend Leukocyten, während es in der zweiten Woche meist Lymphocyten sind. Einige Tage nach der Zellvermehrung kommt es zum Ansteigen des Gesamteiweißes, insbesondere der Albumine, wodurch der Eiweißquotient niedrig ist. Die Kolloidkurven zeigen höchstens leichte Linkszacken, bleiben aber auch häufig unverändert. Der Zuckergehalt ist gelegentlich etwas erhöht, der Chloridgehalt weicht nicht von der Norm ab. Diese Erscheinung einer „sterilen Meningitis" erreicht oft in 24—30 Stunden ihren Höhepunkt und klingt zwischen dem 7. und 10. Tag zur Norm ab. Die Veränderungen der Kolloidkurven können länger bestehen bleiben.

Insulinschock und Heilkrampf.

Mit Einführung der Schock- und Krampfbehandlung in die Therapie wurde auch hierbei die Cerebrospinalflüssigkeit einer besonderen Kontrolle unterzogen. Teils erhoffte man aus Veränderungen im Liquor Rückschlüsse auf das humorale Geschehen unter der Behandlung ziehen zu können, teils schien es, als ob man hierdurch einen neuen Weg für die Erforschung der Psychosen auffinden könnte. Bisher blieben alle Hoffnungen unerfüllt.

Insulinschock.

Es ist naheliegend, daß bei der Insulinbehandlung sich die Liquoruntersuchungen im wesentlichen auf die Prüfung des Zuckerspiegels beschränken. Die Liquorzuckerwerte fallen in der ersten Stunde nach Einsetzen der Insulinwirkung fast parallel zu den Blutzuckerwerten ab. Im weiteren Verlauf nähern sich dann die Liquorzuckerwerte immer mehr den Blutzuckerwerten. In der zweiten bis dritten Stunde überschneiden sich die beiden Zuckerkurven. Dann fällt der Liquorzucker weiter ab und steigt am Ende des Komas erheblich langsamer an als der Blutzucker. Unmittelbar, nachdem das Koma unterbrochen ist, liegen die Liquorzuckerwerte bei 11—45 mg-%, nach dem Erwachen bei 29—95 mg-%. Nach längerer Insulinbehandlung liegen die Nüchternzuckerwerte für Blut und Liquor höher als vorher. Die Veränderungen des Blutzuckers sind das Primäre. Während der Insulinkur sind stärkere Schwankungen der Nüchternzuckerwerte zu beobachten. Nach einem Krampfanfall kommt es zu einem stärkeren Zuckerabfall.

Der Kaliumspiegel sinkt in Blut und Liquor ab, während der Calciumgehalt unverändert bleibt. Der Phosphatgehalt sinkt gering, steigt aber nach 3—4 Stunden wieder an. Der Liquordruck bleibt, wenn es nicht zu einem Krampfanfall gekommen ist, unverändert. Mitunter beobachtet man eine leichte Vermehrung der Globuline und eine Verschiebung der Elektrolyte zugunsten der Nichtelektrolyte nach einem Krampf. Die Untersuchungen über Veränderungen der Permeabilität sind noch nicht abgeschlossen. Eine Verminderung der Durchlässigkeit wird von manchen als ein prognostisch günstiges Zeichen aufgefaßt.

Cardiazolkrampf.

Bei dieser Behandlungsmethode steht der Krampf im Mittelpunkt des Geschehens. Bei der medikamentösen Auslösung des Heilkrampfes durch Cardiazol, Azoman u. a. findet man einen erheblichen Druckanstieg nach dem Anfall, was durch die Steigerung des Schädelinnendrucks durch Zunahme der Gefäßfüllung bei vermehrter Blutzufuhr zurückzuführen ist. Die Albuminwerte sinken leicht ab. Das Verhältnis der Elektrolyte zu Nichtelektrolyte verschiebt sich zu Gunsten der letzteren, was auf das vermehrte Auftreten von Spaltprodukten des Hirngewebes zurückgeführt wird. Die Chloride steigen im Liquor an, während sie im Blut gleichzeitig absinken. Die Zellzahl liegt bei 1—9/3 (Lymphocyten). Goldsol- und Normomastixreaktionen bleiben unverändert. Nonne-Apelt-Schumm und Pandy, Takata Ara usw. bleiben stets negativ. Der Chlorgehalt steigt etwas an.

Elektroschock.

Soweit Liquoruntersuchungen nach Elektroschockbehandlung vorliegen, sind charakteristische Veränderungen nicht zu verzeichnen und waren auch nicht zu erwarten. Auch hier ist der Krampfanfall der wesentlichste Faktor. Man fand Erscheinungen, wie wir sie auch nach anderen Krampfzuständen beobachten. Im ganzen scheinen aber die Veränderungen, wenn sie überhaupt auftreten, geringer zu sein als nach medikamentös ausgelösten Krämpfen.

Kurzwellenbestrahlung.

DÜRLER fand nach längerer Kurzwellenbestrahlung des Kopfes eine erhöhte Durchlässigkeit der Blutliquorschranke, in Einzelfällen auch das Umgekehrte. Auf den Gehalt des Liquors an Zucker, Kalium und Calcium, auf den Eiweißgehalt und die Zellzahl hatte die Bestrahlung kaum eine Einwirkung. Nur einzelne Autoren berichten über eine geringe Eiweißvermehrung und einen Anstieg des Zuckerspiegels. Unter gleichzeitigem Absinken des Blutdrucks steigt der Liquordruck an. Im Verlaufe einer längeren Kurzwellenbehandlung sanken hohe Liquordruckwerte ab, während niedrige anstiegen.

Röntgenbestrahlung.

Nach Röntgenbestrahlung des Kopfes wird über Zellvermehrung und uncharakteristische Kolloidkurven berichtet. Bei Röntgenbestrahlung bei Hydrocephalus fand man Schwankungen des Zucker- und Eiweißgehalts und der Permeabilität.

Narkose.

Äther-, Evipan- oder Eunarconnarkosen u. a. führen im Tierversuch zu einer Vermehrung des Zuckers in Blut und Liquor. Verwertbare Befunde beim Menschen sind bisher nicht erhoben worden.

Strangulation.

Kurz erwähnen möchten wir, daß nach Strangulation sich in vielen Fällen Liquorveränderungen bemerkbar machen. Man findet eine Polynucleose und eine Vermehrung des Gesamteiweißes. Nach kurzer Zeit werden die polymorphkernigen Leukocyten durch Lymphocyten ersetzt, die dann noch wochenlang in vermehrtem Maße vorhanden sein können. Dieser Befund kann zu diagnostischen Irrtümern Anlaß geben. Wird ein Patient, der durch Strangulation einen Suicidversuch gemacht hat, aus diagnostischen Gründen punktiert, so kann das Auffinden der oben beschriebenen Liquorveränderungen die Diagnose in eine falsche Richtung lenken. In solchen Fällen muß daran gedacht werden, daß durch die Strangulation allein Liquorveränderungen hervorgerufen werden können. Die plötzliche hochgradige intrakranielle Drucksteigerung kann als Ursache angesprochen werden.

Elektrische Unfälle.

Nach Starkstromverletzungen findet man, soweit sie nicht zu schweren Zerstörungen am Zentralnervensystem mit den entsprechenden Liquorbefunden geführt haben, häufig nur eine erhebliche Liquordrucksteigerung. Sehr ähnlich sind die Befunde als Folge von Blitzschlägen.

Hitzschlag.

Dieser Zustand einer schweren Beeinträchtigung des Zentralnervensystems führt zu erheblichen Liquorveränderungen. Der Druck ist gesteigert und zwar oft in einem sehr erheblichen Umfang. In schweren Fällen ist der Liquor trübe, manchmal fast eitrig. Die Zellvermehrung ist beträchtlich. Die Globulinreaktionen sind positiv. Im akuten Stadium sind es meist Leukocyten, später Lymphocyten. Eine geringe Lymphocytose ist oft noch nach Monaten nachweisbar.

Sonnenstich.

Durch starke Insolation kann es zu einer schweren Beteiligung des Zentralnervensystems kommen, die unter dem Bild einer Meningitis serosa verläuft. Der Befund gleicht dem der typischen Meningitis serosa (s. S. 122).

Genuine Epilepsie.

Die Liquoruntersuchungen bei Krampfleiden ohne nachweisbare Ursache
ergaben keine eindeutigen Befunde. Man hatte gehofft, in der Liquordiagnostik
eine differentialdiagnostische Hilfe zu finden, um für die oft schwierige klinische
Abtrennung „genuin" oder „symptomatisch" eine objektive Unterlage zu finden.

Bei der „genuinen" Epilepsie, dem Krampfleiden ohne nachweisbare Ursache, finden wir meist normale Verhältnisse. Nur in einem Viertel der Fälle
findet man leichte Liquorveränderungen. Der Druck ist normal oder leicht
erhöht. Die Zellwerte liegen oft an der oberen Grenze der Norm, nur selten
darüber. Der Gesamteiweißgehalt ist mitunter erhöht. Manchmal sind im
wesentlichen die Globuline daran beteiligt. In anderen Fällen beobachtet man
einen Anstieg der Albumine. Nicht ganz selten findet man eine Herabsetzung
der Eiweißwerte. Die Kolloidkurven sind meist normal. Bei Eiweißvermehrung,
aber auch ohne solche, kommt es gelegentlich zu Zackenbildungen. Mitunter
wird über Harnstoff- und Milchsäurevermehrung berichtet. Die Ergebnisse der
Permeabilitätsprüfung sind uneinheitlich.

Zwischen der Schwere des klinischen Zustandsbildes und den Liquorbefunden
besteht keine Parallelität. Schwerste Krampfleiden mit psychischen Veränderungen können normale Liquorbefunde zeigen.

Nach dem epileptischen Anfall oder nach einem Status epilepticus finden
wir häufigere und stärkere Veränderungen wie Zell- und Eiweißvermehrungen.
Auch über ein Ansteigen des Milchsäuregehalts wird berichtet.

Aus dem Vorhergehenden ersehen wir, daß bei den Krampfleiden ohne nachweisbare Ursache die Liquorveränderungen fehlen oder außerordentlich gering
sind, so daß längere Zeit anhaltende, stärkere Liquorveränderungen für die symptomatische Natur eines Krampfleidens sprechen. Bei ausgesprochen pathologischen Liquorbefunden außerhalb der Krämpfe muß immer an ein anderes Grundleiden wir Tumor, Lues, Gefäßerkrankung usw. gedacht werden. Mit zunehmendem Alter findet man bei Epileptikern ein Absinken des Permeabilitätsquotienten
für Brom, während bei Gesunden der Quotient im Alter anzusteigen pflegt.

Symptomatische Epilepsie.

Die Krankheitsgruppe, bei der Krämpfe lediglich ein Symptom eines organischen Hirnleidens darstellen, umfaßt ätiologisch die verschiedenartigsten Erkrankungen. Es ist deshalb wohl verständlich, wenn wir die differenten Liquorbefunde hierbei aufdecken. In diesen Fällen wird der Liquorbefund in gemein-
samer Bewertung mit den anderen klinischen Untersuchungsergebnissen oft eine
Klärung der Genese des Leidens ermöglichen. Besonders günstig liegen die
Verhältnisse bei den syphilitischen Erkrankungen. Hier trifft man aber nicht
selten als einzigen pathologischen Liquorbefund eine stärkere Eiweißvermehrung,
während die spezifischen Reaktionen negativ sein können.

Krampfleiden nach Schädeltraumen gehen häufig mit Liquorveränderungen
wie Drucksteigerung, Zell- und Eiweißvermehrung, Kolloidzacken u. a. einher.
Aber es gibt auch völlig normale Liquorbefunde bei sicher posttraumatischen
Krampfleiden, so daß ein negativer Liquorbefund nicht unbedingt gegen die
traumatische Genese eines Krampfleidens spricht (s. S. 154).

Bei den anderen zahlreichen Möglichkeiten, die die Ursache eines Krampfleidens bilden können, wie Multiple Sklerose, Tumor, Hydrocephalus, Folgezustände nach Meningitis oder Encephalitis, Gefäßerkrankungen u. a. wird die
Liquordiagnostik allein nur verhältnismäßig selten eine Klärung der Genese
bringen.

Gefäßerkrankungen.

Arteriosclerosis cerebri. Das klinische Bild dieser Gefäßerkrankung ist außerordentlich variabel. Von geringen psychischen Ausfällen, wie Merkfähigkeitsschwäche bis zu schwerer Demenz können alle Grade von Abweichungen zur Beobachtung kommen. Dasselbe gilt von den neurologischen Veränderungen; wir können leichteste Reflexdifferenzen und schwerste Lähmungen finden. So ist auch das Liquorbild sehr verschiedenartig. Die Ausdehnung des Prozesses und seiner Folgezustände, das Vorliegen einer allgemeinen Arteriosklerose, einer Nierenbeteiligung, Hochdruck u. a. beeinflussen den Liquorbefund weitgehend. Blutuntersuchungen auf Cholesterin, Rest-N usw. müssen bei der Diagnosestellung mit verwertet werden. Eine einfache Arteriosklerose der Hirngefäße bewirkt kaum eine Liquorverände-

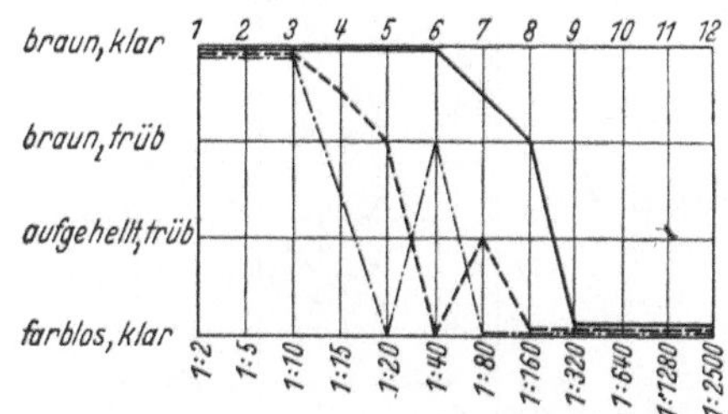

Abb. 110. Kurven bei leichter Arteriosclerosis cerebri (Salzsäure-Collargol-Reaktion).

rung. Nur selten findet man eine Eiweißvermehrung. Pathologische Kolloidkurven sind bei der reinen Arteriosklerose kaum anzutreffen. Bei leichter arteriosklerotischer Veränderung findet man bei der Salzsäure-Kollargolreaktion die in der Abb. 110 wiedergegebenen Kurvenformen. Man beobachtet Veränderungen der Kolloidkurven vor allem bei klinisch symptomloser Lues, bei vasculärer Schrumpfniere, größeren Erweichungsherden, die mit dem Liquorsystem in enger Beziehung stehen, bei cardialer Dekompensation mit Ödemen u. a.

Encephalomalacie.

Wenn es im Verlauf einer Arteriosclerosis cerebri zu bleibenden Veränderungen gekommen ist, wie z. B. Erweichungsherden, so findet man häufiger pathologische

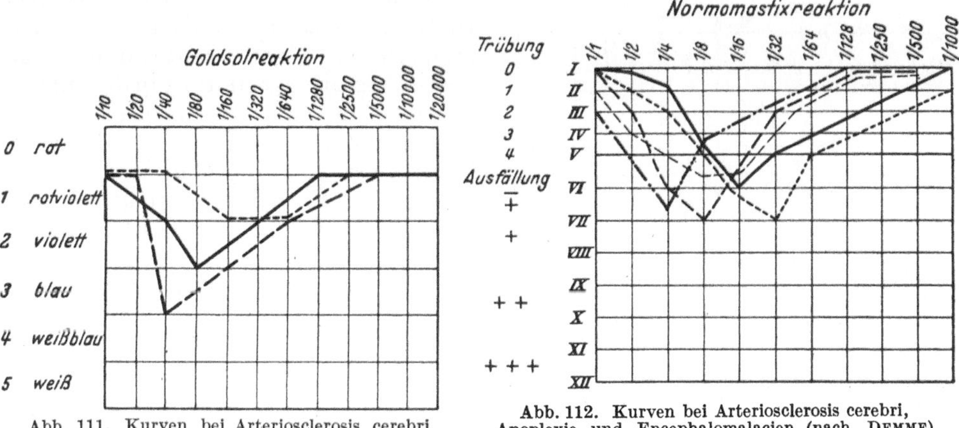

Abb. 111. Kurven bei Arteriosclerosis cerebri und Encephalomalacien.

Abb. 112. Kurven bei Arteriosclerosis cerebri, Apoplexie und Encephalomalacien (nach Demme).

Liquorbefunde. Man beobachtet eine mäßige Eiweißvermehrung, insbesondere der Albumine, während eine Vermehrung der Globuline zu den Seltenheiten gehört. Handelt es sich um sehr große, encephalomalacische Herde, so findet man immer pathologische Liquorbefunde (Abb. 111—114). Während die Zellzahl hierbei normal bleibt, ist der Gesamteiweißgehalt mäßig bis stärker erhöht. Die Albumine sind hierbei stärker beteiligt und der Eiweißquotient ist niedrig (Abbildung 111, 112, 113, 114). Der Liquorzucker steigt oft an.

Eine differentialdiagnostische Trennung der verschiedenen Ätiologien, die zu einer Hirnerweichung führen können, die Gefäßerkrankung, Embolie oder Thrombose lassen sich aus dem Liquorbefund niemals vornehmen.

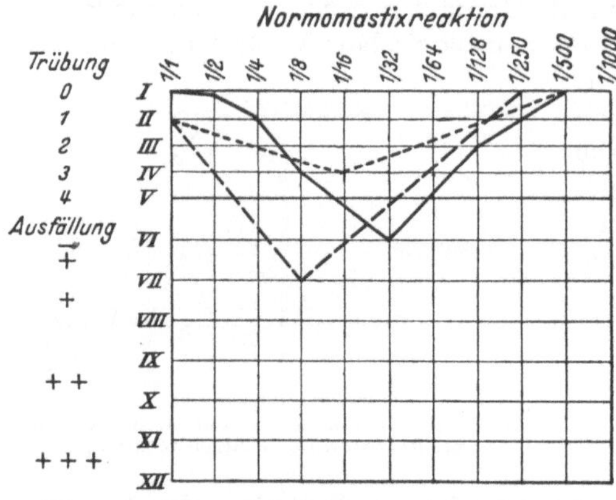

Abb. 113. Kurven bei Arteriosclerosis cerebri und Encephalomalacie.

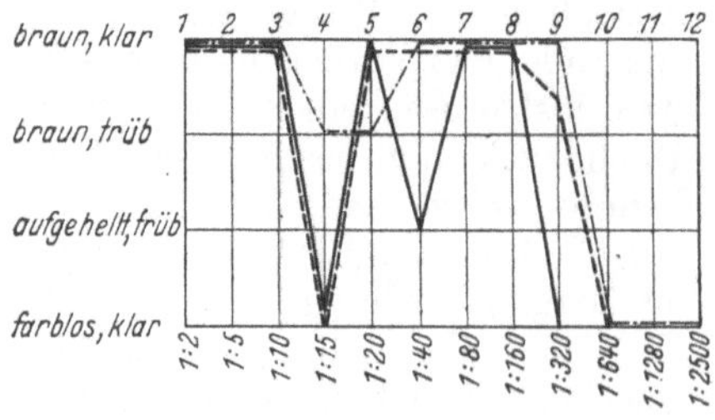

Abb. 114. Kurven bei multiplen Encephalomalacien (Salzsäure-Collargol-Reaktion).

Hirnblutung.

Auf dem Boden einer Arteriosclerosis cerebri kommt es häufig zu einer Gefäßruptur. Hierbei kann es zu einer Blutung in das Hirnparenchym selbst kommen oder bei Durchbruch in die inneren oder äußeren Liquorräume zu einer direkten Blutung in den Liquor.

Ist die Hirnblutung auf das Parenchym beschränkt, so kann sie sich klinisch unter Umständen als raumbeschränkender Prozeß auswirken und kann zu entsprechenden Veränderungen im Liquor führen. Die Liquorveränderungen sind meist nur gering und ähneln den Ausfällen bei der Arteriosklerosis ohne Blutung. Mitunter ist der Liquor xantochrom, auch ohne daß es zu einer Blutung in die Liquorräume gekommen ist. Hier beobachtet man schon eher eine Zellvermehrung als bei der Arteriosclerosis cerebri ohne Hirnblutung. Eine leichte Eiweißvermehrung mit vorwiegender Beteiligung der Albumine findet man häufig.

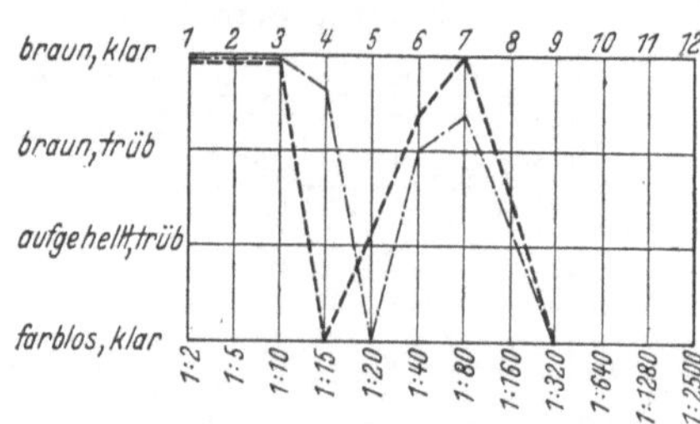

Abb. 115. Kurven bei multiplen arteriosklerotischen Rindenblutungen (Salzsäure-Collargol-Reaktion).

Ist es auf dem Boden einer arteriosklerotischen Gefäßerkrankung zu einer Blutung in die Ventrikel oder in die äußeren Liquorräume gekommen, so ist der Liquor blutig, der Zellgehalt ist vermehrt, der Eiweißgehalt erhöht und die Kolloidzacken liegen im rechten Anteil (s. S. 35, 80, 101). Die Salzsäure-Collargol-Reaktion zeigt recht charakteristische Kurvenbilder (Abb. 115).

Aus den Liquorbefunden wird man niemals in der Lage, sein zu entscheiden, welche Grundstörung einer Blutung zugrunde liegt. Blutungen bei Arteriosclerosis bei Hirntumoren, geplatzten Aneurysmen, bei Hochdruck u. a. zeigen einen gleichen Befund. Am leichtesten wird man die syphilitischen Gefäßerkrankungen durch die spezifischen Reaktionen eruieren können. Oft ist eine Zacke in der Kolloidkurve das einzige Zeichen einer klinisch symptomlosen Lues. Die leichten, unspezifischen Liquorveränderungen können sowohl Zeichen einer

Arteriosklerose als auch die einer alten Lues cerebri sein. Eine negative Wa.R. spricht nicht gegen eine luische Genese. Eine positive Wa.R. im Blut darf nur sehr bedingt für die Erklärung des cerebralen Leidens herangezogen werden.

Cerebrale Thrombangiitis obliterans.

Wie aus den anatomischen Befunden zu erwarten war, konnte man mit charakteristischen Veränderungen bei dieser Erkrankung nicht rechnen. Je nach Ausbildung des Prozesses, nach seiner topographischen Lage und den Folgen (Erweichung oder Blutung) konnte man unspezifische Veränderungen im Liquor ähnlich wie bei Arteriosclerosis cerebri erwarten. Meist findet man einen normalen Liquor. Gelegentlich wird über Eiweißvermehrung, über eine Opalescenz bzw. einen positiven Ausfall der Globulinreaktionen berichtet. Auch Zellvermehrungen und uncharakteristische Ausfälle bei den Kolloidreaktionen kommen vor. Differentialdiagnostisch gibt uns die Liquoruntersuchung beim cerebralen Bürger keine Hilfe.

Viruserkrankungen.

In diesem Kapitel wollen wir die durch Viren hervorgerufenen Erkrankungen des Nervensystems zusammenfassen, soweit über Liquorveränderungen bei ihnen bereits Untersuchungen vorliegen. Es gibt keine charakteristischen Veränderungen für diese Erkrankungsgruppe, sondern die Liquorveränderungen richten sich nach der Lokalisation, der Aktivität, der meningealen Beteiligung usw. Die aufgeführten Krankheitsbilder haben wir ausführlich mit allen Einzelheiten in den einzelnen Kapiteln bereits besprochen.

Encephalitis epidemica (s. S. 133). Trotz vieler Varianten in den Liquorbefunden können wir doch gewisse Besonderheiten bei der Erkrankung feststellen. Im akuten Stadium ist der Druck oft erhöht, das Aussehen ist klar, die Zellen sind fast stets vermehrt (10/3—60/3, seltener über 100/3). Sie sinken in der zweiten Krankheitswoche ab. Eine Eiweißvermehrung fehlt oft. Häufig ist sie nur gering (*cytoalbuminische Dissoziation*). Die Kolloidkurven zeigen keine oder nur geringe Linkszackenbildungen. Die Zuckerwerte sind erhöht auf 100 mg-% und mehr, was differentialdiagnostisch wichtig ist.

Bei den Folgezuständen beobachtet man meist normale Verhältnisse, nur selten geringe Zell- und Eiweißvermehrung und Zuckererhöhung. Sehr ähnlich liegen die Verhältnisse bei den anderen Encephalitiden. Hier beobachtet man meist stärkere meningeale Reaktionen.

Encephalitis post vaccinationem. Bei dieser Hirnentzündung nach Kuhpockenimpfung hängt der pathologische Liquorbefund weitgehend von der meningealen Beteiligung ab. Fehlt eine solche, so kann man völlig normale Liquorverhältnisse antreffen. Bei meningitischer Reizung findet man eine Zellvermehrung auf mehrere 100/3, eine Eiweißvermehrung und Zackenbildungen in Kolloidreaktionen. Die Zuckerwerte sind oft leicht erhöht.

Poliomyelitis acuta anterior (s. S. 140). Unter den Viruskrankheiten nimmt diese Erkrankung wohl den wichtigsten Platz ein. Die schwierige klinische Differentialdiagnose, insbesondere im präparalytischen Stadium macht eine Entscheidung durch den Liquorbefund um so wichtiger, als eine rasch einsetzende Therapie die Prognose dieses gefahrvollen Leidens wesentlich günstiger gestaltet. Einen spezifischen Liquorbefund für die Poliomyelitis haben wir nicht. Im Prodromalstadium findet man Zellvermehrung, eine Erhöhung des Liquordrucks. Zuerst handelt es sich um Leukocyten, später um Lymphocyten. Wir können Zellzahlen von mehreren 100/3 finden, die beim Auftreten der Lähmungen ihren Höhepunkt erreicht haben, um dann rasch abzusinken. Der Eiweißgehalt ist auf das Zwei- bis Dreifache erhöht. Die Erhöhung tritt später als die Zellvermehrung ein. Die Kolloidkurven zeigen eine Zacke im linken bis mittleren Anteil. Die Zuckerwerte sind stets erhöht. Der Liquor ist steril. Die Veränderungen bilden sich auffallend rasch zurück.

Herpes zoster. Diese Viruserkrankung geht meist mit Liquorveränderungen einher. Der Druck ist oft erhöht, wir finden eine ausgesprochene Lymphocytose auf mehrere 100/3 Zellen, die lange bestehen bleiben kann. Der Eiweißgehalt ist nur mäßig erhöht, kann aber noch nach Monaten nachweisbar sein. Die Kolloidkurven zeigen Zacken im linken bis mittleren Anteil. BERNA gelang der Nachweis von Zostervirus, indem er Säuglingen intracutan Liquor von Zosterkranken injizierte. Auch beim Herpes febrilis, Herpes ophthalmicus oder genitalis fand man gelegentlich Zell- und Eiweißvermehrung.

Pocken. Beim ungestörten Impfverlauf beim Menschen ist der Liquor stets steril, während bei der Pockenerkrankung der Nachweis von Viren häufig gelingt. Charakteristische Liquorbefunde finden wir nicht.

Lyssa. Die wenigen Angaben über Liquoruntersuchungen bei Lyssa zeigen kaum eine Besonderheit. Auch hier ist die Art der meningealen Beteiligung, die Lokalisation, die Aktivität des Prozesses für das Zustandekommen eines pathologischen Liquorbefundes wichtig. Häufig findet man eine Zellvermehrung, zuerst Leukocyten, dann Lymphocyten. Die Globulinreaktionen sind schwach positiv. Geringe Eiweißvermehrung und leichte Ausfälle in den Kolloidkurven kommen vor. In seltenen Fällen sollen NEGRIsche Körperchen im Liquor nachweisbar werden. Auch das Ultravirus soll in seltenen Fällen nachzuweisen sein.

Schweinehüterkrankheit. Diese Krankheit erscheint unter dem Bild einer serösen Meningitis. Das Virus ist im Blut, im Liquor und in den meisten Organen nachweisbar. Der Liquor ist trübe, die Zellen sind auf mehrere 100/3 vermehrt, die Globulinreaktionen sind positiv, und das Gesamteiweiß ist leicht erhöht. Im ersten Stadium findet man einen meningealen Hydrops mit erhöhten Zuckerwerten. Eine Eiweißvermehrung fehlt. Nach WEHRLIN erscheint die Lymphocytose erst bei dem zweiten Fieberschub, hier ist der Eiweißgehalt normal.

Parotitis epidemica. Bei Mumps beobachtet man nicht selten eine Beteiligung des Zentralnervensystems, die sowohl die Hirnhäute als auch das Hirn und Rückenmark betreffen kann. Je nach Art der Lokalisation treffen wir verschiedenartige Liquorbefunde. Bei der meningitischen Form besteht im Liquor zuerst eine cyto-albuminische Dissoziation. Später steigen die Eiweißwerte an. Unter den Zellen findet man häufig mononucleäre Zellen. Daneben sieht man die typischen Zeichen einer Meningitis. Bei der encephalitischen oder myelitischen Form ähnelt das Liquorbild den für diese Lokalisation entsprechenden Befunden.

Bei den übrigen Viruskrankheiten kann es unter Umständen auch zu einer Beteiligung des Zentralnervensystems kommen, z. B. nach Masern usw. Die wenigen Angaben, die darüber vorliegen, erlauben aber bisher keine Rückschlüsse.

Liquorbefunde bei Erkrankungen des Zentralnervensystems bei Allgemeinerkrankungen, hervorgerufen durch Mikroorganismen und Parasiten.

Diese Gruppe von Erkrankungen haben wir im einzelnen in anderen Kapiteln bereits besprochen. Sie sollen hier nur zur Übersicht zusammengestellt werden.

Bei zahlreichen allgemeinen Infektionskrankheiten gelingt der Nachweis von Erregern im Liquor, ohne daß es zu einer eigentlichen Erkrankung des Zentralnervensystems zu kommen braucht.

Typhusbacillen findet man bei Meningitiden (meist unter dem Bilde einer Meningitis serosa), aber auch beim Typhus abdominalis ohne nachweisbare Beteiligung des Zentralnervensystems. Die Prüfung in Kulturen auf Typhusnährböden ist erforderlich. Paratyphusbacillen können ebenfalls eine Meningitis hervorrufen. *Pestbacillen* lösen nicht selten eine Hirnhautentzündung aus. Auch zahlreiche andere Bacillen wie *Bac. acidi lactici, Bact. coli, pyocyaneus, mallei* u. a. sind nachweisbar.

Durch den *Meningococcus* wird die epidemische Meningitis hervorgerufen. Fast immer gelingt der Nachweis in Liquor und Blut.

Gonokken erregen nur selten eine Meningitis.

Auch *Influenzabacillen* lassen sich bei Meningitis nachweisen.

Man findet weiter *anaerobe* und *aerobe Streptokokken*, weiter *Streptococcus putridus* u. a.

Tuberkelbacillen findet man am häufigsten bei der tuberkulösen Meningitis in den Spinnwebengerinnseln.

Beim *Tetanus* findet man eine Vermehrung des Liquorzuckers und Eiweißvermehrung. Tetanustoxin war im Liquor nicht nachweisbar.

Die Erreger der *Schlafkrankheit* sind im Liquor nur selten nachweisbar. Bei ihr findet man kaum eine Zellvermehrung. Unter den Zellen findet man mitunter mononucleäre und degenerierte Plasmazellen. Der Eiweißgehalt ist erhöht, der Zuckergehalt normal.

Über Liquorbefunde bei *Maltafieber* wird verschiedentlich berichtet. Man fand Druckanstieg, Zellvermehrung auf mehre 100/3. Oft ist der Liquor xantochrom und zeigt eine erhebliche Eiweißvermehrung. Der Zuckergehalt ist meist normal, der Chloridspiegel ist regelrecht. Auch die Kolloidreaktionen zeigen keine Veränderungen. Die Erreger können nachgewiesen werden.

Fleckfieber. Nach den Untersuchungen von ASCHENBRENNER u. v. BAYER, SCHELLER u. a. ist der Liquor häufig, aber nicht immer verändert. Einen spezifischen Liquorbefund gibt es nicht. Die Liquorveränderungen gehen nicht mit der Schwere des klinischen Bildes parallel, was sich aus dem pathologisch-anatomischen Geschehen erklärt. Meist ist der Liquor klar. Ist es zu Blutungen gekommen, so findet man einen xantochromen oder blutigen Liquor. Der Druck ist oft erhöht. Die Zellwerte liegen häufig bei 110—200/3. In der Mehrzahl sind es Lymphocyten aber auch Leukocyten und Makrophagen. Die Eiweißwerte sind erhöht und die Globulinreaktionen fallen mehr oder weniger positiv aus. Mitunter findet man eine Zellvermehrung ohne Eiweißvermehrung, aber auch das umgekehrte kommt vor. Bei den Kolloidkurven findet man Zacken im linken Anteil. Die WEIL-FELIXsche Reaktion ist auch im Liquor häufig positiv aber schwächer als im Serum. Gelegentlich beobachtet man beim Fleckfieber eine positive Wa.R. in Blut und Liquor.

Bei *Kala Azar* findet man Leishmania in den Capillaren der Meningen und dem Plexus.

Das *Gelbe Fieber*, das mit exogenen Psychosen einhergehen kann, zeigt häufig haemorrhagische Veränderungen im Liquor.

Bei *Lepra* beobachtet man einen normalen Liquor. Mitunter wird über eine Verbreiterung der Fällungszone bei der Benzoereaktion berichtet.

Spirochaeta pallida ist gelegentlich im paralytischen Liquor und bei luischer Meningitis nachweisbar.

Auch beim *Rückfallfieber* wird über Spirochätenbefunde berichtet.

Pilzerkrankungen. Hier sind es vor allem die Actinomycespilze, die bei Meningitiden und bei Prozessen am Schädelknochen im Liquor nachweisbar werden. Auch Blastomyceten findet man bei Meningitiden oder Hirnabscessen (s. S. 132).

Wurmerkrankungen. Ascaridenerkrankungen gehen selten mit Liquorveränderungen einher. Der Liquordruck kann gesteigert sein. Eine Zellvermehrung durch polynucleäre Leukocyten sowie eine geringe Eiweißvermehrung kommen vor (s. S. 132).

Echinococcusblasen in den Hirnhäuten oder im Parenchym des Gehirns bewirken die Symptome eines raumbeschränkenden Prozesses und machen entsprechende Liquorbefunde (s. S. 151).

Cysticerken sind vorwiegend in der Hirnrinde lokalisiert und führen zu Meningitiden fibrinöser Art. Der Liquor ist weißlich trüb und enthält massenhaft Bläschen. Der Druck ist gesteigert. Die Globulinreaktionen sind positiv. Der Eiweißgehalt ist erhöht. Die Kolloidreaktionen geben uncharakteristische Ausfälle. Im Sediment findet man amorphen Kalk, Histiocyten, Leukocyten, Monocyten und Plasmazellen. Daneben kann man Teile der Cuticula als Lamellen finden. Eine Vermehrung der Bernsteinsäure und des Kochsalzes kommt vor. Spezifische Antikörper, die sich mit der Komplementbindungsreaktion nachweisen lassen, sind diagnostisch wichtig (s. S. 151).

Bei *Trichinose* beobachtet man kaum Liquorveränderungen. MERRIT berichtet über Zell- und Eiweißvermehrung und über den Nachweis der Erreger.

Exogene Vergiftungen.

Mit Verfeinerung der Liquordiagnostik wurden im Laufe der Jahre immer häufiger Folgeerscheinungen exogener Gifteinwirkung auf das Zentralnervensystem nachgewiesen, die ihren Ausdruck auch in der Veränderung des Liquors haben. In vielen Fällen entspricht der Grad der Liquorveränderungen der Schwere des klinischen Zustandes. Leichte Intoxikationen ohne oder mit geringen klinischen Ausfällen zeigen oft einen normalen oder nur wenig veränderten Liquor. Bisher liegen über viele Gifteinwirkungen nur kasuistische Berichte vor, so daß eine abschließende Beurteilung noch offen steht.

Alkoholvergiftung. Schon kurz nach Alkoholabusus und im Delirium tremens ist Alkohol bis 0,6% im Liquor nachweisbar. Der normale Alkoholgehalt des Liquor beträgt 0,0073/1000. Schon kurz nach geringem Alkoholgenuß kommt es zum Ansteigen der Liquoralkoholwerte, die 6—7 Stunden nachweisbar bleiben können, obwohl der Blutalkoholgehalt inzwischen wieder zur Norm abgesunken ist. Der Alkoholspiegel im Liquor liegt oft höher als im Blut. Kommt es im Rausch zu einer Blutdrucksteigerung, so steigt auch der Liquordruck an. DEMME beobachtete eine leichte Zell- und Albuminvermehrung.

Bei chronischem Alkoholismus findet man meist völlig normale Liquorwerte. Nur selten wird von einer Albuminvermehrung berichtet, ohne daß sichere Zeichen einer organischen Schädigung des Zentralnervensystems sich nachweisen lassen. Sind solche organische Veränderungen in stärkerem Ausmaß vorhanden, dann beobachtet man auch erheblichere Liquorveränderungen. Aceton und Acetessigsäure können nachweisbar werden.

Bei Polyneuritiden oder Neuritiden alkoholischen Ursprungs wird teils über normale Liquorbefunde (DEMME), teils über Eiweißvermehrung (GREENFIELD und CARMICHAE) berichtet. Beim Korsakow und der alkoholischen Demenz finden wir keine Liquorveränderung.

Auch nach *Methylalkoholgenuß* findet man oft normale Liquorverhältnisse. Im Stadium der Bewußtlosigkeit steigt der Druck häufig an, und man findet in den Kolloidreaktionen Ausfälle und schwach positive Globulinreaktionen.

Kohlenoxydvergiftung. Bei dieser Art der Vergiftung kommt es, wenn keine organischen Veränderungen am Zentralnervensystem nachweisbar sind, auch zu keinen Liquorveränderungen. Nur bei schweren Fällen beobachtet man eine Eiweißvermehrung, die, wenn der Verlauf günstig ist, sich rasch zurückbildet. Bei schweren neurologischen Ausfällen, z. B. bei Schädigungen des Pallidum, findet man häufig eine Zell- und Albuminvermehrung und bei den Kolloidreaktionen vorwiegend links gelagerte Kurven (Abb. 116, 117).

Bleivergiftung. Der normale Bleigehalt im Liquor beträgt etwa 18—38 γ in 100 ccm Liquor. Während bei leichteren gewerblichen Bleivergiftungen keine Liquorveränderungen auftreten, beobachtet man bei der *Encephalitis saturina* schwere Liquorveränderungen. Man kann Bleiwerte bis 500 γ nachweisen. Der Liquordruck ist erhöht. Eine Lymphocytose von mehreren 100/3 Zellen und eine erhebliche Eiweißvermehrung, sowie Zacken in den Kolloidkurven sind nachweisbar. Der Zuckergehalt ist häufig vermehrt. Die Bleianalyse ist schwierig. Man beobachtet insbesondere bei chronischen Bleivergiftungen

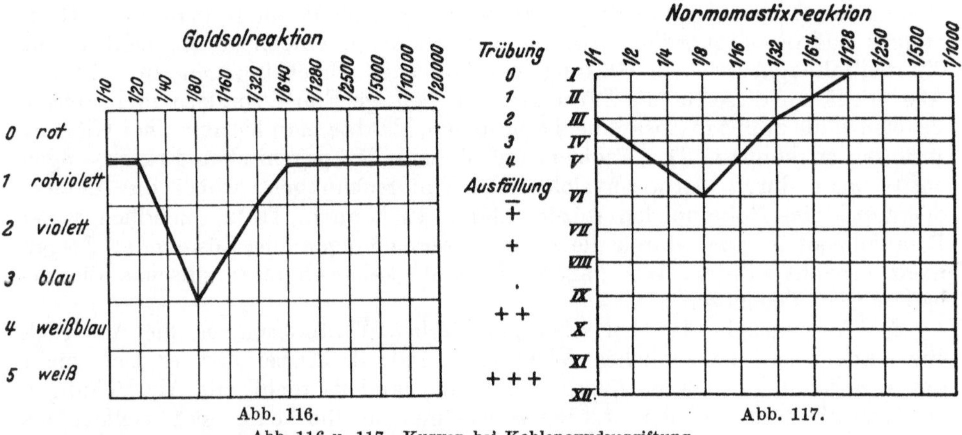

Abb. 116. Abb. 117.
Abb. 116 u. 117. Kurven bei Kohlenoxydvergiftung.

oft einen erheblich höheren Bleispiegel im Liquor als im Blut. Bei Bleineuritiden findet man gewöhnlich normale Liquorverhältnisse.

Arsenvergiftung. Bei gewerblichen Vergiftungen durch Arsen mit oder ohne neurologische Ausfälle findet man einen normalen Liquor.

Chininvergiftung. Bei schwerer Chininvergiftung wird über Eiweißvermehrung berichtet. Chinin wird im Gehirn gespeichert, bei der Paralyse im besonderen Maße auch im Blut. Orale Gaben von 5—7 g Chinin verhindern die Zellvermehrung im Liquor. REHM konnte zeigen, daß die einen floriden Prozeß anzeigenden geschwänzten Zellen im Liquor stark abnehmen. Im Verlauf einiger Wochen tritt eine Cytolyse im Liquor ein, die in erster Linie das Protoplasma, in zweiter Linie die Zellkerne betrifft.

Quecksilbervergiftung. Bei der Quecksilbervergiftung findet man keine Liquorveränderungen, die mit den üblichen Untersuchungsmethoden zu erfassen sind. Auch wenn es zur Veränderungen an den peripheren Nerven gekommen ist, bleibt der Liquor normal.

Schlafmittel. RIEBELING konnte verschiedene Schlafmittel im Liquor chemisch nachweisen. Hat der Schlafmittelabusus zu schweren Bewußtseinsstörungen geführt, so findet man in solchen Fällen eine Pleocytose, eine sicher pathologische Eiweißvermehrung und Zackenbildungen bei den Kolloidreaktionen.

Alkaloidvergiftungen. Diese Mittel bewirken weder bei akutem noch chronischem Gebrauch Liquorveränderungen. Manchmal wird eine leichte Milchsäurevermehrung und eine geringe Steigerung der Permeabilität beobachtet.

Narkose. Über Liquorveränderungen nach Narkose bei Menschen ist wenig bekannt. Nur bei langer Bewußtlosigkeit, d. h. bei ähnlichen Zuständen wie bei Schlafmittelvergiftungen können geringe Liquorveränderungen auftreten (s. S. 157).

Trikresylphosphatvergiftung. Bei dieser in den letzten Jahren häufiger zur Beobachtung kommenden Vergiftung sind mäßige Eiweißvermehrung bis zum Doppelten der Norm und leicht positive Globulinreaktionen beobachtet. Scheid sah in einem Drittel der Fälle eine geringe Fällung im Anfangsteil der Normomastixkurve. Die Zellwerte waren stets normal.

Thalliumvergiftung. Diese Vergiftung, die jetzt gelegentlich beobachtet wird, zeigt keine Liquorveränderungen.

Liquorveränderungen bei Psychosen.

Mit der Entwicklung der psychiatrischen Diagnostik setzte man große Hoffnungen auf die Liquordiagnostik in dem Glauben, eine neue Möglichkeit zur differentialdiagnostischen Klärung psychotischer Erscheinungen zu erhalten. Aber nicht nur diese für die Psychiatrie so wichtige Frage, sondern auch weitere Probleme, die damit in Zusammenhang stehen, glaubte man hiermit einer Klärung zuführen zu können. Das Problem des Wesens der psychischen Erkrankungen hoffte man durch patho-physiologische Untersuchungen, wobei die Liquordiagnostik eine Rolle spielen würde, klären zu können. Trotz unendlich vieler Bemühungen ist auch durch die Liquoruntersuchungen eine Lösung der Fragen nicht erreicht worden. Wir haben bis heute keine charakteristischen Liquorbefunde bei Psychosen.

Es ist natürlich, daß bei allen psychischen Veränderungen, die Ausdruck einer abnormen menschlichen Wesensart sind, d. h. bei der es sich nicht um eine Krankheit im medizinischen Sinne handelt, nicht mit Abweichungen im Liquorbild zu rechnen ist. Bei Erscheinungen, die heute noch vielfach als Neurasthenie, Neuropathie, Neurosen, Hysterie u. a. bezeichnet werden, also bei psychogenen Störungen mit den verschiedensten Ausdrucksformen, finden wir völlig normale Liquorverhältnisse. Man kann dieses negative Ergebnis bei Psychogenien nur insofern für die Diagnose verwerten, als ein pathologischer Liquor auf eine organische Erkrankung des Zentralnervensystems hindeutet. Dabei braucht aber die vorliegende psychogene Störung bei pathologischem Liquorbefund nicht der Ausdruck dieser organischen Erkrankung zu sein.

Körperlich begründbare Psychosen.

Die angeborenen Schwachsinnsformen, bei denen eine Fehlentwicklung die Ursache darstellt, zeigen keinerlei Liquorveränderungen. Erst grobe anatomische Mißbildungen können uncharakteristische Liquorveränderungen aufweisen.

Die Gruppe der „symptomatischen" Psychosen wird vielfach Liquorbesonderheiten zeigen, deren Natur durch das der psychischen Störung zugrunde liegende Grundleiden bestimmt wird. Wir kennen solche Erkrankungen bei den verschiedensten Infektionen, bei Stoffwechselstörungen, bei Intoxikationen, Vergiftungen, nach Traumen, bei Lues usw. Immer wird das Liquorbild die für das Grundleiden besondere Form der Veränderungen aufweisen und wird von dem psychischen Zustand völlig unabhängig sein. Es ist aber nicht so, daß jede „symptomatische" Psychose etwa eine Liquorveränderung aufweist, sondern man findet im Gegenteil bei den meisten „symptomatischen" Psychosen völlig normale Liquorwerte. Ein sicher pathologischer Liquorbefund spricht aber mit wenigen Ausnahmen für das Vorliegen einer körperlich begründbaren Psychose. Hierher gehören auch die psychischen Veränderungen bei Arteriosklerose, bei raumbeschränkenden Prozessen u. a.

Endogene Psychosen.

Die endogenen Psychosen mit den Gruppen der Zyklothymie und Schizophrenie zeigen keine charakteristischen Veränderungen.

Bei der *Zyklothymie* werden weder in der manischen noch in der depressiven Phase Liquorveränderungen angetroffen.

Bei der *Schizophrenie* liegen die Dinge etwas anders. Nach Einführung empfindlicherer Untersuchungsmethoden in die Liquordiagnostik wurden in etwa 40% der Fälle leichte Eiweißvermehrungen, mitunter auch leichte Zellvermehrungen und pathologische Zacken in den Kolloidkurven festgestellt. Nach Untersuchung von ROEDER liegen die Phosphatidwerte im Liquor häufig niedriger, was aber nicht konstant ist. REHM berichtet über abnorme Zellformen bei Schizophrenen. Alle bisher erhobenen Befunde sind uneinheitlich und diagnostisch nicht verwertbar. Der Liquordruck ist normal, der Zuckergehalt regelrecht, mitunter leicht erhöht. Die Permeabilität der Blutliquorschranke ist häufig herabgesetzt und soll bei Beginn der Remission wieder ansteigen. Bei frischen Fällen beobachtet man öfter eine Zellvermehrung, bei älteren eine Eiweißvermehrung. DUENSING konnte mittels der POHLschen Doppelmonochromators keine pathologischen Körper nachweisen, sondern eher einen geringeren Gehalt des Liquors bei Schizophrenen an im Ultraviolett absorbierenden Substanzen als bei Normalen. Bestehen Schwierigkeiten in der Abgrenzung schizophrener Prozesse von Zyklothymien, so spricht ein pathologischer Liquor eher für eine Schizophrenie.

K. F. SCHEID untersuchte das pathophysiologische Geschehen bei bestimmten Episoden im schizophrenen Krankheitsverlauf. Er fand bei febrilen cyanotischen Episoden, bei denen man am ehesten mit Veränderungen im Liquor rechnen mußte, keine Zellvermehrung, keine Eiweißvermehrung, sondern eher eine Herabsetzung. Die Kolloidkurven waren normal, und auch die Zuckerwerte waren regelrecht. Auch bei den anderen Episoden, den febrilen und subfebrilen, stuporösen Episoden lagen normale Liquorverhältnisse vor.

KOPP fand in 50% seiner Fälle normale Liquorverhältnisse. Dagegen beobachtete auch er eine leichte Erhöhung des Gesamteiweißes, mitunter mit Globulinvermehrung. Auch uncharakteristische Ausfälle bei Kolloidreaktionen und eine Cholesterinerhöhung wurden beobachtet. Nur selten fand er Zellvermehrungen im akuten Stadium.

Aus der Übersicht über die bisher vorliegenden Untersuchungen ergibt sich, daß wir charakteristische Liquorveränderungen, wenn überhaupt solche vorliegen, bei den endogenen Psychosen nicht nachweisen können.

Die Liquordiagnostik in der Inneren Medizin.

Es gibt kaum eine Disziplin der ärztlichen Wissenschaft, die nicht in irgendeiner Form die Liquoruntersuchung in ihre Diagnostik aufgenommen hat. Ihre Verbreitung und die Verfeinerung der Methodik zeigen in den letzten Jahren, wie außerordentlich häufig das Zentralnervensystem bei andersartigen körperlichen Erkrankungen mitbeteiligt ist, viel häufiger, als die klinische Symptomatik es vermuten ließ. Die Klinik der Erkrankungen der inneren Organe hat die Liquordiagnostik als ein unentbehrliches Diagnostikum in zunehmendem Maße angewandt und wertvolle diagnostische und therapeutische Erfolge hierdurch erzielen können.

Es ist hier nicht der Raum, alle internen Erkrankungen auf das Vorkommen von Veränderungen im Liquor hin zu betrachten, sondern es ist nur möglich, einen zusammenfassenden Überblick zu bringen, wobei einzelne Gruppen einer besonderen Besprechung unterzogen werden sollen. In den vorhergehenden Kapiteln sind in der speziellen Diagnostik bereits viele Einzelheiten erwähnt worden.

Infektionskrankheiten.

Es gibt kaum eine Infektionskrankheit, die nicht in irgendeiner Form einmal mit der Beteiligung des Zentralnervensystems einhergeht. Für die Klinik ist es diagnostisch und therapeutisch oft entscheidend, ob es sich um eine sympathische Erkrankung des Zentralnervensystems hierbei handelt, oder ob eine zweite Krankheit, die embolisch oder metastatisch weitergetragen wurde, vorliegt. Es ist weiter wichtig, ob eine Erkrankung der Hirnhäute oder des Gehirns selbst besteht. Die Klärung der Lokalisation, der Grad der Aktivität, der Verlauf der Veränderungen u. a. ist für die Klinik bedeutungsvoll und vielfach durch die Liquordiagnostik zu klären.

Wir kennen eine Reihe von Infektionskrankheiten, bei denen wir häufig eine Beteiligung des Nervensystems antreffen. Der Nachweis von Erregern im Liquor ist weder ein absoluter Beweis für die Beteiligung des Zentralnervensystems, noch dafür, daß gefundene Liquorveränderungen bzw. die Erkrankung des Zentralnervensystems Folge dieser Veränderungen sind. Häufig finden wir eine Beteiligung der Hirnhäute (Meningitis serosa) mit Druckerhöhung, leichter Eiweißvermehrung ohne wesentliche Zellvermehrung und normalem Zuckergehalt bei Infektionskrankheiten, wie z. B. bei Typhus, Pneumonie, Grippe, Bleiintoxikation, Helminthiasis. Gerade bei Typhus ist die Beteiligung der Hirnhäute so häufig, daß man sie geradezu als „regelmäßig" im Anfangsstadium des Typhus bezeichnet hat. Eine eitrige Meningitis mit starker Zell- und Eiweißvermehrung, mit erhöhtem Liquordruck, mit niedrigen Zuckerwerten und meist positivem Bakterienbefund treffen wir bei Tuberkulose, lobärer Pneumonie, Scharlach, Typhus, Endocarditis, Polyarthritis, Sepsis u. a.

Bei *Malaria* findet man eine Steigerung des Liquordrucks, der eine Stunde nach Beginn des Fieberanstiegs sein Maximum hat und während des Schweißausbruchs oft unter die Norm absinkt. Gelegentlich kommt es zu leichter Zellvermehrung (15—40/3). In der postfebrilen Phase beobachtet man mitunter eine Vermehrung des Eiweißes, fast ausschließlich der Albumine. Auch bei den Kolloidreaktionen kommt es zu Veränderungen besonders, ausgesprochen bei der Malaria tertiana. Im Fieber steigt der Liquorzucker.

Eine Encephalitis mit leichter Zellvermehrung, mäßiger Eiweißvermehrung und erhöhten Zuckerwerten finden wir mitunter bei Mumps, Masern, Influenza, Typhus, Scharlach, Pneumonie, Keuchhusten, nach Pockenimpfungen. Auch Myelitiden beobachten wir bei Infektionskrankheiten und Intoxikationen wie z. B. Typhus, Grippe, Erysipel, Angina, Sepsis und in der Gravidität. Hier finden wir im lumbalen Liquor Zell- und Eiweißvermehrung und häufig eine Xantochromie.

Während wir bei Infektionskrankheiten Liquorbefunde erheben, die weitgehend von der Lokalisation und der Natur des pathologisch-anatomischen Geschehens abhängig sind, finden wir bei anderen Erkrankungsgruppen Veränderungen, die teils mit der Spezifität des Krankheitsprozesses im Zusammenhang stehen, teils mehr allgemeiner Natur sind.

Krankheiten des Zirkulationsapparates.

Die organischen Herzkrankheiten, die Herzfehler, die Erkrankungen des Herzmuskels und des Endokards zeigen nur dann Veränderungen, wenn es durch Verschleppung von infektiösem Material oder Erregern von den Klappen oder dem Endokard zu einer Infektion des Zentralnervensystems oder der Hirnhäute und zur Ausbildung von Abscessen, Meningitiden bzw. Encephalitiden gekommen ist. Erkrankungen des Herzbeutels gehen kaum je mit einer Beteiligung des Nervensystems einher. Besonders häufig finden wir Meningitiden und Abscesse bei Endocarditis lenta, die dabei selbst klinisch noch kaum in Erscheinung getreten zu sein braucht. Die Verschleppung nicht infektiösen Materials in das Zentralnervensystem führt nur dann zu Liquorveränderungen, wenn es zu ausgedehnten Folgezuständen wie Erweichungen, insbesondere in der Nähe der Liquorräume gekommen ist.

Ist es im Verlauf einer Herzerkrankung oder sekundär bei einem anderen Leiden zu einem Versagen von Herz und Kreislauf gekommen, so kann der Liquor Veränderungen aufweisen. Bei der Besprechung des Liquordrucks haben wir auf die Bedeutung des Blutdruckes auf den Liquordruck hingewiesen. Wir haben gesehen, daß eine Herabsetzung des Blutdrucks eine Herabsetzung des Liquordruckes bewirkt. Kommt es aber zu einer venösen Stauung beim Kreislaufversagen, so steigt der Liquordruck an. Besteht eine *Hypertonie*, so findet man ebenfalls pathologisch veränderte Druckwerte durch erhöhten Druck innerhalb des arteriellen Gefäßsystems. Gelegentlich wird auch eine Zuckervermehrung im Liquor gefunden und vereinzelt wird über eine Steigerung des Gesamteiweißes und der Globuline berichtet. Veränderungen im Liquor mit Ausnahme einer isolierten Drucksteigerung erwecken den Verdacht einer organischen Hirnbeteiligung, sei es eine zentrale Blutung oder encephalomalacische Veränderungen durch Spasmen oder anderes. Diese Erscheinungen können sonst klinisch symptomlos verlaufen. Ist es im Verlauf eines Herzleidens zu Störungen von Leber- und Nierenfunktionen gekommen, so können diese, wie wir sehen werden, ihrerseits zu Liquorveränderungen führen.

Erkrankungen der Gefäße machen an sich keine Liquorveränderungen. Nur wenn sie zu funktionellen Störungen der Zirkulation geführt haben, oder wenn auch die Gefäße des Gehirns vom gleichen Leiden befallen sind, können Liquorveränderungen auftreten. So ist es bei der Arteriosklerose, der Gefäßlues, beim cerebralen Bürger, bei Thrombose, bei Hyper- oder Hypotonus.

Krankheiten der Atmungsorgane.

Die Krankheiten der Bronchien gehen ohne Beteiligung des Liquors einher. Nur bei schweren eitrigen Bronchitiden, bei Bronchiektasen kommt es zur Verschleppung von Erregern ins Zentralnervensystem und zur Ausbildung von Hirnabscessen und Hirnhautentzündungen. Bei Bronchialcarcinom findet man häufig Metastasierungen in den Hirnhäuten und dem Parenchym des Zentralnervensystems mit Liquorveränderungen, die von der topographischen Lage der Gewächse, ihrer histologischen Beschaffenheit, Gefäßstauung und von der Beeinflussung der Liquorpassage abhängig sind. Hier gelingt nicht selten der Nachweis von Carcinomzellen im Liquorsediment.

Ähnlich liegen die Verhältnisse bei der Erkrankung der Lunge und der Pleura. Auch bei ihnen kommt es nur durch Verschleppung von Erregern zur Beteiligung des Zentralnervensystems, so zu einer tuberkulösen Meningitis, zum Tuberkulom, zu Hirnabscessen oder eitrigen Meningitiden bei Lungenabscessen oder Gangrän, zu Metastasen bei Lungentumoren, zum Absiedeln von Echinokokken usw. Stauungen am Lungenkreislauf bewirken eine intrakranielle Drucksteigerung.

Blutkrankheiten.

Die Erkrankungen des hämatopoetischen Systems gehen gewöhnlich ohne Liquorveränderungen einher. Man findet aber häufig im Liquorzellbild die Besonderheiten des Blutbildes wieder. Bei Polycythämie findet man erst Veränderungen, wenn es zu Thrombosen oder Blutungen im Zentralnervensystem gekommen ist.

Die Anämien beeinflussen den Liquor nicht. Beim hämolytischen Ikterus kann es zu einer ikterischen Verfärbung des Liquors kommen.

Bei Leukämien findet man je nach der Art des Prozesses einer myeloischen oder lymphatischen Leukämie Zellbilder, bei denen die besonderen Zelltypen überwiegen. Bei der perniziösen Anämie beobachtet man eine positive Hämolysinreaktion. Ist es zum Bilde einer funikulären Myelose gekommen, so findet man unter Umständen die entsprechenden Veränderungen (Eiweißvermehrung, geringe Zellvermehrung). Auch der Liquordruck kann leicht gesteigert sein. Bei anderen Erkrankungen, wie dem Hodgkin oder dem Myelom, hängen die Liquorveränderungen von direkten Störungen am Zentralnervensystem ab. Bei der hämorrhagischen Diathese, bei Purpuraerkrankungen findet man Liquorveränderungen nur dann, wenn es zu Blutungen in die liquorführenden Räume gekommen ist.

Krankheiten des Verdauungsapparates.

Erkrankungen der Speiseröhre, des Magens und Darms gehen ohne Beteiligung des Zentralnervensystems und ohne Liquorveränderungen einher, es sei denn, daß infektiöses oder Geschwulstmaterial zu Veränderungen an Hirn und Rückenmark oder ihren Häuten geführt haben oder daß schwere toxische Störungen vorliegen.

Erkrankungen der Leber, die mit schwerem · chronischen Ikterus einhergehen, führen mitunter zu einer ikterischen Verfärbung des Liquors. Leberabszesse können zum Ausgang von Hirnabzessen oder Meningitiden werden.

Bei Pankreaserkrankungen können nur durch Verschleppung pathologischen Materials in das ZNS. Liquorveränderungen hervorgerufen werden.

Die Erkrankung des Harnapparates.

Bei Erkrankungen der Nieren sind im wesentlichen drei Möglichkeiten vorhanden, die zu Veränderungen des Liquors führen können.

1. die sekundäre Hypertension bei den verschiedenen Nierenerkrankungen,
2. Nierenerkrankungen, die zu einer wesentlichen Veränderung des Blutes mit Rest-N-Erhöhung u. a. führen,
3. die Verschleppung pathologischen Materials in das Zentralnervensystem.

Bei der durch eine Nierenerkrankung hervorgerufenen Hypertonie finden wir Liquorveränderungen, die sich in keiner Weise von denen bei Hypertonien anderer Genese unterscheiden. Im wesentlichen wird es sich um Liquordrucksteigerungen handeln, während andere pathologische Liquorveränderungen immer den Verdacht erwecken müssen, daß organische Veränderungen (Blutungen oder Erweichungen) aufgetreten sind.

Bei akuten Nephritiden kann eine leichte Zell- und Eiweißvermehrung und ein Ansteigen der Chloride zur Beobachtung kommen. Bei chronischen Nierenleiden ohne urämische Symptome findet man einen Anstieg der Harnsäure und des Harnstoffs, sowie des Rest-N. Der Liquordruck steigt, die Zellzahl kann 100/3 und mehr betragen. Die Zuckerwerte liegen an der oberen Grenze der Norm. In den Kolloidkurven findet man mehr oder weniger tiefe Zackenbildung.

Bei den Nierenerkrankungen, die zu einer erheblichen Veränderung der Blutzusammensetzung geführt haben, wie z. B. bei Urämie, findet man deutliche Veränderungen. Es ist in solchen Fällen stets erforderlich, die entsprechenden Blutuntersuchungen durchzuführen, da sie in engem Zusammenhang mit den Liquorveränderungen stehen oder sogar mit ihnen parallel gehen. Der Liquordruck ist erhöht, die Zellen leicht vermehrt. Das Gesamteiweiß ist erhöht, wobei es sich in einem Teil der Fälle mehr um die Globuline, im anderen mehr um die

Albumine handelt. Rest-Stickstoff, Harnstoff, Chloride, Harnsäuren, Kreatinin sind vermehrt. Mitunter findet man eine Zuckererhöhung bei schwerer Urämie und nach Krämpfen. Die Kolloidkurven zeigen keine charakteristischen Veränderungen (Abb. 118, 119). Man findet leichte Zackenbildung bis maximale Ausfälle. Die starke Vermehrung von Harnstoff (über 0,4%) gilt als prognostisch ungünstig.

Bei *Eklampsie* findet man geringe Veränderungen wie eine leichte Eiweißvermehrung und eine Vermehrung der Harn- und Milchsäure.

Schließlich kann es wie bei allen übrigen Erkrankungen, bei Nierenabscessen oder Tumoren, zur Verschleppung pathologischer Keime oder Materials in das

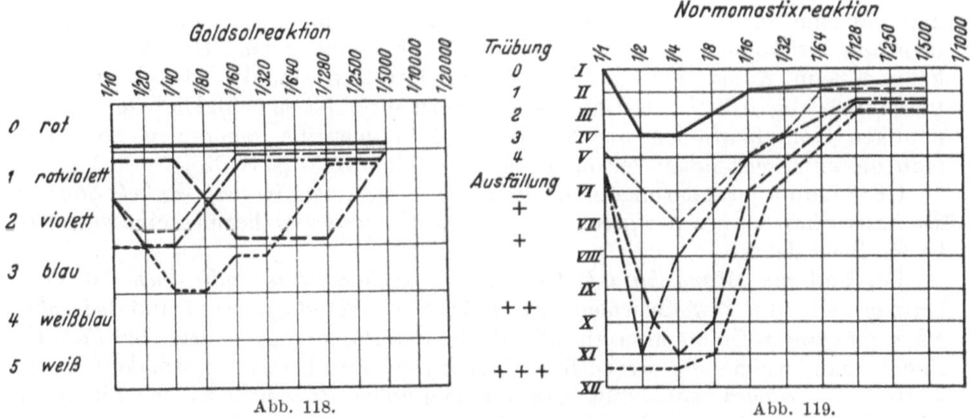

Abb. 118.   Abb. 119.
Abb. 118 u. 119. Kurven bei Urämie (nach ROEDER u. REHM).

Zentralnervensystem, zu Hirnabscessen oder Entzündungen mit den entsprechenden Liquorbildern kommen.

Auch bei den Erkrankungen der harnableitenden Wege kommt es nur unter den gleichen Bedingungen zu Liquorveränderungen.

Krankheiten der Drüsen mit innerer Sekretion.

Bei Überfunktionszuständen der Schilddrüse, den *Hyperthyreosen* und der *Basedow-Erkrankung* sind Drucksteigerungen, mitunter nicht unerheblicher Art, beobachtet worden. Die übrige Liquoruntersuchung ergibt völlig normale Verhältnisse.

Dagegen findet man bei den *Unterfunktionszuständen, beim Myxödem,* praktisch stets Liquorveränderungen. Die Zellwerte sind normal oder leicht erhöht, die Eiweißwerte liegen hoch, der Zuckergehalt liegt an der unteren Grenze der Norm, und wir finden Zackenbildungen bei den Kolloidkurven. Nach spezifischer Therapie bilden sich die Liquorveränderungen zur Norm zurück.

Bei der *Tetanie* findet man meist normale Liquorwerte. Die hier besonders interessierenden Befunde des Phosphor- und Calciumspiegels lassen bisher keine endgültigen Rückschlüsse zu. Man findet normale Werte, aber es wird auch über erniedrigte Werte berichtet. Der Liquordruck kann beim tetanischen Anfall erhöht sein. Auch bei der Hyperventilationstetanie findet man normalen Calciumgehalt im Liquor.

Nebennierenerkrankungen zeigen nur im Endstadium uncharakteristische Veränderungen im Liquor.

Bei Erkrankungen der *Hypophyse,* der *Epiphyse,* der *Keimdrüsen* und bei *pluriglandulären Störungen* sind keine praktisch verwertbaren Liquorveränderungen beschrieben worden, es sei denn, daß es sich um Veränderungen handelt, die durch den Tumor selbst hervorgerufen worden sind.

Stoffwechselerkrankungen.

Diabetes. Der Liquor Zuckerkranker zeigt charakteristische Veränderung. Die Liquorentnahme ist stets nüchtern mit gleichzeitiger Blutentnahme durchzuführen. Das Verhältnis von Blut zu Liquorzucker bleibt meist gewahrt, nur beim Koma wird es gestört. Im allgemeinen ist der Liquorzucker beim Diabetes vermehrt. Man findet auch Aceton (bis 10 mg-%), Acetessigsäure, Spuren von Oxybuttersäure und Milchsäure im Liquor. Das Auftreten von Aceton wird für ein drohendes Koma charakteristisch gehalten. Neben diesen Befunden findet man oft eine leichte Zellvermehrung bis 12/3 Zellen, eine mäßige Eiweißvermehrung bis 75 mg-% und Zacken in den Kolloidkurven. Die Zuckerwerte können beim Koma 500 mg-% erreichen. Der Gefrierpunkt ist sehr niedrig. (minus 0,62° bis 0,69°). Die Chloride sind vermehrt. Ist es beim Diabetes zu den häufigen Komplikationen wie Neuritis und Polyneuritis gekommen, so findet man die entsprechenden Veränderungen im Liquorbild (s. S. 73).

Über Liquorveränderungen bei *Gicht, Fettsucht, Avitaminosen, Skorbut, Störung des intermediären Eiweißstoffwechsels, Diabetes insipidus usw.* liegen keine verwertbaren Befunde vor.

Bei anderen *Mangelkrankheiten, schwer kachektischen Individuen* ist eine geringe Zell- und Eiweißvermehrung beobachtet. Bei *atrophischen* und *distrophischen Säuglingen* findet man auffallend niedrige Liquorzuckerwerte. Bei *Rachitis* findet man, wenn kein wesentlicher Hydrocephalus besteht, normale Liquorwerte. Bei *Pellagra* beobachtet man in einem hohen Prozentsatz einen niedrigen Vitamin-C-Spiegel unter 0,6%. Der Nicotinsäuregehalt im Liquor ist normal.

Krankheiten des Stütz- und Bewegungsapparates.

Bei den Erkrankungen der Muskeln, Knochen und Gelenke herrschen normale Liquorverhältnisse. Nur wenn sich die Veränderungen in unmittelbarer Nachbarschaft der Liquorräume abspielen, kann es zu sympathischen Reizzuständen oder zu Durchwanderungen mit entsprechenden Liquorbildern kommen.

Bei *Osteomalacie* wird eine Zuckervermehrung beobachtet. Bei *Ostitis deformans* fand DEMME eine mäßige Zell- und Albuminvermehrung sowie leichte Zackenbildung in den Mastixkurven. Beim *Paget* findet man normale Liquorverhältnisse, wenn das Zentralnervensystem nicht direkt in Mitleidenschaft gezogen wird. DEMME beobachtete *Myalgien* und *Myogelosen* ohne klinisch nachweisbare Beteiligung des Nervus ischiadicus, die mit Eiweißvermehrung einhergingen. Auch bei *Polyarthritis* wird über Eiweißvermehrung berichtet.

Die Liquordiagnostik in der Chirurgie.

Das umfassende Gebiet der modernen Chirurgie hat die Liquordiagnostik in immer größerem Umfange im Laufe der Jahre in die klinische Diagnostik aufgenommen. Hinzukommt, daß die spezielle Therapie, die an den Liquorräumen angreift, vorwiegend in das Fachgebiet der Chirurgie fällt.

Es ist wohl verständlich, daß die raumbeschränkenden Prozesse des Hirns und Rückenmarks (Tumoren, Abscesse, Blutungen u. a.) das Hauptanwendungsgebiet darstellen. Hinzu kommen die Schädelhirntraumen und ihre Folgezustände. Therapeutische Eingriffe am Liquorsystem spielen insbesondere bei der Meningitis, bei Hirndruck, bei Über- und Unterfunktionszuständen wie bei der Behandlung der Passagehindernisse eine große Rolle.

In der Neurochirurgie wird die Liquordiagnostik im wesentlichen bei der Differentialdiagnose der *raumbeschränkenden Prozesse* angewandt (s. S. 147). Es sei vorausgeschickt, daß sie nur in der Gemeinsamkeit mit der übrigen klinischen Diagnostik Wertvolles leistet. Wir haben in der speziellen Diagnostik gesehen, daß der Liquor einmal durch die histologische Beschaffenheit des raumbeschränkenden Prozesses, seinen Gefäßreichtum, Nekrosen und Blutungen, durch die Störung der Liquorpassage als auch durch den indirekten Einfluß auf die Zirkulation und den Stoffwechsel verändert werden kann. Nicht oft gelingt es, spezifische Bestandteile wie Tumorzellen (insbesondere Carcinomzellen, Zellen des Medulloblastoms, des Kleinhirnwurms bei Kindern, Glioblastomzellen u. a.) und noch seltener Bestandteile von Echinokokken, Melanin u. a. nachzuweisen.

Meist findet man bei *Tumoren* uncharakteristische Veränderungen, wie Druckerhöhung, leichte Zellvermehrung, geringe Eiweißvermehrung und uncharakteristische Zacken im linken und mittleren Anteil der Kolloidkurven oder auch in einem Drittel der Fälle völlig normale Liquorverhältnisse. Basale Tumoren machen praktisch immer Veränderungen, und bei Meningeomen insbesondere beim Acusticusneurinom kommt es in den meisten Fällen zu Liquorveränderungen mit Eiweißvermehrung u. a. Der histologische Aufbau der Geschwulst, ihre topographische Lage, insbesondere ihre Beziehung zu den liquorführenden Räumen sind hierbei von größter Wichtigkeit. Wenn die Tumoren die Ventrikelinnenfläche oder die äußeren Liquorräume erreicht haben (Metastasen, Glioblastome, Oligodendrogliome), beobachtet man häufig eine meningeale Reaktion mit Eiweiß- und Zellvermehrung. Man sollte deshalb bei raumbeschränkenden nicht entzündlichen Prozessen, die im Liquor eine Zellvermehrung aufweisen, immer eine Zelldifferenzierung vornehmen (TÖNNIS).

Eine besondere Stellung nimmt das Acusticusneurinom ein, das praktisch immer mit einer Erhöhung des Gesamteiweißes bis 400 mg-% einhergeht. Der Zellgehalt liegt nicht über 10/3 Zellen. Die Kolloidkurven zeigen eine ausgesprochene Linkszacke. Bei anderen Tumoren dieser Gegend findet man nur Eiweißwerte um 45 mg-%, die Ausfälle bei den Kolloidkurven sind nur gering (s. S. 150).

Sehr ähnlich liegen die Verhältnisse beim *Hirnabsceß*, dessen klinische Diagnostizierbarkeit häufig auf größte Schwierigkeiten stößt. Wieder sind die Lokalisation, die Akuität, die Beeinflussung der Liquorzirkulation, die Kompression der Gefäße, die Beteiligung der Hirnhäute u. a. von entscheidender Bedeutung. Neben den Symptomen, wie wir sie bei den übrigen raumbeschränkenden Prozessen beobachten, wie Druckerhöhung, Zell- und Eiweißvermehrung mit meist hohem Eiweißquotienten und uncharakteristischen Kolloidkurven kann man maximale Linkskurven und entzündliche Veränderung finden, die insbesondere dann stark ausgeprägt sind, wenn die Hirnhäute an dem pathologischen Geschehen stärker beteiligt sind. Die Prüfung des QUECKENSTEDTschen Phänomens ist stets erforderlich. Häufig beobachtet man beim Absceß hohe Eiweißwerte bei geringerer Zellvermehrung (s. S. 152).

Extradurale Abscesse nach Osteomyelitis, Tumoren, Eiterungen des Ohrs oder der Nasennebenhöhlen gehen meist ohne Liquorveränderungen einher. Auch die subduralen Eiteransammlungen nach oto-rhinogenen Eiterungen zeigen meist normale Liquorbefunde.

Die Liquorbefunde bei fortgeleiteten oder metastatischen *Entzündungen der Hirnhäute* unterscheiden sich nicht von den üblichen Befunden. Wir treffen sie häufig beim Erysipel, Gesichts- oder Nackenfurunkel, Orbitaphlegmonen oder tonsillären oder retropharyngealen Abscessen. Man soll den Schweregrad einer

Meningitis nicht nach dem Zellgehalt allein beurteilen. Durch Verklebungen und Verwachsungen kann der Liquor frei von wesentlichen Entzündungserscheinungen sein.

Ähnlich verhält es sich mit den fortgeleiteten oder metastatischen *Entzündungen des Gehirns*. Für die Chirurgie ist die differentialdiagnostische Klärung von besonderer Bedeutung.

Der Liquor bei Schädelhirntraumen: Das bunte klinische Bild, das im Gefolge eines Schädelhirntraumas in Erscheinung tritt, zwingt die Klinik, in der Liquordiagnostik ein Hilfsmittel zu suchen, um neue Anhaltspunkte für die Differentialdiagnose und Therapie zu finden (s. S. 153).

Die *Commotio cerebri* stellt ein klinisches Syndrom dar, bei dem es sich um eine schlagartige Reaktion der vegetativen Regulationszentren des Hirnstammes auf akute traumatische Schädigungen ohne nachweisbare Organschädigung des Zentralnervensystems handelt. Wie zu erwarten, findet man hierbei normale Liquorverhältnisse oder nur geringe Druckerhöhung, eine geringe Zell- und Eiweißvermehrung und mitunter kleine Zacken bei den Kolloidreaktionen.

Im Gegensatz hierzu beobachtet man bei der *Contusio cerebri*, der ein organischer Folgezustand eines Traumas zugrunde liegt, häufiger Veränderungen im Liquor. Auch hier ist die Art und Ausdehnung des pathologischen Geschehens von Wichtigkeit. Wir können Drucksteigerungen und Albuminvermehrung finden. Häufig verwischen Blutungen, die wir bei schweren Schädeltraumen immer wieder beobachten, die Befunde. Die Genese der Blutung ist oft schwer zu klären. Leicht blutiger Liquor kommt beim Trauma durch Diapedese vor. Nur ein stark bluthaltiger Liquor ist diagnostisch verwertbar. Ein pathologischer Liquor spricht immer für eine organische Schädigung, ein normaler Befund aber nicht gegen das Vorliegen einer solchen. Während bei geringen posttraumatischen Blutungen die zelligen Elemente am 3. bis 4. Tag aus dem Liquor verschwinden und die Eiweißwerte zur Norm zurückkehren, sprechen pathologische Befunde über diese Zeit hinaus für eine entzündliche Reizung der Meningen oder die Entwicklung einer Meningitis, die dann auch schwere Allgemeinerscheinungen zeigt. TÖNNIS trennt hierbei scharf die „meningeale Reaktion", das „Übergangsstadium" und die „Meningitis".

Bei der *Arachnoiditis* finden wir eine Eiweißvermehrung und eine Steigerung des intrakraniellen Drucks.

Die Genese der *posttraumatischen intrakraniellen Blutungen* (epidural, subdural, subarachnoidal, intracerebral oder intraventrikulär) ist durch die Liquordiagnostik nur insofern zu klären, als wir blutigen Liquor nur dann finden, wenn die Blutung in die liquorführenden Räume erfolgt ist (vorausgesetzt, daß Dura und Arachnoidea nicht verletzt sind). So werden wir bei Blutungen aus der Arteria meningea media beim subduralen Hämatom usw. keinen blutigen Liquor finden. Ein stark bluthaltiger Liquor spricht für eine stärkere Subarachnoidalblutung. Leicht blutigen Liquor durch Diapedese beobachtet man häufig bei Traumen, nur ein stark bluthaltiger Liquor ist diagnostisch verwertbar.

Bei „*Hirnverletzungen*", bei denen eine organische Hirnverletzung durch Impression von Knochenteilen oder durch penetrierende Verletzungen, durch Geschosse u. a. die Hirnhäute und das Gehirn selbst geschädigt wurden, ist der Liquor blutig und zeigt Zell- und Eiweißvermehrung, deren Stärke von dem Grad der Veränderungen abhängig ist. In solchen Fällen sind Punktionen zum frühzeitigen Erkennen einer Meningitis oder Encephalitis von Bedeutung, insbesondere um eine rechtzeitige Behandlung durchführen zu können.

Therapeutische Eingriffe am Liquorsystem.

Der Versuch einer Behandlung, die direkt am Liquorsystem angreift, wendet sich gegen ganz verschiedenartige Störungen. Einmal richtet sich unser therapeutisches Bemühen gegen die Störungen der Liquorsekretion (Hyper-, Hypo- und Aliquorrhoe), der Resorption und der Passage, und zweitens ist es ein Versuch, bei infektiösem Geschehen am Zentralnervensystem Krankheitserreger und Toxine aus den Liquorräumen zu entfernen.

Wie die klinische Erfahrung zeigt, sind die Störungen der Sekretion und der Resorption häufig miteinander verbunden, und nicht selten bestehen dabei auch gleichzeitig Passagehindernisse. Im Kapitel der Prüfung der Sekretion und Resorption haben wir die diagnostischen Möglichkeiten besprochen, die uns zur Klärung des pathologischen Geschehens zur Verfügung stehen. Die Wahl der Behandlungsart wird von dem vorliegenden Befund bestimmt werden.

Finden wir *Passagestörungen*, so ist eine möglichst genaue Lokalisation und die Beseitigung, die meist nur operativ möglich ist, anzustreben. Es ist zu klären, ob es sich um eine unvollständige oder komplette oder schließlich nur um eine passagere Störung handelt und welcher Natur das Hindernis ist (Verklebung, Verwachsung, Tumor, Ödem bei Blutungen usw.). Hier droht die Gefahr des Hydrocephalus obstructivus oder occlusus. Mitunter lösen sich geringe Verklebungen nach Ablassen von Liquor oder nach Einblasen von Luft. In anderen Fällen ist operatives Vorgehen mit dem Ziel, die Verklebung, insbesondere an den Ausgängen des 4. Ventrikels zu lösen, erforderlich. Eine operative Drainage oder Perforation des Hindernisses, Balkenstich oder Ableitung des Liquors in die Weichteile oder schließlich der Versuch, durch Ausschaltung der Sekretion (Entfernung oder Verödung des Plexus) die Gefahr zu beherrschen, ist notwendig.

Eine *Hypersekretion* findet man bei Tumoren, nach Traumen, bei Reizzuständen des Plexus chorioideus, bei papillomatösen Entartungen des Plexus oder Hypertrophien, bei entzündlichen Erkrankungen des Gehirns und seiner Häute oder bei intrakraniellen Geburtstraumen. Aber auch innersekretorische Störungen, wie Thyreotoxikosen, ovarielle Dysfunktionen u. a. führen unter Umständen zu Liquorhypersekretion. Diese Störungen können zum Hydrocephalus communicans führen. Liegt kein Passagehindernis vor und droht die Gefahr eines Hydrocephalus, so ist eine häufige *Entlastung durch Punktion* erforderlich, insbesondere um den Hirndruck herabzusetzen. Wir können so bei Kindern bleibende Folgen verhindern. Die Gefahr einer Nachblutung bei Punktionen bei Geburtstraumen ist gering.

Außer Entlastungspunktionen kommen Maßnahmen der allgemeinen *Entwässerung* zur Anwendung, an deren Spitze die Flüssigkeitseinschränkung steht. Hinzukommt die Verabreichung hochkonzentrierter Traubenzuckerlösung (50 bis 100 ccm einer 40—50%igen Lösung), die in schweren Fällen bis 3mal in 24 Stunden gegeben werden muß. Hiermit sollen gleichzeitig Diuretika wie Euphyllin, Salyrgan usw. verabreicht werden. Bei Erwachsenen muß man Abführmittel wie Magnesium sulfat. (200 ccm einer 25%igen Lösung) 20—30 Minuten nach der intravenösen Injektion der Zuckerlösung geben (TÖNNIS). Es muß hierbei darauf geachtet werden, daß Herz- und Kreislauffunktionen kompensiert sind. In den Fällen, in denen der Liquor eine beträchtliche Eiweißvermehrung aufweist, ist die chemische Entwässerung unwirksam (z. B. bei posttraumatischen oder postoperativen Arachnoitiden). Hier ist die Punktionsbehandlung das wichtigste (TÖNNIS, SCHALTENBRAND). Zusätzlich kann eine Quecksilberschmierkur und eine alimentäre Wasserentziehung durchgeführt werden. Schließlich muß man versuchen, durch Röntgenbestrahlung der übermäßigen Liquorproduktion Einhalt zu gebieten (s. S. 10, 26, 92, 97).

Sehr ähnlich wird die Behandlung sein, wenn es sich um Zustände handelt, bei denen eine mangelhafte *Liquorresorption* ein ähnliches Zustandsbild hervorruft. Solche Zustände trifft man häufig im Anschluß an traumatische oder entzündliche Veränderungen der Hirnhäute, bei denen es zu ausgedehnten Verwachsungen oder Verklebungen der Resorptionsfläche kommt, wodurch sich das Bild eines Hydrocephalus male resorptivus entwickelt. Auch Abflußbehinderungen in die größeren Blutleiter führen zu einem ähnlichen Bild.

Bei der *Hyposekretion*, bei der es auch zu einem völligen Aufhören der Liquorproduktion kommen kann *(Hypo-Aliquorrhoe)*, z. B. bei Plexusatrophie, bei funktionellen Störungen der Plexusfunktion (spontane Aliquorrhoe-SCHALTENBRAND) nach Operationen bei Pachymeningitis haem. int., Hirnatrophien, nach Röntgenbestrahlungen, stärkeren Liquorverlusten (postpunktioneller Meningismus) bei Dysfunktion vegetativer Zentren nach intralumbalen Tetanusserumgaben und schließlich nach Medikamenten wie Calcium-Chinin kann es zu schweren Krankheitsbildern kommen. Das Krankheitsbild ist noch wenig bekannt. Es zeigt sich in einem niedrigen Liquordruck, in einer Verstärkung der subjektiven Beschwerden wie Schwindel, Ohrensausen, Kopfschmerzen, Nackensteifigkeit und Erbrechen bei aufrechter Körperhaltung und schließlich Benommenheit, Miktionsstörungen, Pyramidenzeichen, Anisokorie, Lähmungen u. a. Bei erweitertem Ventrikelsystem können solche Zustände zu den schwersten Folgen führen (Ventrikelkollaps). Die Punktion ergibt in solchen Fällen nur spärlichen, unter niedrigem Druck stehenden, sehr eiweißreichen Liquor (bei Dysfunktion vegetativer Zentren keine Eiweißvermehrung). In solchen Fällen ist die intravenöse unter Umständen die intralumbale Verabreichung von hypotonischen Lösungen erforderlich (0,5%ige Kochsalzlösung, bei leichteren Fällen Lufteinblasung und schließlich Ephetonin 4—5mal täglich $\frac{1}{2}$ Tablette zu 0,02 bis 2—3 Stunden vor dem Schlafen, Acetylcholin oder Johimbim und Ephedrin 2 × 0,025). Bei leichtesten Fällen erreicht man durch BIERsche Stauung am Hals (TÖNNIS) und subcutane Flüssigkeitszufuhr Besserung.

Der Versuch, einer *intralumbalen, medikamentösen Behandlung*, der sich an die Einführung der Lumbalanästhesie durch BIER 1899 anschloß, erbrachte bisher keine sehr überzeugenden Resultate. In der Absicht, die Stoffe dem Krankheitsherd möglichst nahe zu bringen, machte man therapeutische Versuche mit verschiedenen Arzneimitteln (Urotropin, Sulfonamide, Penicillin, Salvarsan, Optochin, Rivanol, Serum u. a.). Da trotz Beckenhochlagerung die Stoffe höchstens bis an die Basalzisternen aufsteigen, so daß die Hemisphärenoberfläche und die Ventrikel unberührt bleiben, wurde die ventrikuläre Injektion empfohlen. SPERANSKY empfiehlt die intralumbale Gabe von Antitoxinserum, bei Rekonvaleszentenblut u. a., besonders bei Tetanus, Scharlachanginen, Diphtherie usw. Diese Eingriffe sind nicht ungefährlich und haben sich bisher nicht allgemein durchsetzen können. Ihre Ergebnisse liegen nicht wesentlich über denen bei der üblichen Applikation von Medikamenten.

Eine Therapie, die sich besonders bei Meningitiden bewährt hat, ist die *Ausblasung des Liquors* mit Narcylen (ZELLER). Hierbei wird in SEE.- oder Evipannarkose zur Verhütung einer zusätzlichen Belastung der Kreislaufregulationszentren und bei Erhöhung des Kopfendes um 30° von einer lumbalen Punktion soviel Liquor wie möglich abgelassen. Bei Pulsfrequenzsteigerung gibt man vorher Infusionen von kolloidalen Lösungen (Persiston, Plasma) oder Bluttransfusionen (TÖNNIS). Der abgelassene Liquor wird wie bei einer Encephalographie durch Luft ersetzt. Diese Behandlung hat sich während des letzten Krieges insbesondere bei Hirnverletzungen bewährt, vor allem bei den Fällen, bei denen durch operative Maßnahmen der Infektionsherd ausgeschaltet werden konnte. Diese Ausblasungen können nötigenfalls täglich wiederholt werden, wenn der Liquor noch entzündliche Veränderungen aufweist (bis die Zellzahl unter 300/3 ist).

Das Ablassen des Liquors und das Ersetzen durch Luft hat auch bei der Behandlung der Epilepsie und des epileptischen Dämmerzustandes gute Erfolge gebracht. Man kann danach unter Umständen ein Sistieren der Anfälle, oft über Monate, beobachten.

SPERANSKY empfiehlt das „*Pumpen*" des Liquors. Hierbei wird eine möglichst große Menge Liquor entnommen, reinjiziert und wiederentnommen. Dieser Vorgang kann 10—15mal wiederholt werden. Der Liquor wird zunächst gelblich, später rötlich. Hierdurch soll es zu einer Störung der Durchlässigkeit der Blutliquorschranke kommen, wodurch der Zutritt des Blutes zur Hirnsubstanz erleichtert wird. Er wandte diese Methode mit gutem Erfolg bei Diphtherie, Tetanus, Scharlach, Gelenkrheumatismus. Typhus, chininresistenten Malariafällen an.

Die Liquordiagnostik bei Erkrankungen von Hals, Nase, Ohren und ihrer Nebenhöhlen.

In der Oto-Rhino-Laryngologie spielt die Liquordiagnostik seit Einführung durch KNICK (1913) eine große Rolle. Die topographische Lage dieser Organe bringt es mit sich, daß es nicht selten zu einer Beteiligung des Zentralnervensystems kommt, sei es durch direktes Übergreifen des Prozesses auf das Zentralnervensystem und seiner Häute, oder sei es, daß es sich um rein sympathische Veränderungen handelt, oder schließlich, daß es durch Verschleppung entzündlichen Materials zu Abscessen oder entzündlichen Vorgängen am Zentralnervensystem kommt oder schließlich, daß Gefäßverschlüsse aller Art Durchblutungsstörungen hervorrufen.

Für die Ohrenheilkunde ist die Durchführung der üblichen Laboratoriumsuntersuchungen des Liquors immer ratsam. Das Nichtdurchführen der Kolloidreaktionen, wie es vielfach empfohlen wird, ist unzweckmäßig, da hierdurch wichtige Befunde erzielt werden können, andererseits ist die Mehrabnahme von nur wenigen Kubikzentimetern Liquor praktisch ohne Bedeutung. Die Druckmessung ist wichtig und auch der QUECKENSTEDTsche Versuch sollte regelmäßig durchgeführt werden. BARANY führte die *Minimidruckmessung* ein. Ist der Minimidruck, der registriert wird, während der Patient tief atmet, nachdem die Liquorsäule möglichst niedrig gesunken ist, über 130 mm Hg, so ist er nach BARANY gesteigert. Der TOBEY-AYERS-*Kompressionsversuch* zum Nachweis otogener Sinusthrombosen ist bedeutungsvoll, aber nur ein komplett positives Resultat ist von diagnostischer Bedeutung. In der Zellzählung wird die fraktionierte Zellzählung empfohlen; eine Differenzierung der Zellen ist nur in besonderen Fällen notwendig.

Die *Erkrankungen der Nase und Nebenhöhlen* können insbesondere durch Mitbeteiligung der Siebbeinzellen, seltener bei intakten Stirn- und Kieferhöhlen zu Komplikationen führen. Mitunter beobachtet man aber auch bei intakten Knochen eine sympathische oder eine Durchwanderungsmeningitis. Der Liquorbefund der sympathischen Meningitis mit leichter Eiweißvermehrung und Druckerhöhung unterscheidet sich nicht von dem für sie typischen Befund (s. S. 123). Auch die eitrigen Meningitiden im Anschluß an eitrige Erkrankungen der Nase und ihrer Nebenhöhlen zeigen keine Besonderheiten. Sie zeigen das typische Bild, wie wir es bei Meningitiden zu sehen gewohnt sind: hochgradige Zell- und Eiweißvermehrung, Drucksteigerung, Rechtskurven, niedrige Zuckerwerte.

Bakterien sind vielfach nachweisbar. Gelingt es, den Eiterherd auszuräumen, so bilden sich die entzündlichen Erscheinungen bald zurück. Müssen bei dem operativen Eingriff die Hirnhäute freigelegt werden, so kommt es zu einer entzündlichen Reaktion, die nicht mit einer Verschlechterung verwechselt werden darf.

Auch die *Erkrankung der Halsorgane* können direkt und indirekt zu Liquorveränderungen führen. Sowohl die eitrigen Tonsillitiden, Abscesse und Phlegmonen können zu Liquorveränderungen teils sympathischer, teils entzündlicher Natur führen. Mit dem Rückgang der örtlichen Krankheitserscheinung bildet sich diese Veränderung zurück, wenn es nicht zur Ausbildung eines Hirnabscesses gekommen ist. Besonders gefahrvoll sind die eitrigen Thrombophlebitiden der Halsgefäße, die teils durch embolische Verschleppung eitrigen Materials Meningitiden oder Encephalitiden, oder schließlich Hirnabscesse herrvorufen können, wodurch die entsprechenden Liquorbilder zur Entwicklung kommen. Entspricht das klinische Zustandsbild nicht dem örtlichen Befund, treten Kopfschmerzen, Nackensteifigkeit, Schwindel, Erbrechen, Lähmungen u. a. auf, so wird eine Liquorkontrolle oft eine diagnostische Klärung bewirken und eine entsprechende Therapie ermöglichen.

Kommt es zum Verschluß der großen Halsschlagadern und so unter bestimmten Bedingungen zu encephalomalacischen Veränderungen, so findet man im Liquor eine Eiweißveränderung, kaum eine Zellvermehrung. Der Liquor bleibt steril.

Die häufigsten Veränderungen findet man bei *otogenen Erkrankungen*. Schon bei einer klinisch komplikationslos verlaufenden Otitis media findet man im Liquor nicht selten die Zeichen einer leichten Reizung. Zeigen sich klinische Reizsyndrome von seiten des Zentralnervensystems, so wird eine wiederholte Liquorkontrolle entscheiden, ob es zu einer eitrigen, otogenen Meningitis gekommen ist, oder ob es sich hierbei lediglich um eine sympathische Meningitis handelt. Bei Reizzuständen findet man Zeichen einer Meningitis serosa mit Erhöhung des Drucks, mit sehr niedrigen Eiweißwerten um 10—12 mg-%, mit normalen Goldsol- und Mastixkurven und unveränderten Zellwerten.

Kommt es zur Durchwanderung der Eitererreger oder zu einem Durchbruch des Prozesses in die Liquorräume, so findet man im Liquor die Zeichen einer schweren eitrigen Meningitis oder eines Hirnabscesses. Die Zellzahlen steigen auf mehrere 1000/3 (polynucleäre Leukocyten), die Eiweißvermehrung ist gering, der Eiweißquotient liegt hoch. Nicht selten kommt es zur Entwicklung von Kleinhirnabscessen im Verlauf von Ohrenerkrankungen, die im Liquorbild oft nur geringe, unspezifische Erscheinungen machen und erst bei drohendem oder erfolgtem Durchbruch zu schweren Liquorveränderungen führen. Gehen die klinischen Zeichen der Otitis gut zurück und bleiben oder verschlechtern sich die Liquorbefunde, so spricht das für das Vorliegen eines Abscesses.

Beim MENIÈREschen Symptomenkomplex, jener organischen Erkrankung des inneren Ohres, insbesondere der Bogengänge, wird über eine leichte Liquordruckerhöhung berichtet, so daß die Frage auftaucht, ob nicht die Ausfälle Folgen einer Liquorzirkulationsstörung sind.

Die Liquordiagnostik in der Kinderheilkunde.

Die Kenntnis von den Unterschieden des Liquors beim Erwachsenen und Wachsenden unter physiologischen und pathologischen Bedingungen läßt es ratsam erscheinen, das Gebiet der Liquordiagnostik beim Kinde gesondert zu besprechen. Hierbei sollen nur die Besonderheiten herausgestellt werden.

Wir haben bei der Besprechung der Bedeutung physiologischer Schwankungen auf die Zusammensetzung des Liquors bereits des Lebensalters gedacht (s. S. 95).

Wir sehen, daß Zellwerte beim Neugeborenen höher liegen als beim Erwachsenen (20/3), daß der Liquor wenige Stunden nach der Geburt gelblich wird (Bilirubin). Auch die Werte der Globuline und Albumine liegen höher und die Permeabilität der Blutliquorschranke ist gesteigert, was wohl die häufige Beteiligung des Zentralnervensystems bei anderen Erkrankungen bei Säuglingen erklärt. Die Liquormenge beim Kinde beträgt für Säuglinge ca. 40—60 ccm, bei älteren Kindern (8.—10. Jahr) 100—140 ccm. Beim Neugeborenen (erste 14 Tage) erhält man lumbal ca. 3 ccm, cysternal 6 ccm Liquor. Nicht selten ereignet es sich aber, daß man beim Neugeborenen keinen Liquor gewinnen kann. Pandy und Nonne-Apelt-Schumm-Reaktion sind meist positiv, die Globulinwerte liegen hoch, die Goldsolreaktion zeigt häufig geringe Rechtskurven, während die Normomastixreaktion nur sehr geringe Ausfälle zeigt. Der Zuckergehalt liegt bei 30—70 mg-%. In den ersten drei Monaten bilden sich die höheren Zell- und Eiweißwerte langsam zurück. Die Permeabilität ist noch deutlich erhöht. Beim frühgeborenen Kind sind die Veränderungen noch stärker als beim Neugeborenen. Vom 6. Lebensmonat an gleichen sich die Liquorbefunde denen der Erwachsenen an, was bei frühgeborenen Kindern verzögert sein kann (SAMSON u. a.). Über Liquorentnahme als therapeutischer Eingriff s. S. 175. Auch bei der Liquorgewinnung bei Kindern sind Besonderheiten zu bedenken.

Lumbalpunktion. Bei Säuglingen und Kleinkindern bis zum 2. Lebensjahr wird man meist zwischen dem 2. und 3. Lendenwirbel eingehen (oder auch 1.—2. Lendenwirbel), da der Lumbalsack nicht soweit herabreicht wie bei älteren Kindern, bei denen wie beim Erwachsenen im 3. lumbalen Zwischenwirbelraum eingegangen werden kann. Zweckmäßigerweise wird die Lumbalpunktion im Liegen vorgenommen, wobei der Kopf links zu liegen kommt. Die Schwester faßt Kopf und Beine und beugt den Rücken. Bei unruhigen Kindern ist die Sicherung der Nadel mittels einem festzuschraubenden Fixierstück ratsam, das nach Erreichen des Liquorraumes bis an die Einstichstelle herangeschoben und fixiert wird. Hierdurch wird ein weiteres, unbeabsichtigtes Eindringen verhindert. Die zarten Gewebsverhältnisse lassen besondere Vorsicht geboten sein. Durch häufiges Herausziehen des Mandrins muß man sich überzeugen, ob man nicht bereits in den Lumbalsack eingedrungen ist. Bei Neugeborenen beträgt die Tiefe ca. $2^{1}/_{2}$ cm, später schwankt sie zwischen $2^{1}/_{2}$ und 4 cm. Der Geübte kann auch im Sitzen punktieren, wobei die Schwester das Kind auf dem Schoß sitzen hat.

Suboccipitalpunktion wird beim Säugling im Liegen ausgeführt. Die Tiefe der Zisterne liegt zwischen einem halben und 3 cm. Beim Aufsuchen der Einstichstelle ist zu bedenken, daß der Hals des Säuglings sehr kurz ist. Man sticht in der Mitte des Nackens ein und tastet sich bis an die Durchstichstelle vor.

Ventrikelpunktion erfolgt in ähnlicher Weise wie beim Erwachsenen. Sie sollte aber dem Neurochirurgen vorbehalten bleiben.

Fontanellenpunktion. (FINKELSTEIN). Sie wird im äußersten seitlichen Winkel der großen Fontanelle vorgenommen, wobei die Nadel flach eingestoßen wird. Diese Punktionsart wird aus diagnostischen Gründen, insbesondere beim Verdacht auf Pachymeningitis und Meningitis empfohlen.

Indikationen und Kontraindikationen von Punktionen bei Säuglingen und Kindern unterscheiden sich praktisch nicht von denen bei Erwachsenen. Die Druckmessungen beim Kind sind wegen der besonderen Schwierigkeiten, insbesondere der Entspannung, nur in seltenen Fällen diagnostisch zu verwerten. Die zu diagnostischen Zwecken vorzunehmenden Untersuchungen am kindlichen Liquor selbst, unterscheiden sich nicht von den üblichen Methoden.

Spezielle Diagnostik.

Was nun die spezielle Diagnostik betrifft, stimmen die Liquorbefunde mit denen der Erwachsenen überein, wobei man natürlich die Besonderheiten des kindlichen Liquors in Rechnung stellen muß. Eine Trennung zwischen noch normal und schon pathologisch ist von großer Wichtigkeit und kann nur bei Kenntnis der physiologischen Besonderheiten richtig vorgenommen werden.

Die klinische Erfahrung der letzten Jahre zeigt immer deutlicher, daß eine Mitbeteiligung des Zentralnervensystems bei den verschiedenartigsten körperlichen Erkrankungen, häufig in der Form der sympathischen Meningitis mit Druckerhöhung und nur geringer Eiweiß- und Zellvermehrung in Erscheinung tritt. Im Verlauf von Infektionskrankheiten und Intoxikationen kann es zu solchen sympathischen Meningitiden oder zu eitrigen Meningitiden kommen, die im Liquor das übliche Bild zeigen.

Intrakranielle Geburtsschädigung.

Diese Störungen sind ein Gebiet, bei denen die Liquordiagnostik wichtige differentialdiagnostische Entscheidungen bringen kann. Blutbeimengungen im Liquor können häufig artifiziell sein, jedoch weisen Zellveränderungen wie Stechapfelformen sowie Hämosiderinablagerungen auf intrakranielle Blutungen hin. Eine positive Mastixreaktion ist als pathologisch zu werten. Auch Blutbeimengungen in den ersten Tagen nach der Geburt sprechen für eine intrakranielle Geburtsschädigung. Der Nachweis von Blutfarbstoff nach der Entnahme spricht ebenfalls für eine essentielle Blutung. Hierbei ist ein Vergleich zum Bilirubin im Serum nötig. Einzelheiten über die Bewertung des blutigen Liquors haben wir bei den Liquorsyndromen besprochen (s. S. 101, 80, 35).

Bei der *Pachymeningitis haemorrhagica interna* (Pachymeningosis) (s. S. 132) der Säuglinge bewährte sich die Fontanellenpunktion ganz besonders. Man findet ein blutig-seröses Stauungstranssudat, das sehr eiweißreich ist und gleich gerinnt. Beim kindlichen *Hydrocephalus* als Folge abgelaufener pathologischer Veränderungen am Zentralnervensystem verschiedener Genese finden wir eine Druckerhöhung und erheblich erniedrigte Eiweißwerte. Es kann beim Punktieren eines Hydrocephalus zu Blutungen kommen, so daß bei wiederholten Punktionen ein xantochromer Liquor gefunden werden kann und auch Zell- und Eiweißvermehrungen vorkommen

Zur Diagnostik kindlicher *Hirntumoren* ist nur zu sagen, daß es sich in einem sehr hohen Prozentsatz hierbei um Tumoren der hinteren Schädelgrube und insbesondere des Kleinhirns handelt, bei denen die Lumbal- oder Occipitalpunktion sehr gefahrvoll ist. Unter Umständen kann cysternal mit Beckenhochlagerung etwas Liquor langsam entnommen werden. In der Tumordiagnostik läßt uns die Liquoruntersuchung häufig im Stich. Basale Tumoren, Meningeome und das Acusticusneurom zeigen häufig einen pathologischen Befund. Die histologische Natur, die topographische Lage, der Gefäßreichtum, Stauungserscheinungen u. a. beeinflussen den Liquorbefund (s. S. 147 ff).

Bei den verschiedenen *angeborenen* oder *erworbenen Schwachsinnsformen* und *Mißbildungen des Zentralnervensystems* findet man normale Liquorverhältnisse, wenn es sich nicht um Folgezustände von Entzündungen handelt, die unter Umständen noch jahrelang im Liquor durch Eiweißvermehrung und Zackenbildung bei den Kolloidkurven nachweisbar sind.

Sehr ähnlich liegen die Verhältnisse bei den *Erkrankungen des Rückenmarks* entzündlicher oder degenerativer Natur. Auch bei Tumoren und bei Kompressionen des Rückenmarks unterscheiden sich die Liquorverhältnisse nicht von denen bei Erwachsenen. Von *luischen Affektionen* spielen nur diejenigen eine

Rolle, die sich an eine kongenitale Lues anschließen. Bei der juvenilen Paralyse findet man als abweichendes Befund von der Paralyse des Erwachsenen, daß das Globulin im Verhältnis zum Albumin nicht so stark erhöht ist. Die Normomastixreaktion zeigt weniger starke Ausfälle. Bei Tabes und Lues cerebri bestehen keine Unterschiede zu den Befunden bei Erwachsenen.

Bei der Säuglingslues findet man sehr verschiedenartige Befunde im Liquor. Die Wa.R. ist in einem hohen Prozentsatz negativ, meist findet man eine Zellerhöhung. In der Hälfte der untersuchten Fälle berichtet SAMSON über eine Eiweißerhöhung. Die Kolloidreaktionen fallen meist positiv aus, auch bei negativem Ergebnis der anderen Reaktionen (s. S. 118).

Bei *Infektionskrankheiten* wie Pneumonie, Varicellen, Typhus, Keuchhusten kommt es häufig zu cerebraler Beteiligung, sei es zur sympathischen Meningitis oder zu eitrigen Meningitiden oder Encephalomeningitiden mit entsprechenden Liquorbefunden. Bei der Chorea minor findet man normale Liquorwerte, mitunter erhöhte Eiweißwerte mit niedrigem Eiweißquotient und normalen Zellwerten.

Bei *Ernährungsstörungen* kommt es wie bei Intoxikationen zu einer Druckerhöhung, der Zuckerspiegel liegt hoch, die Alkalität ist stets niedrig, die Permeabilität ist erhöht. Bei einfachen Dyspepsien liegen normale Liquorverhältnisse vor. Bei atrophischen oder dystrophischen Kindern findet man nach Durchfällen niedrige Zuckerwerte. Bei *Stoffwechselerkrankungen* liegen die Verhältnisse ähnlich wie beim Erwachsenen. So findet man eine Zuckererhöhung beim Diabetes, eine Rest-N-Erhöhung bei Urämie und Tetanie. Bei Rachitis ist der Liquor normal.

Leichenliquor.

Der Liquoruntersuchung nach dem Tode wird nur selten eine praktische Bedeutung zukommen. Nur bei unklaren Fällen, bei denen man während des Lebens eine Liquoruntersuchung nicht durchführen konnte, kann die Liquoruntersuchung für den Pathologischen Anatomen wichtig sein. Auch bei in vivo ungeklärt gebliebenen letalen exogenen Vergiftungen ist die Liquoruntersuchung von Bedeutung, wenn auch die Änderungen der Permeablität die Verhältnisse weitgehend verändern können.

Die Ergebnisse an nach dem Tode gewonnenen Liquor sind mit größter Vorsicht zu bewerten. Es ist bekannt daß post mortem sehr rasch Veränderung im Liquor eintreten. Schon 30 Minuten nach Eintritt des Todes finden wir ein Vielfaches an Zellen, vorwiegend Lymphocyten, Gitterzellen und Monocyten, WALTER nimmt eine Änderung der Permeabilität schon in der Agone an. Die Liquorzellen zeigen nur geringe oder keine regressiven Veränderungen. Es kommt sehr bald zu Eiweißveränderungen mit entsprechenden Ausfällen der Kolloidreaktionen. Die Wa.R. zeigt häufig Eigenhemmung. Alle diese Umstände sind bei der Beurteilung post mortem gewonnenen Liquors zu bedenken. Lediglich die bakteriologische Untersuchung ist von praktischer Bedeutung.

Tierliquor.

Die Untersuchungen des Tierliquors sollen uns in diesem Rahmen nur soweit beschäftigen, als sie im allgemeinen Interesse liegen oder für die experimentelle Liquorforschung bedeutungsvoll sind. Die Kenntnis von der Zusammensetzung des Liquors bei Versuchstieren ist für den Experimentator entscheidend.

Wir wissen heute noch sehr wenig über den normalen und pathologischen Liquor beim Tier. Erst im letzten Jahrzehnt wandte man der Liquordiagnostik beim Tier mehr Interesse zu.

Es gibt heute außer Zusammenstellungen von Rehm[1], auf die wir hier bei der Wiedergabe von Untersuchungsergebnissen im wesentlichen zurückgreifen, keine Gesamtdarstellung der Liquordiagnostik beim Tier. Die Forschung der letzten Jahre hat über die Pathologie des Tierliquors eine Reihe interessanter Einzelbeobachtungen verzeichnen können, während die normalen Liquorverhältnisse noch wenig studiert sind.

Pferd.

Die Liquorgewinnung beim Pferd geschieht durch die Cysternenpunktion. Die Lumbalpunktion ist sehr viel schwieriger. Die normale Zellzahl liegt zwischen 1—15/3 (Lymphocyten und etwa zur Hälfte Histiocyten). Die Eiweißwerte sind wesentlich anders als beim Menschen. Der normale Eiweißgehalt liegt zwischen 30 und 66 mg-%. Die Globulinwerte bei 0,26—0,4 nach Custer. Goldsol- und Mastixreaktion sollen schon normalerweise tiefe Mittelkurven zeigen. Bei diesen Angaben ist es noch nicht sicher, insbesondere bei der großen Zahl von Histiocyten, dem hohen Eiweißgehalt und den Globulinwerten, ob es sich nicht doch um Zeichen einer Erkrankung des Zentralnervensystems handelt.

Nicht selten findet man im Zellbild größere, konzentrische Gebilde, die in ihrer Mitte ein unregelmäßig geformtes, dick gefärbtes kernartiges Gebilde enthalten. Ob es sich hierbei um Cholesteatombildungen handelt, wie wir sie häufig beim Pferd finden, ist noch zu klären.

Beim Füllen liegen die Verhältnisse wegen der erhöhten Durchlässigkeit der Blutliquorschranke ähnlich wie beim Säugling. Man findet einen abnorm hohen Gesamteiweiß, hohe Albuminwerte und eine positive Globulinreaktion. Auch der Zellgehalt liegt meist höher und man kann eine Gelbfärbung des Liquors durch Bilirubinübertritt finden.

Über Liquordruckmessungen beim Pferd gibt es genaue Beobachtungen von Schlaak[2].

Rind.

Die Liquorentnahme beim Rind wird kaum je geübt. Die Lumbalpunktion erfolgt zwischen dem letzten Lumbal- und dem 1. Sacralwirbel. Auch die Occipitalpunktion ist möglich, aber schwierig. Die normale Zellzahl beträgt 5/3—16/3. Auch hier findet man neben Lymphocyten, Histiocyten, Gitter- bzw. Freßzellen. Zellvermehrung bis 41/3 kann noch als normal gelten. Der Gesamteiweißgehalt beträgt 12—18 mg-%. Der Eiweißquotient liegt um 0,23. Die Globulinreaktionen sind negativ. Der Zuckergehalt schwankt zwischen 48 und 67 mg-%. Die Normomastixreaktion zeigt nie normalen Verlauf; man findet immer eine Zacke im Anfangsteil. Beim Kalb, dessen Liquorverhältnisse dem des Menschen am nächsten stehen, ist die Lumbalpunktion verhältnismäßig leicht zwischen dem vorletzten und letzten Lendenwirbel durchzuführen.

Hund[3].

Die Liquorentnahme beim Hund geschieht am besten occipital in Bauch- oder linker Seitenlage. Hierzu ist ein kurzer Rausch notwendig. Man verwendet eine mittelstarke, kurz zugeschliffene ca. 8 cm lange Nadel. Der Zellgehalt

---

[1] Roeder-Rehm: Die Cerebrospinalflüssigkeit. Berlin 1942. — Rehm: Die Cerebrospinalflüssigkeit der Tiere. Arch. wiss. u. prakt. Tierhk. **76**, 39 (1940).

[2] Schlaak: Dtsch. tierärztl. Wschr. **1947**, 5.

[3] Nigge: Die Gewinnung und Untersuchung des Liquor cerebrospinalis beim Hund Dtsch. tierärztl. Wschr. — Tierärztl. Rdsch. **1944**, 26.

beträgt durchschnittlich 15/3, der Gesamteiweißgehalt 30 mg-%, der Zucker-spiegel liegt um 80 mg-%, der Chlorgehalt beträgt 7,54 mg-%.

Affe.

Die Liquorentnahme kann sowohl lumbal als auch occipital ohne größere Schwierigkeiten erfolgen. Der Lumballiquor zeigt die dreifache Konzentration an Substanzen wie der Occipitalliquor. Der Liquordruck ist sehr gering. Die Zellzahl liegt lumbal zwischen 12—30/3, occipital zwischen 3 und 9/3. Die Eiweiß-werte liegen lumbal um 20—30, occipital zwischen 8 und 15 mg-%. Die Goldsol-kurve weist normalerweise eine leichte Linkszacke auf.

Kaninchen.

Das erwachsene Kaninchen erhält zur Punktion 2—3 ccm einer 2%igen Morphiumlösung einige Stunden vor der Punktion. Der Schädel wird maximal nach vorn gebeugt. Dabei ist die Rückenlage vorzuziehen. Es wird dann ober-halb der Tub. post. des Atlas mit einer kurzgeschliffenen Recordnadel einge-stochen. Man erhält nur einige Tropfen Liquor. Die Zellzahl beträgt 8/3, die normale Schwankungsbreite ist 1—25/3, der Albumingehalt liegt zwischen 15 und 19 mg-% (Methode nach BRANDBERG). Globuline sind nicht nachweisbar. Der Zuckergehalt ist 50—59 mg-%, Kochsalz 0,6—0,73, spez. Gewicht 1005, die Reaktion ist schwach sauer. Der Milchsäuregehalt liegt durchschnittlich bei 14,4 mg-%. Die p_H-Zahl zwischen 7,4 und 7,89.

Pathologie des Tierliquors.

Jede Erkrankung beim Tier, die mit einer Beteiligung des Zentralnerven-systems einhergeht, kann wie beim Menschen zu Liquorveränderungen führen. Bisher liegen nur spärliche Beobachtungen vor. Im ganzen ist das Anwendungs-gebiet der Liquordiagnostik beim Tier nicht so ausgedehnt wie beim Menschen, weil u. a. die metaluischen Erkrankungen, bei denen die Liquordiagnostik beim Menschen so Wichtiges leistet, beim Tier fortfallen.

Es gibt eine Reihe von Tierkrankheiten, bei denen die Liquordiagnostik eine gewisse Rolle spielt. Das ist z. B. beim Pferd die BORNAsche Krankheit, die enzootische Encephalo-Myelitis, die Hirnrückenmarksentzündung (FRÖHNER-DOBBERSTEIN u. a.).

Beim Rind interessierten besonders die Folgeerscheinungen nach der Pocken-impfung. REHM fand am 4. Tage, dem Höhepunkt der Infektion, eine leichte Zellvermehrung. Der Eiweißgehalt betrug im Durchschnitt 19,7 mg-%, der Ei-weißquotient lag bei 0,2. Die Globulinreaktionen waren negativ. Die Mastix-reaktionen zeigten keine Änderungen.

Bei den Erkrankungen des Hundes interessierten insbesondere die Verände-rungen bei Lyssa und Staupe (s. NIGGE).

Bei den Schweineerkrankungen war es die Viruspest, bei den Kaninchen die Coccidiose, die besonders untersucht wurden.

Liquorveränderungen im Tierversuch.

Für experimentelle Untersuchungen wird hauptsächlich der Affe verwandt. So wurden Untersuchungen über Poliomyelitis angestellt, die bereits nach 48 Stunden die ersten klinischen Erscheinungen zeigten. Bei subcutaner Über-tragung von viscerotropen gelbem Fieber mit Virus fand man beim Fehlen nervöser Symptome im Liquor Veränderungen. Auch bei der experimentell erzeugten Schlafkrankheit wurden Änderungen der Liquorzusammensetzung festgestellt.

Untersuchungen mit Streptococcus-mucosus-Infektion oder cerebraler Infizierung mit Herpes-Emulsionen wurden vorgenommen. Diese und viele andere ähnliche Untersuchungen sind für die Forschung von besonderer Bedeutung. Im Rahmen dieser Darstellung kann auf Einzelheiten nicht eingegangen werden.

Schrifttumsverzeichnis.

Bei der Wiedergabe des Schrifttums müssen wir uns auf zusammenfassende Darstellungen und wichtige Einzelarbeiten, besonders des letzten Jahrzehnts beschränken. Die Originalarbeiten der aufgeführten Methoden sind im Text als Fußnote angegeben.

I. Monographische Darstellungen.

AHRENS, W.: Serodiagnostische Schnellmethoden zur Krankheitsdiagnose. Leipzig 1947.
ASCHENBRENNER, R. u. W. v. BAYER: Epidemisches Fleckfieber. Stuttgart 1944.
DATTNER, B.: Moderne Therapie der Neurosyphilis, mit Einschluß der Punktionstechnik und Liquoruntersuchung. Wien 1933.
DEMME, H.: Die Liquordiagnostik in Klinik und Praxis. München 1935.
DISERTORI: Physiologie der Cerebrospinalflüssigkeit. Rom 1935.
ESKUCHEN, K.: Liquoruntersuchung. Berlin - Wien 1930. (Neue Deutsche Klinik, Bd. 6.)
— Die Lumbalpunktion. Berlin-Wien 1919.
— Die Zisternenpunktion. Erg. inn. Med. 34, 243 (1928).
GENNERICH, W.: Die Liquorveränderungen in den einzelnen Stadien der Syphilis. Berlin 1913.
GEORGI, F. u. Ö. FISCHER: Humoralpathologie der Nervenkrankheiten. Berlin 1935. (Hdb. der Neurologie. Hrsg. von O. BUMKE u. O. FOERSTER, Bd. 7, 1.)
GREENFIELD J. G. u. CARMICHAEL: The cerebro-spin alfluid in clinical diagnoses. London 1925.
GSELL, O.: Abortive Poliomyelitis. Leipzig 1938.
GUTTMANN, L.: Physiologie und Pathologie der Liquormechanik und Liquordynamik. (Hdb. der Neurologie. Hrsg. von O. BUMKE u. O. FOERSTER. Berlin 1936, Bd. 7, 2, S. 1.)
HALLMANN, L.: Klinische Chemie und Mikroskopie. 2. Aufl. Leipzig 1941.
HANKE, H.: Das subdurale Haematom. Erg. Chir. 32, 133 (1939).
JAHNEL, F.: Neurolues. In Fiat Review 1939—46 II, 225. Wiesbaden 1948.
JESSEN, H.: Cytologie du Liquide céphalo-rachidien normal chez l'homme. Monographie critique et pratique. Paris 1936.
KAFKA, V.: Die Cerebrospinalflüssigkeit. Leipzig-Wien 1930.
— Serologie der Geisteskrankheiten. (Hdb. der Geisteskrankheiten. Hrsg. von O. BUMKE. Berlin 1928. Bd. III, S. 218.)
— Taschenbuch der praktischen Untersuchungsmethoden der Körperflüssigkeiten bei Nerven- und Geisteskrankheiten. 5. Aufl. Basel, New York 1948.
— u. O. SCHUMM: Methoden zur Untersuchung des Liquor cerebrospinalis. (Hdb. der biologischen Arbeitsmethoden. Hrsg. von E. ABDERHALDEN, Abt. V, Teil 5 B, S. 5.)
— Serologische Methoden, Ergebnisse und Probleme in der Psychiatrie. Leipzig und Wien 1924. (Hdb. der Psychiatrie. Hrsg. von G. ASCHAFFENBURG. Allg. Teil, 1. Abt., 2. Teil.)
KÖBCKE, H.: Das Schädel-Hirn-Trauma. Leipzig 1944.
KROLL, M.: Die neuropathologischen Syndrome. Berlin 1929.
LANGE, O.: Liquido cefaloruquidiano em clinica. Sao Paulo 1937.
LEIPOLD, W.: Durchlässigkeitsverhältnisse der Blutliquorschranke. Greifswald 1928. (Habilitationsschrift.)
LEVINSON: Cerebrospinal fluid in health and disease. 3. Ed. St. Louis 1929.
LLAVERO, F.: Thromboendangiitis obliterans des Gehirns. Basel 1948.
LÜTHY, F.: Liquor cerebrospinalis einschl. Röntgendiagnostik der Liquorräume. (Hdb. der Inneren Medizin. Hrsg. von G. v. BERGMANN u. R. STAEHELIN. 3. Aufl. Berlin 1939, Bd. V, 1.
MERRITT, H. H. and F. FREMONT-SMITH: The cerebrospinal Fluid. Philadelphia and London 1938.
MESTREZAT, W.: Le liquide cephalo-rachidien normal et pathologique. Paris 1912.
MEYER, H.-H.: Die Technik der Liquoruntersuchung für Klinik und Praxis. Medizinische Untersuchungsmethoden. Hrsg. F. G. SCHMIEDER. Heilbronn u. Heidelberg 1949.
NEEL, A.: The content of Cells and Proteins. Kopenhagen 1939.
NONNE, M.: Syphilis und Nervensystem. 4. Aufl. Berlin 1921.
PETTE, H.: Die entzündlichen Erkrankungen des Nervensystems. Leipzig 1943.

PIOLTI, M. e V. MARTINENGO: Il liquido cefalo-rachidiano nella diagnostica clinica con particolarerignardo di metodi di laboratorio. Torino 1942.

PLAUT: Normale und pathologische Physiologie des Liquor cerebrospinalis. (Hdb. der normalen u. pathol. Physiologie. Hrsg. von BETHE u. BERGMANN. Berlin 1919, Bd. 10, 3. Aufl.)

POEHLMANN, A.: Die Technik der Wassermannschen Reaktion. München 1928.

RADOVICI, A.: La Neurosyphilis. Paris 1929.

REHM, O.: Atlas der Cerebrospinalflüssigkeit. Jena 1932.

RISER, R.: Le liquide cephalo-rachidien. Paris 1929.

ROEDER, F. u. O. REHM: Die Cerebrospinalflüssigkeit. Untersuchungsmethoden und Klinik für Ärzte und Nichtärzte. Berlin 1942.

ROEDER, F.: Die physikalischen Methoden der Liquordiagnostik. Berlin 1937.

SAMSON, K.: Die Liquordiagnostik im Kindesalter. Erg. inn. Med. 41, 553 (1931).

SCHALTENBRAND, G.: Die Multiple Sklerose des Menschen. Leipzig 1943.

SCHEID, K. F.: Febrile Episoden bei schizophrenen Psychosen. Leipzig 1937.

SCHMITT, W.: Kolloidreaktionen der Rückenmarksflüssigkeit. Leipzig 1932.

SCHÖNFELD, W.: Die Untersuchung der Rückenmarksflüssigkeit, ihre Methoden und ihre Ergebnisse mit besonderer Berücksichtigung der Syphilis. Arch. Dermat. 127, 415 (1919).

— u. J. KIMMIG: Die Sulfonamide und Penicilline. Stuttgart 1948.

SPERANSKY, A. D.: A Basis for the theory of medicine. International publisher. New York 1945.

TÖNNIS, W.: Chirurgie des Gehirns und seiner Häute. In „Die Chirurgie". Hrsg. von KIRSCHNER u. NORDMANN, 2. Aufl., Bd. III. Wien-Berlin 1930.

— Richtlinien für die Behandlung der Schußverletzungen des Gehirns und die Beurteilung ihrer Folgezustände. München-Berlin 1942.

— E. SEIFERT u. T. RIECHERT: Kopfverletzungen. München-Berlin 1943.

WALTER, F. K.: Die Blutliquorschranke. Leipzig 1929.

WOLFF, H.: Die Bedeutung des verminderten Liquordruckes in der Klinik. Leipzig 1942.

ZAND, N.: Les plexus chorioides. Paris 1930.

ZETTERHOLM, ST.: Blood-Spinal Fluid Permeability to Bromide in Closed Head Injurees. Stockholm 1947.

Die Reagenzien der Behringwerke. Marburg 1939.

II. Einzelarbeiten.

ABB-RÜHSEN, L.: Aliquorrhoe nach intralumbaler Tetanusseruminjektion. Nervenarzt 20, 31 (1949).

BANNWARTH, A.: Zur Pathologie des Hirntumors. II. Liquor und Hirngeschwulst. Arch. Psychiatr. (D.) 104, 292 (1936).

— Chronische lymphocytäre Meningitis, entzündliche Polyneuritis und „Rheumatismus". Arch. Psychiatr. (D.) 113, 284 u. 347 (1941).

— Zum Liquorsyndrom des Rückenmarktumors. Arch. Psychiatr. 107, 61 (1938).

— Die entzündliche Polyneuritis mit dem Liquorsyndrom von GUILLAIN und BARRÉ im Rahmen einer biologischen Krankheitsbetrachtung. Arch. Psychiatr. (D.) 115, 566 (1943).

— Zur Klinik und Pathogenese der chronischen lymphocytären Meningitis. Arch. Psychiatr. (D.) 117, 161 u. 682 (1944).

BARTH, M.: Untersuchungen über den Cholesteringehalt des Liquors. Arch. Psychiatr. (D.) 105, 191 (1936).

BECK, G. F.: Zur Klinik der postdiphtherischen Polyneuritis. Dtsch. Z. Nervenhk. 158, 53 (1948).

BERNSOHN, J. u. EARL K. BORMANN: Proteins in colloidal gold reaction. J. clin. Invest. 26, 1026 (1947).

BJÖRK, H.: Zur Liquoruntersuchung in der Oto-Rhinologie. Arch. Ohr- usw. Hk. 152, 1 (1943).

BIBERFELD, H.: Über Praxis und Theorie der Goldsolreaktion. Z. Neur. 83, 366 (1923).

BITTMANN, O.: Über die Zuckerverhältnisse in Blut und cerebrospinalen Liquor bei der Frau. Čas. lék. česk. 1942, 41 u. 71; Ref.: Zbl. Neur. 104, 582 (1943).

BOEMER, G. B.: Agglutine im Liquor cerebrospinalis Fleckfieberkranker. Ärztl. Wschr. 1/2, 1034 (1947).

BORGHAUS, H. u. R. GAUPP, JR.: Über den Liquor bei Schizophrenen. Allg. Z. Psychiatr. 117, 234 (1941).

BRONISCH, F. W.: Zur klinischen Symptomatologie des Hirnabscesses unter besonderer Berücksichtigung der Liquorbefunde. Klin. Wschr. 25/26, 398 (1947).

CAIRNS, H.: Störungen der Sekretion und Resorption der Cerebrospinalflüssigkeit und ihre Behandlung. Dtsch. Z. Nervenhk. 138, 180 (1935).

CORDEL, H.: Hochsitzende extramedulläre Tumoren des Halsmarkbereiches als Kontra-indikation zur Lumbalpunktion. Dtsch. med. Wschr. 71, 146 (1946).
— Über Liquorveränderungen bei Ischias. Nervenarzt 12, 243 (1939).
DAUSMANN, W.: Über Kombination der Tabes dorsalis mit anderen Formen der Lues des Nervensystems. Nervenarzt 14, 159 (1941).
DELAY, J. P., DESCLAUX et L. STEVENIN: La pénicillinotherapie de la paralysie générale. Revue neur. 79, 515 (1947).
DEMME, H.: Die Bedeutung der Liquoruntersuchung für die psychiatrisch-neurologische Praxis. Allg. Z. Psychiatr. 107, 150 (1938).
— Die Serologie der Lues des Nervensystems in ihrer diagnostischen u. therapeutischen und prophylaktischen Bedeutung. Allg. Z. Psychiatr. 115, 161 (1940).
— Der Liquor. (Referat.) Fschr. Neur. 9, 277 (1937); 11, 205 (1939); 13, 26 (1941); 1944 (nicht veröffentlicht).
— Meningitis. Fschr. Neur. 5, 150 (1933).
— Liquorbefunde bei Hirntumoren. Zbl. Neur. 74, 432 (1935).
DEUSSEN, J.: Die Liquorzirkulation und ihre Bedeutung für die blutstillende Wirkung der Ventrikelpunktion bei Sinusblutungen während der Operation von Hirnschußverletzten. Z. Neur. 177, 192 (1944).
DOWZENKO, A.: Sur l'origine de la courbe paralytique de la reaction de l'or colloidal (LANGE) dans le liquide cephalo-rachidien dans des cas d'hémorragie sousarachnoidienne. Schweiz. Arch. Neur. 59, 37 (1947).
DROUGHT, C. W.: La pénicilline dans la syphilis nerveuse. Revue neur. 79, 245 (1947).
DUENSING, F.: Zur Kolloidchemie der Salzsäure-Collargol-Reaktion. Arch. Psychiatr. (D.) 115, 157 (1943).
— Über RIEBELINGs Salzsäure-Kollargolreaktion zur Untersuchung des Liquor cerebro-spinalis. Z. Neur. 171, 758 (1941).
— Die Absorption der Liquorultrafiltrate Schizophrener im ultravioletten Licht. Nerven-arzt 18, 277 (1947).
EDERLE, W.: Encephalitis und Liquorbefund. Z. Neur. 172, 578 (1941).
— Zur Frage des paralytischen Liquorbefundes bei Encephalitiden. Z. Neur. 175, 313 (1942).
EPSTEIN, L.: Quantitative fractional protein determination in the cerebro-spinal fluid according to LEHMANNs modification of the biuret methode. Acta psychiatr. (Dän.) 22, 211 (1947).
ERCKENBRECHT, H.: Zwischenfälle bei Suboccipitalpunktionen. Med. Diss. Heidelberg 1949.
FRANK, H. R.: Beitrag zur Frage der Antikörperbildung im Liquorraum an Hand von Unter-suchungen bei Fleckfieberkranken. Dtsch. med. Wschr. 73, 231 (1948).
FRAUCHIGER, E.: Phasenmikroskopische Untersuchungen am Plexus chorioideus. Sitzungs-ber. d. Schweiz. Neur. Ges. am 1./2. Dez. 1945. Schweiz. Arch. Neur. 58, 182 (1946).
GABRIELJAHN, M. I.: Augenmuskellähmungen nach Lumbalpunktion und Lumbalanaesthesie. Nervenarzt 9, 182 (1936).
GALA, A.: On changes in the cerebrospinal-fluid during measles. Ann. med. int. fenn. 36, 311 (1947).
GAUPP, R. JR.: Pathologische Liquorbefunde bei genuiner Epilepsie. Z. Neur. 161, 356 (1938).
— Über die Salzsäure-Kollargol-Reaktion. Nervenarzt 14, 539 (1941).
— u. F. SCHROEDER: Über den Liquor bei der multiplen Sklerose. Nervenarzt 12, 239 (1939).
GELLER, W.: Der Liquor bei der erblichen Fallsucht. Z. Neur. 168, 214 (1940).
GLAUNER, R. u. E. SCHORRE: Blut-Liquor-Schranke und Kurzwellen. Z. Neur. 162, 51 (1938).
GREIN, G. u. R. GAUPP JR.: Der Liquor bei der Arachnitis spinalis adhaesiva. Nervenarzt 14, 160 1941).
GROSS, M.: Beziehungen zwischen Liquorbefund und traumatischer Demenz. Schweiz. Arch. Neur. 57, 275 (1946).
GROSSMANN, R.: Organisch-neurologische Syndrome nach Elektrotrauma. Schweiz. Arch. Neur. 58, 60 (1946).
GROTE, W.: Über intralumbale Toxoidbehandlung der metadiphtherischen Lähmungen. Med. Klin. 12, 497, 512 (1947)
GSELL, O.: Differenzierung der serösen Meningitis. Helvet. med. Acta 4, 857 (1937).
— Beiträge zur Meningitis serosa u. Radikulitis. Schweiz. Arch. Neur. 59, 135 (1947).
HARRER, G. u. K. LOIBL: Über die Bedeutung der Hitzekoagulation von Serum und Liquor bei Verletzungen des Gehirns. Klin. Wschr. 24/25, 880 (1947).
HASSIN, G. B.: The cerebrospinal fluid pathways. J. of Neuropath. 6, 172 (1947).
— Cerebrospinal Fluid its origin, Natur and Funktion. J. of Neuropath. 7, 171 (1948).
HAUG, K.: Klinische und pharmakodynamische Untersuchungen des Liquordrucks vermitteln Dauerdruckmessungen bei Geisteskranken. Arch. Psychiatr. (D.) 97, 185 (1932).
— Der Verlauf der Lumbaldruckkurve und deren Beeinflußbarkeit bei experimentell ver-änderter Liquormenge. Arch. Psychiatr. 97, 303 (1932).

HAUG, K. u. L. GÖTTKE: Liquordruck und Liquorchemismus vor und nach Entfernung großer Liquormengen und deren Beeinflußbarkeit durch Pharmaca. Arch. Psychiatr. (D.) **99**, 42 (1933).
— Untersuchungen über die Wirkung der Kurzwellen auf den Liquor cerebrospinalis, insbesondere auf die Blut-Liquor-Schranke. Mschr. Psychiatr. **94**, 254 (1937).
HAUSDORF, G.: Über eine neue Methode der Kochsalzbestimmung im Blut, Harn und Liquor cerebrospinalis. Biochem. Z. **318**, 63, 1947.
HEYDT, A. v d.: Die Früherkennung der Neuro-Lues. Med. Klin. **42**, 69 (1947).
HOLTHAUS, B. u. B. WICHMANN: Der Cholesteringehalt des Liquor cerebrospinalis. Arch. Psychiatr. (D.) **102**, 147 (1934).
HORTEN, E.: Wirkung der Kurzwellenbesendung des Hypophysenzwischenhirns. Klin. Wschr. **24/25**, 392 (1947).
HÜLLSTRUNG, H.: Die Bewertung zweifelhaft positiver serologischer Blutreaktionen. Med. Klin. **1942** II, 1084.
HUFFMANN, E.: Die Salzsäure-Collargolreaktion des Liquor cerebrospinalis. Arch. Psychiatr. (D.) **109**, 31 (1939).
JAHNEL, F.: Neuere Untersuchungen über Pathologie und Therapie der syphilogenen Erkrankungen des Gehirns und des Rückenmarks. Fschr. Neur. **12**, 349 (1940).
— Ausgewählte Kapitel aus dem Gebiet der Pathologie und Therapie der Nervensyphilis. Fschr. Neur. **17**, 1 (1949).
JESSEN, H.: Zahl und Zählung der zelligen Elemente in der Spinalflüssigkeit. Z. Neur. **159**, 82 (1937).
JUNG, R.: Epilepsie und Liquordruck beim kleinen epileptischen Anfall. Z. Neur. **167**, 601 (1943).
KAFKA, V.: Über genetisch-funktionelle Liquorforschung. Dtsch. Z. Nervenhk. **117/118/119**, 266 (1931).
— Funktionell-genetische Liquoranalysen. I. Mitt.: Der Liquorbefund der progressiven Paralyse in funktionell-genetischer Betrachtung. Z. Neur. **135**, 210 (1931).
— Funktionell — genetische Liquoranalysen. II. Mitt.: Das Liquorbild der akuten infektiösen nicht syphilitischen Meningitis in funktionell-genetischer Betrachtung. Z. Neur. **137**, 373 (1931).
— Funktionell-genetische Liquoranalysen. III. Mitt.: Der Liquorbefund bei Syphilis in funktionell-genetischer Betrachtung. Z. Neur. **140**, 778 (1932).
— u. B. BAD : Funktionell-genetische Liquoranalysen. IV. Mitt.: Das Liquorbild des Gehirntumors in funktionell-genetischer Betrachtung. Z. Neur. **140**, 789 (1932).
— Funktionell-genetische Liquoranalysen. V. Mitt.: Ergebnisse der zusammenfassenden funktionell-genetischen Betrachtung der Liquorbilder der Paralyse und der Syphilis überhaupt, der akuten infektiösen Meningitis und des Gehirntumors. Z. Neur. **142**, 645 (1932).
— Zur Frage der qualitativen und fraktionierten Eiweißbestimmung in der Cerebrospinalflüssigkeit. Schweiz. med. Wschr. **75**, 174 (1945).
— Zur Frage der oberen Grenze des normalen Eiweißgehaltes der Cerebrospinalflüssigkeit. Mschr. Psychiatr. **110**, 325 (1945).
KASAHARA, M. u. I. GAMMO: Studien über den Vitamin-C-Gehalt im Liquor cerebrospinalis. VI. Mitt. Z. Neur. **163**, 551 (1938).
KASTEIN, G. W.: Über die Bestimmung des isoelektrischen Punktes der Eiweißkörper des Liquors und des Serums. Klin. Wschr. **20**, 1103 (1941).
— Die Salzsäure-Collargolreaktion des Liquor cerebrospinalis. Arch. Psychiatr. (D.) **113**, 107 (1941).
KLAUE, R.: Über eine bisher unbekannte Form des Liquorunterdruckes. Nervenarzt **19**, 380 (1948).
KLAUENFLÜGEL, H.: Liquorbefunde bei Rückenmarkstumoren. Arch. Psychiatr. (D.) **114**, 506 (1942).
KLIMKE, W.: Über Dissoziation des lumbalen und suboccipitalen Liquors bei organischen Erkrankungen des Zentralnervensystems. Med. Klin. **42**, 457 (1947).
KOPP, P.: Liquorbefunde bei endogenen Psychosen und ihre differentialdiagnostische Bedeutung. Z. Neur. **151**, 656 (1934).
KRAMER, K. H.: Erfahrungen mit der Salzsäure-Collargol-Reaktion. Med. Diss. Heidelberg 1946.
KÜNZER, W.: Über Säuglingsliquorbefunde bei Durchfallepidemie, 1945. Dtsch. med. Wsch. **73**, 238 (1948).
KULKOW, A. E.: Zur Symptomatologie und Diagnose der Hirncysticercose. II. Z. Neur. **172**, 660, (1941).
LEAVITT, H. M.: Neurosyphilis. Treatment using penicillin alone and in combination with oxophenarsine hydrochloride and bismuth. Arch. Derm (Am.) **56**, 233 (1947).

LEITNER, J.: Die kolloidale Paraffinreaktion im Liquor. Arch. Psychiatr. (D.) 85, 698 (1928).
LIER, H.: Untersuchungen über den Lipoidgehalt des Liquors. Allg. Z. Psychiatr. 115, 366 (1940).
LINDENMEYER, E.: Die Bestimmungen des Gesamteiweißes im Liquor. Mschr. Psychiatr. 109, 57, (1944).
LUKAS, B. G. B.: Anoxia and the Central Nervous Systems: An experimentall and clinical study. Thorax. 1, 128 (1946).
MARCHESANI, O. u. W. KLIMKE: Über die Neuritis optica unter besonderer Berücksichtigung der Liquorbefunde. Arch. Psychiatr. (D.) 117, 186 (1944).
MARCHIONINI, D.: Klinische und experimentelle Untersuchungen zur Fermentbiologie der Neurosyphilis. Dtsch. Z. Nervenhk. 138, 83 (1935).
MINKOWSKI, M.: Grundlagen, Pathologie und Klinik der Endangiitis obliterans des Gehirns. Schweiz. Arch. Neur. 57, 364 (1946).
NEEL, A. V.: Über den Gehalt der Rückenmarksflüssigkeit an Zellen und Eiweiß bei psychischen Leiden von Kindern und jungen Menschen, namentlich bei Psychopathie und Umweltreaktionen. Nord. Med. Tskr. (Schwd.) 2016 (1942).
— Über Zell- und Eiweißgehalt in der Rückenmarksflüssigkeit bei organischen Nervenleiden. Nord. med. Tskr. (Schwd.) 1943 (1942).
— The cell and protein content of about 12,000 personally examined cerebrospinal fluids (Lumbar fluids) and the technique in the examination of the proteins. Acta psychiatr. (Dän.). Suppl. 46, 253 (1947).
NIKOLAJEW, W.: Über Durchlässigkeitsveränderungen der Hirnschranken bei behandelten Schizophrenen. Z. Neur. 171, 135 (1941).
OELSSNER, W.: Neurologische Beobachtungen bei einer Typhus abdominalis-Epidemie mit besonderer Berücksichtigung pathologischer Liquorveränderungen. Nervenarzt 18, 577, (1947).
PERRET, W.: Über die Rechtsprechung zur Aufklärungspflicht von Suboccipitalpunktionen. Med. Klin. 42, 119 (1947). Erwiderung! HEYDT, A. v. d.: Med. Klin. 42, 692 (1947).
PETTE, H.: Klinik der Hirngeschwülste. Z. Neur. 161, 10 (1938).
PFAUNDLER, M. v.: Physiologisches, Bakteriologisches und Klinisches über Lumbalpunktionen an Kindern. Wien u. Leipzig 1899.
REHM, O.: Die Cerebrospinalflüssigkeit der Tiere. Arch. Tierhk. 76, 39 (1940).
REICHNER, H.: Über Neuroserologie. Grundlagen und Versuche. Z. Neur. 171, 700 (1941).
REINHART, W.: Die Liquorverhältnisse beim alkoholischen Korsakow als Beispiel der Liquorbefunde beim organischen Psychosensyndrom. Schweiz. Arch. Neur. 53, 326 (1944).
RIEBELING, C.: Neuere Ergebnisse mit Salzsäure-Kollargol-Reaktion. Allg. Z. Psychiatr. 120, 343 (1942).
— Der Liquor in verschiedenen Lebensaltern mit besonderer Berücksichtigung des Rückbildungs- und Greisenalters. Z. Neur. 167, 133 (1939).
ROEDER, F.: Über das Verhalten der Phosphatidfraktion im Liquor cerebrospinalis bei schizophrenen Prozeßpsychosen. Allg. Z. Psychiatr. 112, 44 (1939).
— Über das Lipoidproblem des Liquor cerebrospinalis. Z. Neur. 168, 519 (1940).
— Prüfung der Liquorpassage und Liquorresorption mit Hilfe der radioaktiven Testsubstanz Thorium B. Z. Neur. 161, 553 (1938).
ROTH, H. W.: Paralyse-Kurven der Kolloidreaktion an Liquor cerebrospinalis von Nichtparalytikern. Schweiz. med. Wschr. 77, 372 (1947).
SÄKER, G.: Ursachen des Zuckerschwundes im Meningitisliquor. Nervenarzt 14, 169 (1941).
SALOMON, J. D.: Free amino acids in cerebrospinal fluid. J. biol. Chem. (Am.) 171, 695 (1947).
SCHALTENBRAND, G.: Die Liquorzirkulation und ihre anatomische Grundlage. Dtsch. Z. Nervenhk. 140, 67, (1936).
— Luftdruck, Blutdruck, Liquordruck. Allg. Z. Psychiatr. 102, 153 (1934).
— u. P. WÖRDEHOFF: Ein einfaches Verfahren zur Bestimmung der Liquorproduktion und Liquorresorption in der Klinik. Nervenarzt 18, 458 (1947).
SCHEID, K. F.: Die serologische Tuberkulosediagnostik in Neurologie und Psychiatrie. Z. Neur. 160, 346 (1937).
— Zur Frage der Toxizität des Liquor cerebrospinalis. Z. Neur. 159, 694 (1937).
— Optische Untersuchungsmethoden und Liquordiagnostik. Z. Neur. 158, 101 (1937).
— u. L. SCHEID: Studien zur pathologischen Physiologie des Liquor cerebrospinalis. I. bis V. Mitt. Arch. Psychiatr. (D.) 117, 186 (1944); 118, 316 (1948).
SCHEID, W.: Über die Schädigung durch Triorthokresylphosphat. Nervenarzt 18, 56 (1947).
— Über die sog. Präparalysen. Nervenarzt 14, 289 (1941).
— Über Liquorveränderungen nach Lumbalpunktion. Beitrag zur Frage postpunktioneller Symptome. Z. Neur. 163, 397 (1938).
— Die Liquorbefunde bei der isolierten retrobulbären Neuritis im Hinblick auf die Beziehungen des Krankheitsbildes zur Entmarkungsencephalomyelitis. Dtsch. Z. Nervenhk. 154, 155 (1942).

Scheller, H.: Krankheitserscheinungen des Nervensystems bei Fleckfieber. Klin. Wschr. **22**, 289 (1943).
— Liquorbefunde bei Hirntumoren. Mschr. Psychiatr. **95**, 257 (1937).
— Neuere Ergebnisse der Liquorforschung. Nervenarzt **10**, 132 (1937).
Schiersmann, O.: Über die Beeinflussung des Liquordrucks durch Kurzwellenbesendung des Kopfes. Arch. Psychiatr. (D.) **109**, 194 (1939).
Schmidt, C. P.: Über chronische Polyneuritiden und Plexusneuritiden mit dem Liquorsyndrom von Guillain und Barré. Nervenarzt **17**, 30 (1944).
Schmidt, G.: Zur Klinik der akuten Methylalkoholvergiftung. Dtsch. med. Wschr. **71**,61 (1946).
Schönstädt, H.: Liquoruntersuchungen nach Commotio und Contusio cerebri. Schweiz. Arch. Neur. **39**, 174 (1937).
Schöpe, M.: Zur Frage der primär-negativen Lues. Z. Neur. **175**, 793 (1943).
Schröder, J. F.: Über Liquorveränderungen bei der Multiplen Sklerose. Allg. Z. Psychiatr. **113**, 172 (1939).
Schürmann, F.: Endocranielle otogene oder rhinogene Komplikationen und bluthaltiger Liquor. Z. Laryng. **1**, 224 (1948).
Selbach, H. u. W. Trappe: Über die Anwendung einer neuen einfachen Methode zur getrennten Bestimmung kleinster Mengen von freiem und verestertem Cholesterin im Liquor cerebrospinalis bei verschiedenen Nerven- und Geisteskrankheiten. Arch. Psychatr. (D.) **117**, 541 (1944).
Sorgo, W.: Liquorveränderungen beim raumbeengenden Prozeß des Gehirns mit besonderer Berücksichtigung der Liquorpassagestörungen. Zbl. Neurochirurg. **5**, 135 (1940).
Széky, A.: Über die Bedeutung der Liquorveränderungen bei raumbeengenden Prozessen des Schädels. Mschr. Psychiatr. **98**, 111 (1940).
Tiselius, A.: Zit. nach K. F. u. L. Scheid. Arch. Psychiatr. (D.) **117**, 219 (1944).
Viklicky, J.: Beziehung des makroskopischen Aussehens des Liquors zu dessen Zusammensetzung. Čas. lék. česk. **1943**, 41; Ref. Zbl. Neur. **104**, 580 (1943).
Vonkennel, J. u. J. Kimmig: Arsenbestimmungen im Liquor nach Verabreichung organischer Arsenpräparate. Klin. Wschr. **17**, 1840 (1938).
— — u. B. Korth: Versuche und Untersuchungen mit neuen Sulfonamiden. Z. klin. Med. **138**, 695 (1940).
Voss, G.: Über die Liquorcytologie des frühesten Stadiums der multiplen Sklerose. Nervenarzt **12**, 470 (1939).
Vranova, B.: Ergebnisse der üblichen Liquoruntersuchungen bei normalen Säuglingen. Čas. lék. česk. **1939**, 709; Ref. Zbl. Neur. **99**, 456 (1941).
Wachholder, K.: Inwieweit sind die Vitamine und zumal das Vitamin C für den Neurologen und Psychiater von Interesse? Fschr. Neur. **9**, 491 (1937); **10**, 260 (1938).
Wagner, F. F.: The protein content of the spinal fluid in spinal subarachnoid block. Acta psychiatr. (Dän.) **22**, 283 (1917) Neurosurg. Dep.
Walter, F. K.: Ergebnisse der Serologie und Liquorforschung. Fschr. Neur. **2**, 101 (1930).
Weigel, H.: Der Liquorbefund in der Differentialdiagnose der Hirnarteriosklerose. Z. Neur. **163**, 792 (1940).
— Zur Pathogenese der entzündlichen Polyneuritis mit dem Liquorsyndrom von Guillain und Barré. Nervenarzt **17**, 98 (1944).
Weingardt, E. u. T. Messerschmidt: Die Goldsolreaktion im Liquor cerebrospinalis Z. Immun.forschg. **102**, 89 (1942).
Wieland, M.: Praktischer Kurs über Lumbalpunktion und Untersuchung der Lumbalflüssigkeit. Schweiz. med. Wschr. **72**, 590 (1942).
Wozonig, H.: Liquorveränderungen bei Malaria. Wien. Z. inn. Med. **28**, 262 (1947).
Yukky, K.: Über Cholin im Liquor cerebrospinalis und seine pathologische Bedeutung. Arch. Psychiatr. (D.) **109**, 235 (1939).
Zucker, K.: Die Erkennung alter Blutungen im Liquorzellbild. Arch. Psychiatr. (D.) **114**, 102 (1941).
Zülch, K. H.: Kriegsverletzungen des Nervensystems. Fschr. Neur. **16**, 206 (1944).

Sachverzeichnis.

Liquor, Zweck und Funktion 11.
Littlesche Erkrankung 137.
Lues cerebrospinalis 104, *115*, 119.
— congenita 118.
—, primäre 117.
—, sekundäre 118.
—, tertiäre 118.
„Lumballiquor" 95.
Lumbalpunktion beim Kind 179.
—, Indikation 19.
—, Komplikationen 18.
—, Kontraindikation 19.
—, Technik 15.
Lyssa 162.

Magnesium 54.
Malaria-Fieberbehandlung 109.
Maltafieber 163.
Mangelkrankheiten 172.
Mastixreaktion *45*,
—, normal 94.
Meinickes Klärungsreaktion 88.
Melanosarkom 148.
Membrandruck 10.
Menièrersches Symptomkomplex 178.
Meningen 8.
Meningeom 148, 149.
Meningitiden, eitrig, ohne Bakteriennachweis 125.
Meningitis 9, *119*.
—, aseptische 122.
—, Bacillus abortus Bang 125
— cerebrospinalis syphilitica 115.
—, eitrig-bakterielle 124.
— epidemica 126.
— idiopathica 122.
— infectiosa circumscripta 119, *126*.
—, Influenca 125.
—, Pilz 132.
—, Pneumokokken 124.
— purulenta 124.
— serosa 122.
—, Spirochäten 132.
—, Staphylokokken 125.
—, Streptokokken 125.
—, sympathische 123.
— tuberculosa 129.
—, Typhus- 125.
—, bei Weilscher Krankheit 125, 132.
—, Wurmkrankheiten 132.
Meningopathia serofibrinosa 99.
Menstruation 95, 83.
Methylalkohol 164.
Methylgrünpyronin-Färbung 34.

Milchsäure 74, 91, 158.
Minimidruckmessung 177.
Müllers Ballungsreaktion 88.
Multiple Sklerose 14, *137*, 150.
Muskelatrophie, spinale 142.
Myalgien 172.
Myelitis 140.
Myelographie 23, 98.
Myelose, funikuläre 141.
Myxödem 171.

Natrium 54.
Nebennierenerkrankungen 171.
Negrische Körperchen 162.
Narkose 157, 165.
Nephelometrische Methode 64.
Nephritis 170.
Neugeborenenliquor 95.
Neuritis 142.
—, isolierte retrobulbäre 143.
Nißlröhrchen 62.
Nitrat 55.
Nonne-Apelt-Schumm-Methode 60.
Nonne-Froinsches Syndrom 80, 102.
Normomastixreaktion 48.
Nucleus pulposus-Hernie 151.

Oberflächenspannung 40.
Occipitalpunktion, siehe Suboccipitalpunktion 19.
Osteomalacie 172.
Oxydase 82.
Oxytoxin 83.

Pacchionische Granulationen 6, 9.
Pachymeningitis haemorrh. ext. 132.
—, — int. 132, 180.
Pagetsche Krankheit 172.
Pandy-Methode *60*, 93.
Paraffinreaktion *49*.
—, normal 94.
Paralysekurve 107.
Paralysis agitans *136*.
Parotitis epidemica 162.
Passagestörungen siehe auch Sperrung 175.
Pellagra 172.
Penicillin 59.
Peptidasen 81.
Peptone 68.
Peroxydase 82.
Pest 163.
Phasenmikroskop 7.
Phenolsulfonphthalein Probe 28.
Phosphor 55, 76.
Physiologie des Liquorsystems 2.

Physiologische Schwankungen in der Zusammensetzung des Liquors 95.
Pia mater 5, 6.
Picksche Erkrankung 137.
Pigmente 81.
Pigmenterythrocytose 80.
Plexus chorioideus 7, 8, 10.
Pocken 162.
Poliomyelitis acuta ant. 133, *140*, 143, *161*.
Polyneuritis 143ff., 145.
—, postdiphtherisch *144*.
Polypeptide 69.
Postencephalitischer Parkinsonismus 134.
Postpunktionelle Beschwerden 23, 18.
Pregelsche Wägepipette 36.
Produktionsgeschwindigkeit des Liquors 29.
Progressive Paralyse 104, *106*.
— —, atypische Befunde 108.
— —, juvenile 119.
— — nach Fieberbehandlung 109.
— — nach Penicillinbehandlung 109.
— — nach spezif. Behandlung 108.
— —, unbehandelt 107.
Proteasen 81.
Polypeptide 69.
Pseudoglobin 85.
Psychosen, Liquorveränderungen 166.
Pumpen, Liquor- 177.
Punktionsnadel, amerikan. Modell 13.
— nach Quincke 13.

Queckenstedtscher Versuch 10, *27*, 120, 146, 150.
Quecksilber 165.

Rachitis 172.
Raumbeschränkende Prozesse (siehe Hirntumor) 173.
Reaktionen, aktuelle 54.
—, potentielle 54.
Rechtskurve 50.
Reduktionsvermögen des Liquors 79.
Refraktometrie 37.
Resorptionsmethode 58.
Resorptionsgeschwindigkeit des Liquors 29.
Resorptionsstörung 176.
Reststickstoff 68.
Rhodan 55.
Roeder-Methode 66.
Rückfallfieber 163.
Rückenmark, Systemerkrankungen 142.

Springer-Verlag / Berlin · Göttingen · Heidelberg

Das Krebsproblem. Einführung in die allgemeine Geschwulstlehre.

Für Studierende, Ärzte und Naturwissenschaftler. Von *K. H. Bauer*, o. ö. Professor für Chirurgie an der Universität Heidelberg. Mit 71 zum Teil farbigen Abbildungen. IX, 758 Seiten. 1949. DMark 42.—; Ganzleinen DMark 45.60

Eugen Bleuler, Lehrbuch der Psychiatrie.

Achte Auflage umgearbeitet von *Manfred Bleuler*, Zürich. Unter Mitwirkung von *Josef Berze*, Wien · *Hans Luxenburger*, München · *Friedrich Meggendorfer*, Erlangen *Siegfried Scheidegger*, Basel. Mit 70 Abbildungen. X, 506 Seiten. 1949.
DMark 26.—; Ganzleinen DMark 29.60

Lehrbuch der Geisteskrankheiten.

Von *Oswald Bumke*, München. Siebente Auflage. Mit 132 zum Teil farbigen Abbildungen. VIII, 613 Seiten. 1948. Halbleinen DMark 30.—

Klinische Infektionslehre.
Einführung in die Pathogenese der Infektionskrankheiten.

Von Professor Dr. med. *Felix O. Höring*, Oberarzt der Medizinischen Klinik und Leiter der Medizinischen Poliklinik Tübingen (Direktor: Professor Dr. *H. H. Bennhold*). Zweite Auflage. VII, 245 Seiten. 1948. DMark 18.—

Die individuelle Reaktionsweise bei chirurgischen Infektionsprozessen.

Von Dr. *Gerd Hegemann*, Dozent an der Universität Marburg. III, 126 Seiten. 1949.
DMark 12.—

Die klinische Röntgendiagnostik der inneren Erkrankungen.

Von Professor Dr. *Herbert Assmann*, Oldenburg. Sechste Auflage. In zwei Bänden. Mit etwa 1500 Abbildungen. Etwa 1350 Seiten. Erscheint im Spätherbst 1949.

Lehrbuch der inneren Medizin.

Von *H. Assmann, G. v. Bergmann, R. Doerr, E. Grafe, F. O. Höring, A. Jores, L. Heilmeyer, Fr. Hiller, G. Katsch, H. v. Kress, C. Oehme, R. Schoen, H. Schwiegk, R. Siebeck, W. Stepp*. Sechste und siebente, neubearbeitete Auflage. Herausgegeben von *H. Schwiekg*, Heidelberg und *A. Jores*, Hamburg. In zwei Bänden. Mit 360 Abbildungen XIV, 1003 und XVI, 981 Seiten. 1949.
Ganzleinen DMark 88.—